名中医

张国屏先生临床经验

张毓华　任世英——编著

U0243197

中国海洋大学出版社

·青岛·

图书在版编目（CIP）数据

名中医张国屏先生临床经验 / 张毓华，任世英编著 .
青岛 : 中国海洋大学出版社，2020.11
　　ISBN 978-7-5670-2668-1

　　Ⅰ . ①名… Ⅱ . ①张… ②任… Ⅲ . ①中医临床—经验—
中国—现代 Ⅳ . ① R249.7

中国版本图书馆 CIP 数据核字（2020）第 234287 号

出版发行	中国海洋大学出版社
社　　址	青岛市香港东路 23 号　　　邮政编码　266071
出 版 人	杨立敏
网　　址	http://pub.ouc.edu.cn
电子信箱	369839221@qq.com
订购电话	0532-82032573（传真）
责任编辑	韩玉堂　　　　　　　电　　话　0532-85902349
印　　制	日照日报印务中心
版　　次	2020 年 12 月第 1 版
印　　次	2020 年 12 月第 1 次印刷
成品尺寸	170 mm × 240 mm
印　　张	18.25
字　　数	260 千
印　　数	1-2000
定　　价	98.00 元

发现印装质量问题，请致电 18663037500，由印刷厂负责调换。

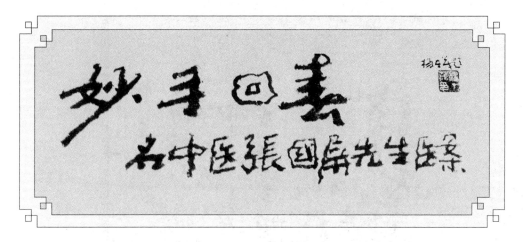

▲原青岛市政协主席杨在茂为本书题字

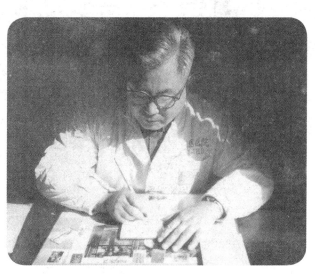

张国屏先生工作照▲

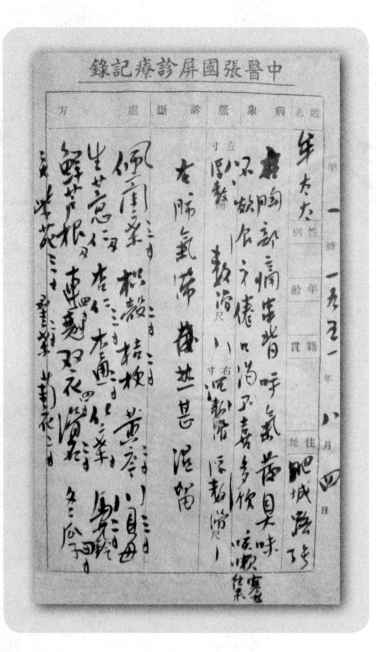

▲张国屏手稿

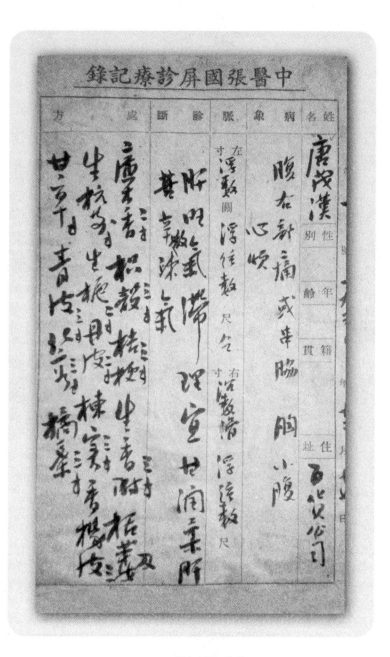

▲张国屏手稿

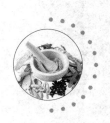

张国屏先生
简介

张国屏（1909—1986），字如藩，山东烟台人。曾任青岛医学院附属医院中医科主任医师、科主任；历任山东省第三届人大代表、第五届人大常委，青岛市第四届人大代表、第六届政协委员，山东省中医学会副理事长，青岛市医学会理事，青岛市中医学会主任委员。

先生出生在清朝末代武秀才家庭。自幼酷爱读书，随父亲学习武术，16 岁起担任烟台市养正小学、志孚中学武术教师。后因烟台市传染病流行，死人甚多，激发他钻研中医，博览中医各家学说，并通过多年临床实践，医术迅速提高，几年后成为烟台市著名中医，1936 年任烟台市中医公会会长。

1946 年，先生随烟台药房迁居青岛，在保定路保和堂药房任坐堂先生，1956 年被聘到山东大学青岛医学院中医科工作。先生通经典，善辨证，尤其是对温热病治疗有独到之处。他通常用少量的、便宜的药物就能收到极好的效果，主张用药不要强求用名贵药物，只要有效即可。通过对冠心病、肝炎、肝硬化、脉管炎等疾病的临床观察治疗，先生研究总结制定出一系列治疗方案，取得很大的成效；还与神经科的同仁一起研究神经、脑血管疾患的预防及治疗并取得很好的疗效。多年来，先生对常见病及多发病的治疗，总结了40余种疾病的临床经验，并对一些疑难杂症如血管性疾病、血液病等研究造诣很深，撰著《临证新编》一书，发表《关于痹症的临床经验》《中西医结合治疗急性黄疸型传染性肝炎》等论文。曾参加过省市多次重大疾病病例抢救，取得很好的疗效。

先生认为，"医者读书有眼，病人才能活命"，中医理论要灵活运用，特别强调以脉测证，临证与诊脉互参，尤其要求对诊脉要下功夫，只有做到手下有准，才能够做到心中有数。先生对脉象分析造诣很深。他是在继承《难经》《脉经》《频湖脉学》等医学经典著作的基础上，汲取近代名医学家医案的精华，并加以发扬光大。他通过多年的临床治疗经验并加以总结，使中医脉学分析的内容更丰富、更完整。先生的诊疗思路：特别强调近年来阴分不足特别多，"阳有余阴不足"；提示诊病应注意气机是否通畅，诊疗中应重视"通达气机"；总结了寒热成疟的因素，适用于各种温热病的治疗；同时提出"调养脾胃"的概念，对补气与健脾的关系重新认识。先生的用药特点：因人而异，用药合理，少而精；坚持辨证，脉证相参不为所惑；治病治心。

先生重视培养年轻医生，不仅在理论上灵活贯通，而且手把手传教，对徒弟孜孜不倦地讲授医学知识，即使晚年病重时也坚持给徒弟带教。他不惜一切精力将自己毕生的经验传授给年轻一代，几十年来带教的学生已经成为青岛市医疗战线的主力军。

先生做人的宗旨是，不做良相，只做良医，报效祖国，为民尽力。先生始终坚持谦虚谨慎、和善待人、严谨学风、钻研医术、崇尚医德的品质在山东省市闻名，深受领导及群众的爱戴。

前言

中医药学是中华民族的瑰宝，它为中华民族繁衍昌盛贡献了巨大的力量。今天中医药的传承成为当代中医学同仁共同面对的严峻的课题，这是吾辈义不容辞的责任，为此同仁们需不懈地努力，力求将先辈名中医的宝贵临床经验与学术思想传承并发扬光大，使中医学这一伟大宝库日益丰富，给后人开辟学习的幽径，使人们对祖国医学疗效的了解更深入、更形象。

张国屏先生对历代名家之学博采众长，先生的中医医学知识全面扎实，精通内、外、妇、儿等各科；通过多年来对冠心病、肝炎、肝硬化、脉管炎等疾病的临床观察治疗，先生研究总结并制定出一系列治疗方案，取得很大的成效，并与神经科同仁一起研究神经脑血管疾患预防及治疗并取得很好的疗效。此外，先生还总结了几十种疾病临床治疗经验。

先生精读温病四大名家（叶天士、薛雪、吴鞠通、王孟英）温热病、湿热病的理论，对其精髓领会贯通。因此对认识及治疗温热病、湿热病有独到之处。

先生对脉象分析造诣很深。先生是在继承"难经""脉经""频湖脉学"等医学经典著作的基础上，汲取近代名医学家医案的精华，并加以发扬光大，通过多年的临床治疗经验不断加以总结，极大丰富了中医脉学分析的内容。在《名中医张国屏先生医案》一书中可以发现先生对各部脉象的描述很具体、详尽，这对于结合病情分析更为贴切，使辨证施治更加完善。先生特别强调诊脉时要心静，做到各部位脉象描述清楚，使脉象与临证有机结合，以脉测证，临证与诊脉互参，以夯实辨证施治的准确性，从而达到良好的治疗效果。先生认为"医者读书有眼，病人才能活命"，中医理论要灵活运用，特别强调对诊脉要下苦功夫，只有做到手下有准，才能做到心中有数。

先生重视培养年轻的医生，不仅在理论上灵活贯通，而且手把手传授脉学，对徒弟孜孜不倦地讲授医学知识。即使在晚年病重期间也坚持带教学生，将自己毕生的经验传授给年轻一代，几十年来带教的学生已经成为青岛市医疗战线的主力军。

先生为人谦和，淡泊名利，医德高尚，对待病家无论高低贫富，远近亲疏，一律视若己病，极其负责、悉心诊治。先生兢兢业业把毕生精力献给了自己热爱的中医药事业，虽年逾古稀、却依然坚守在临床第一线，其高贵品质，是我辈之楷模！

有父如此，余之幸也。我于1966年青岛医学院医疗系毕业后即跟随父亲学习中医，在父亲身上学习到为医、为人之道。虽行医多年，但仍感较老父亲相差甚远。过去十几年，我将父亲释注《王孟英医案》而成的《临证新编》整理成册，业已出版；又将父亲在20世纪50~80年代的部分医案加以整理，收集病案近七百例，集之名为《名中医张国屏先生医案》，业已出版。

近几年我又将父亲的临床经验整理成为《名中医张国屏先生临床经验》。这是父亲在病中口述并由我和父亲的助手任世英老师一起记录整理的、关于几十个病种的临床治疗经验并附案例分析。此书整理了父亲对病证的脉象分析及应用，总结出诊疗思路，包括："阳有余阴不足""提示诊病应注意气机是否通畅"；总结了寒热成疟的因素并适用于各种温热病的治疗；同时对补气与健脾的关系进行重新认识。此外，该书还整理了父亲的用药特点：因人而异，用药合理，少而精；坚持辨证，脉证相参不为所惑；治病治心。

由于本人水平有限，书中可能有不足之处，诚望同仁提出宝贵意见。

张毓华

2019年6月15日

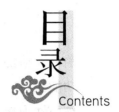

目 录
Contents

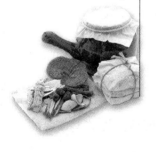

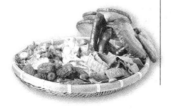

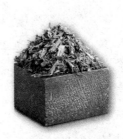
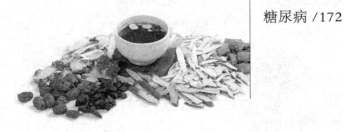

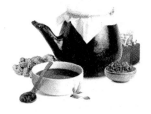
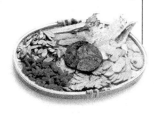

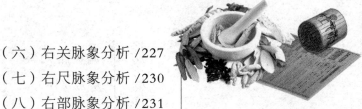

▶ 诊疗思路

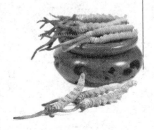

用药特点 ▶

呼吸系统病症

医者读书有眼
病人才能活命
——张国屏

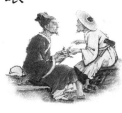

肺炎

　　肺炎是指终末气道、肺泡、肺间质性的炎症，可由病原微生物、理化因素、免疫损伤、过敏及药物所致。细菌性肺炎是最常见的肺炎，也是最常见的感染性疾病之一。主要表现发病突然，高烧恶寒，咳嗽胸痛，咳铁锈色痰，呼吸困难可出现紫绀，也可伴有便秘、腹胀、恶心、呕吐、腹泻、顽固性呃逆，甚至出现意识淡漠，谵妄与兴奋，狂躁，严重者出现昏迷。

　　肺炎在祖国医学属于"温热病"的范畴，病邪由口鼻侵入，温病首先犯肺，病邪在肺，可因不同因素表现不一。

一、风热

　　（一）病证：发热恶寒，无汗或少汗，咳嗽气喘胸痛，此为风邪在皮表，其表郁闭，肺受热邪不得由皮表宣泄，以致咳嗽气喘胸闷，其脉浮洪数。

　　（二）治疗：法以辛凉解表，清泄肺热。方以牛蒡子9g、薄荷9g、桔梗9g、甘草9g、生石膏24～30g、双花24～30g、连翘12～18g、桑叶9g、菊花9g、前胡9g、竹叶9g。

➠随证加减

　　1. 口渴加知母9g、花粉12～18g。

　　2. 恶心呕吐去甘草，加竹茹9g、芦根30g。

　　3. 痰多，胸痛重，加川贝母。

　　4. 舌苔色黄是热入气分，加黄芩9g、生栀子9g。

　　5. 有时口渴不欲饮水，为挟湿邪，加滑石12g。

二、热毒炽盛

（一）病证：高热汗多，气急喘促，胸痛咳嗽，脉洪数，两寸尤甚，此为热邪炽盛耗津，热毒伤心神，甚至邪入营血。

（二）治疗：法以肃肺清热解毒。方以芦根 30～60 g、杏仁 9 g、冬瓜子 30 g、双花 30～60 g、生苡仁 30 g、连翘 12～18 g、桔梗 9 g、川贝母 9 g、竹叶 9 g。

随证加减

1. 高热汗出而热不解为气血两燔，加生石膏 30～90 g、知母 9～12 g、麦冬 9～12 g、生地 24 g。

2. 口渴多饮水，是热邪伤津，加生石膏 24～30 g、知母 9 g、花粉 18 g、麦冬 9 g、沙参 12 g。

3. 口渴不欲饮，挟湿加滑石 12 g、佩兰 12 g。

4. 舌苔黄色为气分热，加黄芩 9 g、生栀子 9 g。

5. 舌苔现黑色，是热盛消耗阴分，加生石膏 30～60 g、知母 9～12 g、麦冬 9～12 g、元参 18～24 g、生地 18～24 g。

6. 舌绛是热邪入营血，加丹皮 9 g、元参 18～24 g、赤芍 9 g、生地 18～24 g。

7. 呕吐、恶心加竹茹 9 g、生杷叶 30 g。

8. 便秘，加栝楼 30 g、冬瓜子 60 g。舌黄燥，加大黄 9 g捣末，开水浸十分钟，去渣入药煎。

9. 腹胀应润肠，栝楼 30 g、冬瓜子 60 g、杏仁 12 g、川贝母 12 g。

10. 腹泻是热邪有出路，由大便排泄，切忌用药止泄，使热邪不得下泄，如腹泻不愈，可加白芍、黄芩、黄连，以苦寒清剂，即是苦以建之之义。

11. 意识淡漠，谵妄与兴奋，狂躁，是肺炎热毒影响心神，加广犀角 3～6 g（或水牛角 15～30 g）、生栀子 9 g、莲子心 9 g。

三、热毒内陷

（一）病证：出现神志不清，昏迷、嗜睡、谵语、狂躁，此为热入心包，法以肃肺之剂，加犀角 6～9 g（或水牛角 15～30 g）、石菖蒲 9 g、郁金 9 g调入万氏牛黄清心丸或安宫牛黄丸。

（二）治疗：出现项强抽搐，目上窜为热极风生，风动现象，宜凉肝息风，肃肺之剂，加生石膏30 g、知母9 g、麦冬9 g、生地24 g、元参30 g、桑叶9 g、菊花9 g、钩藤12 g、竹茹9 g、羚羊角粉3~6 g、天竹黄9 g。

四、正气虚脱

（一）病证：体温骤然下降，面色苍白，额出冷汗，唇青，肢冷，呼吸短促，此为正气将脱，心阳衰竭所致，其脉微弱。

（二）治疗：法以补气扶阳固脱。方以党参60 g（人参6~9 g）、麦冬9 g、五味子9 g、附子3 g、龙骨30 g、牡蛎30 g、浮小麦30 g、炙甘草3 g、大枣4枚。

支气管炎

支气管炎是由生物、理化刺激或过敏等因素引起气管-支气管黏膜炎症，患者有呼吸道症状，以咳嗽，咳痰为主。按病情的轻重和病程的长短可分为急性和慢性二种。它属于祖国医学"咳嗽""痰饮""喘证"等范畴。

一、急性支气管炎

多发于年老体弱者，其症状为咳嗽、咳痰，常发生于寒冷季节，或气候突变时，也可由上呼吸道感染迁延不愈所致，病程一般不超过一个月。

（一）风寒型病证：畏寒无汗，背部及肌肉酸痛，头痛鼻塞，流涕，喷嚏，咳嗽。多发作于冬季。脉浮紧。

治疗：法以温散解表止嗽。方以麻黄9 g、杏仁9 g、桔梗6 g、甘草3 g、前胡9 g。

如口渴欲饮水，右寸浮洪，所谓外寒里热，加生石膏18 g。风寒轻者，宜用防风9 g、荆芥9 g、紫苏叶9 g、杏仁9 g、桔梗9 g、前胡9 g、甘草3 g。

（二）风热型病证：发热无汗，身疼，流涕，喷嚏，头痛，咳嗽吐白黏痰，脉浮弦。

治疗：法以辛凉解表，清热止咳。方以牛蒡子9g、薄荷9g、桑叶9g、菊花9g、竹叶9g、连翘12g、双花18g、桔梗9g、杏仁9g、前胡9g、浙贝母9g、甘草3g、芦根30g。

如舌苔黄，加栀子或黄芩9g。服药汗不出，加苏叶9g、荆芥9g、防风9g。

（三）风挟湿热型病证与风热相同，但口渴不欲饮水，身体沉重，脉右寸濡，按之洪滑。

治疗：法以辛凉解表，清理湿热。方以牛蒡子9g、薄荷9g、杏仁9g、生薏米30g、芦根30g、竹茹9g、冬瓜子30g、滑石12g、佩兰12g、竹叶9g、连翘12g、双花18g、桔梗9g、前胡9g。

（四）感受风寒、风热支气管炎，必须注意解表出汗，因肺主皮毛，皮表出汗则肺热易宣散，咳嗽必然减轻，表闭肺热不得宣泄，肺热增重，使咳嗽加剧。表邪未解不宜食凉物，即是表邪未解不可清热，否则易使表邪内陷，咳嗽也容易凉热相激遗留成慢性支气管炎。治疗支气管炎，不宜局限于冬季天寒，以为感受风寒引发支气管炎即为风寒型，但也有风热型的，必须判断确切，才能治疗恰当。

（五）暑热病证：暑热侵肺，咳嗽，身热汗出，口渴欲饮，多有挟风，引起咳嗽，身热无汗，其脉寸浮洪大而数。

治疗：法以清暑热，肃肺止咳。方以生石膏24~30g、杏仁9g、知母9g、浙贝母9g、桔梗6g、芦根30g。挟风身热，有时无汗恶风，加牛蒡子、薄荷，服药后，不出汗者可加香薷9g。

（六）暑湿病证：身热汗出咳嗽，口渴不欲饮水，其脉寸浮洪大似虚。

治疗：法以清湿热，肃肺止咳。方以滑石12g（或六一散，益元散12g）、杏仁9g、芦根30g、佩兰12g、生薏米30g、冬瓜子30g、桔梗6g、浙贝母9g或用前胡9g。挟风身热，加薄荷9g。

（七）燥热病证：干咳无痰，有时咳嗽，有痰少量，痰如线状，不易吐出，鼻燥咽干，脉象右寸洪大，躁动不安。

治疗：法以清肺润燥。方以清燥救肺汤加减：桑叶10g、生石膏20g、沙参20g、麦冬10g、杏仁10g、炙枇杷叶30g、桔梗10g、栝楼25g、甘草3g。

二、慢性气管炎

慢性气管炎是一种长期的慢性的疾病，轻者症状不甚明显，仅表现在早上、晚上有刺激性咳嗽，重者咳嗽及吐痰明显，若感受外感后，或劳累后症状加剧，咳吐浓痰或白黏痰，其病程每年发病持续3个月以上或更长时间，连续二年或两年以上者。

（一）病因：肺感受尘埃沉着，煤烟及其他气体的刺激，均能引起慢性支气管炎；也有因急性气管炎治疗不恰当，余热（邪）遗留肺部，使肺不得肃清，慢性炎症形成；也有因天热活动过甚引起内热炽盛急骤饮冷饮，使冷热相激引起慢性支气管炎。

（二）病证与治疗：慢性支气管炎，以中医辨证分析可分为痰火、肺失清肃、脾湿生痰、肝火冲肺、肺肾虚、阴虚肺热六种类型。

1. 痰火型：咽干口渴，咳嗽吐浓浊痰，有时胸闷，舌苔白黄色，其脉寸洪滑或数，法以涤痰清热止咳。方以川贝母9g、杏仁9g、炙紫苑9g、冬瓜子30g、芦根30g、桔梗9g、竹茹9g、生枇杷叶30g。痰不易吐出加硼砂3g冲入药汁。胸闷舌苔黄，加半夏9g、黄连9g、栝楼30g。

2. 肺失清肃型：胸闷，咳嗽吐浓痰或带血，其脉右寸濡按之洪滑，法以肃清肺气止咳。方以芦根30g、桔梗9g、炙紫苑9g、杏仁9g、冬瓜子30g、川贝母9g、生薏米30g、蛤壳12g、竹茹9g、生杷叶30g。痰不易吐，加硼砂3g冲入药汁中。带血者加藕节9g、侧柏叶15g。

3. 脾湿生痰型：气机不利，咳嗽喘促，痰易吐出，身沉，其脉右寸滑，右关沉，法以燥湿除痰降气止咳。方以半夏9g、苏子9g、杏仁9g、陈皮9g、前胡9g、厚朴9g、炒莱菔子9g。

4. 肝火冲肺型：咳嗽痰喘不得安眠，脉弦滑，法以清肝肃肺止咳嗽。方以蛤壳9g、青黛1.5g、杏仁9g、桔梗9g、芦根30g、竹茹9g、生杷叶30g。

5. 肺肾虚型：咳嗽气喘，痰味咸，脉右寸虚，尺无力，法以补肾纳气止咳嗽，方以熟地24g、山萸肉12g、茯苓9g、杏仁9g、胡桃仁9g、苏子9g、五味子9g、沙参9g、麦冬9g。

6. 阴虚肺热型：咳嗽无力，精神不振，脉右寸滑大，尺部虚，法以清肺滋阴，浊药轻投法。方以沙参9g、杏仁9g、蛤壳9g、芦根30g、冬瓜子30g、生薏米30g、熟地30g捣松以开水冲浸，盖之浸20分钟，去渣取汁煎药用。

7.单方：嫩桑枝切半寸长一大握，水煎服，可久服；萝菔青绿处一寸厚，胡桃仁二个同捣烂，取出置碗中，开水冲加白糖可久服。

支气管扩张

支气管扩张是大多继发于急慢性呼吸道感染和支气管阻塞后，反复发生支气管炎症，致使支气管管壁结构破坏，引起支气管异常和持久性扩张，临床表现为慢性咳嗽、咳大量浓痰或反复咯血。支气管扩张属于祖国医学"劳嗽""咯血""肺萎"的范畴，包括病因很多，按支气管扩张症状脉象辨证施治，其脉象多为濡，洪滑或数，此为肺清肃失职，治疗：法以清肃肺气为主。方以芦根30g、炙紫苑9g、杏仁9g、桃仁9g、生薏米30g、竹茹9g、生杷叶30g、天冬9g。

随证加减

1.吐痰黄色，加川贝母9g。痰呈黄绿色，加川贝母10g、芦根60g、冬瓜子60g、双花24g、连翘12g、蛤壳12g、青黛0.9g。

2.咳脓痰，加桔梗6g、川贝母9g、冬瓜子60g。

3.痰有恶臭气味，可加蒲公英30~60g、冬瓜子60g、芦根60g、桔梗6g、川贝母9g。

4.咯血，加藕节9g、生侧柏叶15g、炙紫苑12g、川贝母9g。

5.若感受外感，身热无汗头痛，去生杷叶，加牛蒡子9g、薄荷9g、竹叶9g、连翘12g、双花24g、桔梗6g、芥穗3g。如身热微汗，去生杷叶，加桑叶9g、菊花9g、薄荷9g、竹叶9g、连翘12g、双花18g、桔梗6g、甘草3g。支气管扩张常服以上肃清肺气方药可以逐渐恢复支气管的损伤。

温病热入营分：贺某，女，80岁，1976年7月25日会诊。

3个月前"感冒"咳嗽，痰量很少，服消炎药及止咳药，症状时好时坏，一周前因病情加重以肺内炎症、糖尿病入住某医院，给予抗菌素及对症治疗，体温正常，但病人萎靡不振，夜间咳嗽不能入睡，痰量仍多，出汗多，口干欲饮水，舌质绛红，舌中有少许白苔，脉数，左浮弦细，右寸洪大力不足，**此为温病热入营分**，以清营肃肺之法。予以元参30 g、丹皮9 g、赤芍9 g、川贝母9 g、双花24 g、生石膏18 g、地骨皮9 g、杏仁9 g、冬瓜子30 g、芦根30 g、炙紫苑9 g、前胡9 g、桔梗9 g、知母9 g、花粉24 g、生桑枝30 g，三剂，水煎服。

再诊：病人精神稍好，口渴咳嗽已减，头痛睡眠不好，舌质淡红，舌苔白，脉数，左浮弦细，**此为肝阳上亢**，仍以清热肃肺镇肝之药。芦根30 g、杏仁9 g、冬瓜子30 g、生薏米30 g、川贝母9 g、双花24 g、桑叶9 g、菊花9 g、生牡蛎30、知母12 g、花粉15 g、桔梗9 g、炙紫苑9 g、前胡9 g、女贞子30 g、元参30 g、生桑枝15 g 三剂。

三诊：病人咳嗽较轻，咳嗽无痰，头痛已减，睡眠改善，食欲好，只感乏力明显，舌质淡红，薄白苔，脉数减，左浮弦细，右寸洪大无力，右关浮弦，**此为肺阴为热耗**。以沙参30 g、麦冬12 g、杏仁8 g、川贝母9 g、芦根30 g、生薏米30 g、桔梗9 g、炙紫苑9 g、花粉9 g、知母9 g、生把叶15 g、竹茹9 g、天冬12 g、元参12 g、桑枝15 g，二剂。

四诊：咳嗽痰量很少，不易吐出，大便干，腹胀闷，舌苔有两条黄苔，脉数，右关滑有力，**此为热结于肠**。予以沙参12 g、麦冬12 g、杏仁9 g、冬瓜子30 g、芦根30 g、桔梗9 g、炙紫苑9 g、川贝母6 g、旋复花9 g、花粉12 g、生桑枝15 g、桑叶9 g、菊花9 g、黄芩6 g、麻仁15 g、大黄6 g，二剂。

五诊：大便畅通，胸腹舒适，继以清热肃肺育阴法10余剂而愈。

六诊：半月后稍咳嗽，痰量少，小便短赤，面微红，尺脉有动数之象，**此为肾阴虚**，余热未尽，以制鳖甲24 g、制龟板24 g、元参15 g、麦冬18 g、生白芍18 g、沙参12 g、天冬12 g、阿胶9 g、丹皮9 g、炙甘草12 g、黄连3 g、知母12 g；三剂。

七诊：继以复脉苦法以清下焦而病愈。

按语：温热邪由气分下行为顺，邪入营分内陷为逆。患者年高病久，热邪入里，病入营分，予用清营肃肺法，以元参、丹皮、赤芍、双花以清营热，生石膏、知母清肺胃之热；芦根、杏仁、冬瓜子、紫苑、桔梗肃肺止咳祛痰；花粉微苦寒，降火润燥，化痰解渴；地骨皮甘淡而寒，降肺中伏火泻肝肾热，凉血而补正气，治咳嗽消渴。四诊腹胀闷，大便干，舌苔黄，脉右关滑而有力，**此为热结于肠**，以麻仁润下、大黄荡涤肠胃之燥结，使病情得以稳定，又予以滋育肺阴之剂而愈。六诊因咳嗽，小便短赤，面微红，尺脉动数，**此为肾阴虚，余热未尽**，以甘润益下，以治虚热，配以少量黄连苦味，以治未净之热，甘苦合用化阴气而利小便，温热门中以利小便之妙法，热伤阴液，小便无由而生，以甘润益水之源，小肠火腑非苦不通，为邪热所阻，用苦药泄其小肠而退邪热，甘得苦则不呆滞，苦得甘则不刚燥，合而即愈。

 案二 》》**肺胃热**：李某，女，34 岁，1956 年 10 月 28 日就诊。

患慢性喘息性支气管炎已五年，每发作时咳喘，胃热气痛，脉左寸浮弦，右寸沉，右关浮弦偏数，**此为肺胃皆热，气滞**，宜肃肺清胃。川贝母 9 g、桑叶 9 g、杏仁 9 g、桔梗 6 g、前胡 6 g、冬瓜子 24 g、竹茹 9 g、菊花 9 g、鲜芦根 30 g、炙紫苑 9 g、蒲公英 24 g、生杷叶 24 g、香橼皮 6 g，二剂，水煎服。

再诊：胃热痛已减，仍咳嗽。上方蒲公英改 12 g。继服三剂，胃部舒适，继用肃肺之药而愈。

按语：咳喘，胃热痛多年，其脉左寸浮弦为风，右寸沉宜数或有力为肺热气滞，右关浮弦偏数此为胃热。肺热气滞，肺气宣降失司，故气逆而咳喘，胃热使升降机能失调，胃气上逆而感胃热气痛。以芦根、杏仁、桔梗、紫苑、前胡肃肺止咳；川贝母理气宽胸，止咳祛痰；芦根、杷叶、竹茹、蒲公英清胃热降逆；香橼皮理气和胃止痛；桑叶、菊花宣风清热。

呼吸系统病症

案三 >>> **气阴两虚**：赵某，女，49岁，1952年6月23日就诊。

身热、咳嗽半年余，曾用过中西药效果不著，汗多乏力，咳嗽吐黏痰、夜间发热明显，双手热重，脉数，右寸浮，左关浮弦细，**此为气阴两虚，法以养阴荣肺**。予麦冬12 g、天冬12 g、桔梗6 g、甘草3 g、冬瓜子15 g、生地18 g、知母9 g、丹皮9 g、龟板18 g、天花粉12 g、生杷叶9 g、沙参18 g、生白芍9 g、元参18 g。连服30剂，体力恢复，症状消失。

按语：此例咳嗽，夜间发热，双手热重，脉数为热，右寸浮宜软为肺气阴虚，左关浮弦细**此为肝旺阴虚**。阴分亏虚，虚热内灼熻津为痰，虚火盛而致夜间发热，手心热。肺气阴虚失于润降，肝旺克金，金受火克则咳嗽不止。以沙参、麦冬育养肺阴，天冬、知母清金滋阴；龟板滋阴潜阳益肾；生地、元参滋阴；丹皮、白芍、甘草清肝火以保金；冬瓜子、桔梗肃肺止咳。

案四 >>> **阴虚肺燥**：许某，男，56岁，1955年2月3日就诊。

2个月前患感，曾服用辛温药解表，服药后，不发热，但咳嗽无痰至今不解，脉左弦细，右寸躁动不安，**此为阴虚体质误用辛温，肺燥热，法以滋育**。方以川贝母6 g、知母6 g、杏仁9 g、冬瓜子6 g、麦冬9 g、石斛6 g、天冬9 g、沙参15 g、生杷叶9 g、二地各9 g、甘草3 g、元参30 g、龟板18 g、鳖甲9 g、桔梗6 g三剂，水煎服。

再诊：咳嗽有痰，再以滋育法，川贝母9 g、知母9 g、杏仁9 g、炙紫菀9 g、麦冬9 g、冬瓜子9 g、天冬9 g、沙参15 g、生杷叶9 g、二地各9 g、石斛6 g、元参15 g、龟板24 g、鳖甲9 g、甘草3 g。9剂后咳停。

按语：此例脉左弦细为阴虚，右寸躁动不安为肺燥热。**此为阴虚体质患感误用辛温解表之剂，辛温伤上焦气分之阴**。肺金喜清润，润则生水以滋脏腑，肺金受温药之热灼，则气乱而咳嗽。以清燥救肺汤加减：沙参取代人参、麦冬、杏仁、甘草、生杷叶清肺润燥；川贝母润肺止咳，清热散结；杏仁、川贝、桔梗肃肺止咳；天冬、知母清金滋水；生地、熟地、元参、龟板、鳖甲滋补肾阴。阴分得以滋润，燥热得以清除而病痊。

案五 >>> **久感蕴肺**：吴某，男，31岁，1951年5月19日就诊。

反复感冒半年，咳嗽痰量多，色黄白已一周，脉两寸沉数，两关浮数，**此为久感蕴肺气机滞**，法以调气清肺。方以石菖蒲9g、竹叶3g、远志6g、连翘12g、菊花9g、川贝母12g、双花15g、杏仁9g、枳壳6g、冬瓜子9g、炙紫苑9g、竹茹9g、鲜芦根24g、生薏仁24g、桑叶9g、马兜铃9g，三剂，水煎服。

再诊：脉左寸浮，两关浮数，**此为心气畅，邪热仍弥漫**，法以清肃。川贝母12g、杏仁9g、冬瓜子12g、竹叶3g、连翘12g、炙紫苑9g、双花18g、鲜芦根30g、菊花9g、生薏仁24g、桑叶9g、枳壳5g、竹茹9g，三剂，水煎服。

三诊：干呛咳，脉左寸数，**此为阴亏**。以二冬各12g、砂仁12g、知母9g、天花粉9g、元参24g、甘草3g、龟板18g、石斛6g、杏仁9g、桔梗6g、生地12g、茯苓9g，二剂。

四诊：干呛咳稍好，腿痛，脉两寸数，两尺滑数，**内有湿热**。以炒薏仁30g、芦根30g、茯苓9g、黄柏5g、泽泻9g、龟板18g，四剂。

五诊：腿部筋痛，咳轻。以桑叶9g、香豆豉9g、川贝母9g、杏仁9g、炙紫苑9g、冬瓜子9g、鲜芦根24g、竹茹9g、生薏仁18g、竹叶3g、连翘9g、双花9g、生白芍9g、菊花9g、青皮5g、楝实9g、石斛9g，四剂后痊愈。

按语：反复外感，咳嗽痰量多，其脉数为感受热邪，两寸沉数，为热邪郁滞于心肺。热邪伤肺故咳嗽，热邪燔津为痰，阻碍气机，则寸脉现沉。以川贝母、枳壳理气宽胸；马兜铃清肺热，降肺气；川贝母合杏仁、冬瓜子、薏仁、芦根、紫苑清肺热止咳祛痰；石菖蒲、远志解心郁；竹叶、连翘、双花、桑叶、菊花清宣。三诊干呛咳，脉左寸数，关尺脉宜弦软，**此为阴亏**。以二冬、元参、生地、龟板、石斛、知母滋阴清热；桔梗合杏仁肃肺；合甘草利咽喉；天花粉清热祛痰生津；砂仁与滋育之品合用引药归肾，也防止滋腻碍胃之弊病。四诊腿痛，尺脉滑数，**此为下焦湿热**。以黄柏、薏仁、泽泻、茯苓清湿热，龟板补肾。五诊腿部筋痛，咳嗽较轻，**此肺热不净，肝阴不足**。以千金苇茎汤加川贝母、紫苑肃肺；双花、竹叶、连翘、桑叶、菊花清热宣散余邪；生白芍清肝敛阴；青皮、川楝子清肝疏肝；石斛育阴。

案六 >>> **肺内湿热**：李某，男，70岁，1979年7月4日就诊。

咳喘病已五年，每次发作喘憋，胸闷，咳嗽痰出，喘症即减，不发烧，口干不欲饮，舌苔白腻，既往患有颈椎增生，颈部疼痛转头时明显，脉右寸濡滑，左寸滑，左关尺浮弦软，**此为肺内湿热，肝肾不足**，法以肃肺育阴祛风。予以杏仁10 g、冬瓜子30 g、生薏仁30 g、芦根30 g、桑叶10 g、菊花15 g、女贞子20 g、秦艽10 g、威灵仙10 g、羌活3 g、白芍10 g、茯苓25 g、竹叶10 g，20剂，水煎服。

再诊咳喘明显好转，颈椎痛已减轻，活动疼痛较轻，脉右寸濡滑，右关尺沉弦，左寸沉弦滑，左关尺浮弦而软。予以上方加葛根6 g六剂。

三诊咳嗽吐黏痰，易吐，颈部疼轻。继以清肺祛风之剂症状基本消失。

按语：此例咳喘发作时感喘憋胸闷，咳嗽痰出喘症减，口干不欲饮，舌苔白腻，脉象右寸濡滑此为肺内湿热，左关尺浮弦软，弦软为肝肾不足，浮为风。湿热侵肺使肺气不畅，肃降失利故咳喘。肝主风，主筋，肝阴不足，筋脉不和而风生，肾阴不足以滋养肝木，故颈部疼痛。以杏仁、冬瓜子、薏仁、芦根肃肺清湿热；茯苓淡渗清热祛湿；桑叶、菊花清热宣风；白芍、女贞子补肝肾；秦艽祛风养血荣筋；羌活泻肝搜风；威灵仙宣疏五脏，行十二经络，祛风湿。湿热除，肝肾得以濡养，咳喘颈痛得以缓解。

案七 >>> **痰饮蕴肺**：于某，男，63岁，1979年6月24日就诊。

患慢性喘息性支气管炎、肺气肿已10余年，现自觉胸闷喘憋，咳嗽痰多，为稀薄痰，既往患有糖尿病多年，患脑血栓两次，恢复可，仅有右侧面瘫。脉左寸沉，左关尺沉弦，右寸沉滑，右关沉滑，右尺弦滑，**此为痰饮蕴肺**，法以肃肺祛痰。予以苏子10 g、厚朴10 g、半夏10 g、陈皮10 g、前胡10 g、杏仁10 g、桔梗6 g、冬瓜子30 g、生薏仁30 g、芦根30 g、桑叶10 g、菊花10 g、秦艽10 g，五剂，水煎服。

再诊胸闷喘促明显减轻，脉右寸濡，左寸浮弦，仍以苏子降气汤、苇茎汤加旋复花10 g、生杷叶30 g、桑叶10 g、菊花10 g、秦艽10 g、茯苓20 g、丹皮 10 g、赤芍 10 g，五剂，水煎服。

三诊胸闷已减，但头晕，头重，四肢麻木，脉右寸濡滑，右尺滑，左尺弦细滑。予以炒白术 10 g、泽泻 10 g、茯苓 25 g、陈皮 10 g、半夏 10 g、菟丝子 60 g，五剂。

四诊头晕头重已减，受凉后感胸闷气喘，痰不易吐出，脉右寸濡滑，右关沉，右尺滑，左寸沉滑，左尺弦。以苏子降气汤合苇茎汤，加桔梗 10 g、泽泻 10 g、女贞子 30 g、桑叶 10 g、菊花 10 g、桑枝 30 g、茯苓 15 g，五剂。

五诊咳喘已明显减轻，感头晕无力，面浮红，有时肌肉抽动，左寸沉洪，左关尺弦细，右寸濡洪滑，右关浮弦滑，右尺弦大，**此为阴虚风动**，以清热养阴息风。以苇茎汤加桑叶 10 g、菊花 10 g、女贞子 30 g、元参 30 g、桑枝 30 g、秦艽 10 g、竹茹 10 g、竹叶 10 g、茯苓 20 g、羚羊角 3 g，五剂。

六诊胸部舒适，吐白痰，易吐出，头晕，左侧肢体麻木，面浮红，肌肉抖动，小便尿糖（－），口干欲饮，脉左洪大，左关尺弦大，沉取弦细，右寸濡沉滑大，**此为阴虚内风动**。予以沙参 30 g、麦冬 12 g、元参 30 g、女贞子 30 g、白芍 10 g、秦艽 10 g、桑叶 10 g、菊花 10 g、生地 20 g、竹茹 10 g、桑枝 30 g、生杷叶 30 g、花粉 20 g、石斛 12 g、栝楼 30 g、芦根 30 g、杏仁 10 g、生薏仁 30 g、冬瓜子 30 g，加羚羊角粉 3 g，冲服。连续服用 10 余剂，无明显不适。

按语：患者咳喘多年，又患有多种疾患，其脉左寸沉，左关尺沉弦，右寸沉滑，右关沉滑，右尺弦滑，**此为痰饮蕴肺**。痰饮停于胸胁，阻滞气机使肺失肃降而致咳喘，故脉象现沉滑，弦脉主饮，主风，此例患有脑血栓及面瘫，亦挟有风邪，以苏子降气汤：苏子、半夏降气化痰，止咳平喘，前胡、厚朴、陈皮下气祛痰；芦根、薏米、杏仁、冬瓜子肃肺；桑叶、菊花、秦艽祛风清热。三诊胸闷已减，头晕，头重，四肢麻木，其脉右寸濡滑，右尺滑，左尺弦细滑**此为痰湿**，**肾虚**。以陈皮、半夏、泽泻、茯苓、白术去痰湿，加菟丝子以滋补肝肾。五诊咳喘明显减轻，头晕无力，面浮红，有时肌肉抽动，其脉左寸沉洪，左关尺弦细**此为阴虚风动**，右寸濡洪滑，右关浮弦滑，**此为肺胃热**。以元参、女贞子养阴；羚羊角粉清肝热息风，桑叶、菊花、桑枝清热息风通络；苇茎汤清肺热肃肺；竹茹清胃热；竹叶清心，茯苓淡渗祛湿泻肺热。以清热息风肃肺祛痰而愈。

案八 ≫ **痰热误补**：王某，男，50岁，1951年11月1日出诊。

半月前患痰喘，医以为气虚用四君子加生脉黄芪，痰益多，气愈喘，改用二陈、苏子降气、三子养亲等药，服之而痰不减，又重用龟板、熟地、胡桃等补肾纳气，病势益加重，邀我诊之，身凉有汗，胸脘满闷，吐痰不利，小便量少而频，大便欲便不畅，舌白腻苔，脉右寸沉涩兼滑，**此为痰热误补窒塞气机**，法以理气清热祛痰。方以川贝母18g、马兜铃9g、杏仁9g、栝楼30g、旋复花9g、枳壳6g、炙紫苑9g、桔梗6g、薤白9g、半夏9g、黄连6g、海蜇洗净60g，二剂，水煎服，青莱菔捣汁30g调入药汁。

再诊身温汗止，痰减脘舒，大便通畅，但小便量少，口渴不欲饮，间有呃逆恶心，苔白黄腻苔，脉右寸浮洪而数，右关浮弦滑，**气机已畅，肺胃湿热仍盛**，法以肃肺豁痰、清胃利湿，川贝母9g、杏仁9g、冬瓜子30g、生薏仁30g、滑石12g、通草6g、紫苑9g、芦根30g、竹茹9g、生枇杷叶30g、黄芩6g、竹叶9g，青菔汁30g调入药汁，三剂。

三诊痰喘减，小便通利，黄苔消失，去滑石、黄芩、通草四剂。

四诊痰喘虽减，唯胸中仍闷，脉右寸偏沉，**为气机又郁不畅**，前方川贝母24g、枳壳9g、桔梗9g，服二帖而愈。

按语：该例本患有痰热而喘，医用四君子加生脉黄芪，气有余便为火，使痰热更甚，因而出现痰量多而喘重，又用熟地之类滋腻之品，使痰热窒塞气机，肺主治节，气机之闭塞，使肺的肃降不利，故胸闷脘满，身凉有汗。气机窒塞又使肺的通调水道下输膀胱的机能失司，因而小便量少。肺与大肠为表里，肺气滞，大便也不畅通。气机窒塞使血脉运行不利，故脉象现沉涩而滑。以川贝母、枳壳、桔梗、马兜铃开胸理气；半夏、黄连、栝楼、薤白祛除痰热通胸阳；杏仁、紫苑、桔梗清热肃肺；旋复花祛痰降逆；海蜇清热祛痰；青萝菔祛痰化食，解人（党）参之力；滑石清热利湿，使热邪下行。再诊气机畅通，身温汗止，大便通畅，小便量少，口渴不欲饮，舌苔白黄腻，脉右寸浮洪而数，右关浮弦滑，**此为肺胃湿热盛**。以川贝母、杏仁、冬瓜子、薏仁、芦根、紫苑肃肺祛痰，清湿热；滑石、黄芩、薏仁、通草清热利湿；芦根、竹茹、生杷叶清胃热降逆。继以肃肺祛痰之剂而愈。

案九 >>> **肺气郁肝旺阴亏**：郭太太，45岁，1952年5月26日就诊。

喘咳半月余，伴有心跳，头晕，有时头肿，服用白术等剂，感小便不利，心惊，消化不良，脉两寸沉，左关浮，右关滑，**此为肺气郁，肝旺阴亏**，法以肃肺抑肝益肾。予以石菖蒲9g、远志6g、龟板15g、牡蛎12g、石决明18g、茯苓9g、川贝母6g、杏仁6g、冬瓜子6g、炒薏仁18g、炙紫苑6g、茯神9g，一剂，水煎服。

再诊上方川贝母9g、杏仁9g、冬瓜子9g、炙紫苑9g、加泽泻9g、桑叶9g、生白芍9g，二剂。

三诊咳喘已减，脉两寸浮，上方石菖蒲6g、远志3g，三剂后而瘥。

按语：此例喘咳伴有心跳，头晕，头肿，其两寸沉为气郁，左关浮，宜弦软，为肝旺阴不足，**此例为肺气郁，肝旺阴亏**。肺气郁滞失其肃降，肺气上逆故咳喘。肝主疏泄，肝旺其疏泄机能不利，故小便不利。肝旺阴亏使心动不宁，故心跳不适。虽然患者有时头肿，用白术燥湿利小便，但其阴分亏虚，用白术更加重亏虚，因此症状明显。以川贝母、杏仁、冬瓜子、炒薏仁、炙紫苑肃肺，解肺郁；龟板、白芍、牡蛎补肝肾；龟板合牡蛎、石决明镇肝益肾；石菖蒲、远志解郁安神；茯神安神。

 案十 >>> **阴虚肺热气滞**：张某，女，37岁，1955年3月7日就诊。

反复咳嗽咯血，胸部烧灼感明显已三年余，在某医院检查诊断为支气管扩张，服用多种药物病情反复，脉左关尺弦大，右寸沉滑，右关浮，**此为阴虚肺热气滞**，法以清肺降逆育阴。方以川贝母9g、桃仁3g、藕节9g、冬瓜子30g、生杷叶9g、桔梗6g、枳壳3g、炙紫苑9g、鲜芦根30g、炒薏仁30g、杏仁9g、元参30g、竹茹9g，二剂，水煎服。

二诊暂不咯血，应继续休息，继以川贝母9g、桃仁3g、藕节9g、冬瓜子30g、生杷叶9g、枳壳3g、炙紫苑9g、鲜芦根30g、生薏仁30g、栝楼18g、杏仁9g。

三诊半月后复诊，昨又咯血，法以化瘀肃肺。桃仁3g、藕节9g、川贝母9g、鲜芦根30g、竹茹9g、元参18g、炙紫苑9g、冬瓜子30g、生杷叶9g、生薏仁30g五剂，水煎服。

四诊五剂后虽不吐血仍宜肃肺。桃仁3g、冬瓜子30g、栝楼18g、生薏仁30g、竹茹9g、生杷叶9g、竹叶3g、元参15g、藕节9g、鲜芦根30g，二剂。

五诊又咳紫色血，但量不多，必须善为调养以免变化。桃仁6g、冬瓜子30g、川贝母9g、竹茹9g、栝楼15g、炙紫苑9g、鲜芦根18g、生杷叶9g、杏仁6g、鲜生地15g、藕节9g、元参15g，三剂。

六诊不咯血，胸部烧灼感已除，再法肃肺。桃仁5g、冬瓜子30g、川贝母9g、竹茹9g、栝楼15g、炙紫苑9g、生杷叶9g、藕节9g、鲜生地15g、元参15g、鲜芦根24g、生薏仁24g。继服五剂，病情稳定。

按语： 咳嗽咯血已三年余，诊断为支气管扩张，病情反复，脉左关尺弦大为阴虚，右寸沉滑宜有力，右关浮，**此为阴虚肺热气滞。**阴虚其虚火上炎，虚火使肺热其气上逆，热邪烁灼肺络，故咳嗽咯血，胸部烧灼感。以元参、生地滋阴降火；川贝母、枳壳、桔梗、紫苑理肺气，解郁止咳；千金苇茎汤清肺热止咳；桃仁活血通络止咳；藕节清热消瘀。坚以清热肃肺育阴而痊。

肺结核

肺结核是由感染结核杆菌引起的呼吸道传染病，祖国医学称之为"劳瘵""痨病""传尸"等。

一、症状

感染肺结核轻重不同，变化很大，发病较急的可以突然发病，具有呼吸道感染的症状。发病较慢的，其症状多不明显，如不规则的发烧，长期有似感冒的症状，全身疲乏无力，肌肉酸痛，纳食不佳，逐渐消瘦，易烦躁激动，干咳痰少，声怯而槁，痰唾白黏液，咳血时作，痰中夹血如丝，或潮热，手足如灼，胸痛咽干。概要言之，肺结核以咳嗽、咳血、潮热、盗汗四大症状为特点，可以先后出现本病各个不同阶段，随其病情轻重程度而有合并出现或分别出现不同症状。其诱因与起居饮食不定时，情绪不安，工作紧张，食欲不振，体重减轻，身体羸弱者易感染肺结核。

二、分型及治疗

（一）气阴两虚型：肺结核杆菌侵害肺部，伤气耗阴而使气阴亏耗，其舌边尖红，质嫩，其脉右寸滑大而数，关尺细数或弦大而数，法以养肺滋阴杀菌。方用养阴拯痨汤集灵膏加减：天冬18 g、麦冬9~12 g、沙参12~18 g、百部9 g、党参12~18 g、熟地15~18 g、生地15~18 g、枸杞15~18 g、元参18~24 g。天冬、麦冬滋润肺阴，沙参、党参益肺气，熟地、生地、枸杞滋肾养液，元参、生地滋阴，所谓壮水之源以镇阳光，百部杀菌。

（二）肺热型：脉象右寸洪数，为肺被炎热之气熏蒸不得清肃，需先清肺热消炎。以清热消炎方：芦根30 g、茅根30 g、杏仁9 g、冬瓜子30 g、竹茹9 g、连翘12 g、银花24 g、蒲公英30 g、生薏米30 g、桑叶9 g、川贝母9 g、炙紫菀9 g。至右寸脉变滑大，再服养阴拯痨汤。

（三）服养阴拯痨汤对症加减：

1. 咯血：咯血的发生在疾病过程中无一定的时期，多有痰染血，血丝状，于方中加炙紫菀9~12 g、桃仁6 g、藕节9 g、白芨9 g。重者加煅花蕊石6 g。

2. 咳嗽及咳痰：一般为干咳，痰液很少及清澈唾液。养阴拯痨方中天冬、麦冬、沙参、元参治干咳，酌情加量，如唾痰不爽，加桔梗6~9 g、川贝母9 g、甘草3 g。

3. 发热：肺结核引起发热情况变化多样，有寒热往来如疟疾，多午后体温上升，经过四五小时达高峰，晨间体温降正常，午后发热属于阴亏发热，肺结核发热重者谓之骨蒸。①发热于养肺拯痨方中加鳖甲24~30 g、青蒿9 g、地骨皮24~30 g、白薇9 g。无汗，加丹皮9 g。②发热寒热往来如疟，于养肺拯痨方中加银柴胡6~9 g、鳖甲24 g、当归9 g、白芍9 g、青蒿9 g、知母12 g。

4.盗汗：盗汗常见于晚间，肺结核患者在酣睡中出汗，谓之盗汗，此为阴亏火动，心火炎盛，肺结核伤气耗阴，以致肺气失于卫护而盗汗，于养肺拯痨方中加莲子心9g、白芍9g、知母12g、黄柏6g、当归6g、竹茹9g、黄芪9~15g。

5.面颊潮红：为阴亏火浮上炎，以元参为主药，生地为配药，滋阴壮水，火炎自降，面颊潮红自然消退。

6.消化系统常有食欲不佳，胀气和便秘，食欲不佳多因胃阴亏，津弱火盛，肠因阴亏津液失润则便秘，便秘腑气不通不得流通，以致腹胀。腹胀予养阴拯痨方中天冬、麦冬、熟地、生地滋阴润肠，如润力不足，可加阿胶9g大便可通畅，胀气自消。大便通畅也能纳食。如果大便通畅，食欲仍差，为胃阴亏，予养阴拯痨方中加玉竹9g、山药9g、生枇杷叶9g、石斛9g、沙参加量，桑椹12g。

7.声音嘶哑：为肺肾阴气两亏，肺清肃不行，肾阴液无以上承，阴亏生内热，火灼肺部，津液被灼，肺失濡养，以致声道燥涩而成声嘶。服麦冬、天冬、沙参、生地、元参滋阴生津液，肺得滋育则火熄，声嘶自得恢复。

8.肺结核消失阴分已恢复，只胃纳不佳，消瘦，脉右寸关虚，用补土生津法，方以党参18g、白术9g、茯苓9g、甘草3g、山药12g、鸡内金12g、天冬12g、沙参18g。

三、空洞形成型

肺内炎热过盛，如不能及时肃清，则易造成坏死形成空洞，至病灶有空洞形成则咳嗽，吐痰量增加，并渐呈黄绿色之脓性痰液。病灶的活动性是指肺脏炎热的高低，至于是否扩散，要视空洞内分泌物能否完全排出而定，这时切忌用白芨、五味子、三七、白蔹等药填塞空洞，这样影响内分泌物的排除，使病情向不良发展。

辨别肺脏病灶炎热的程度，针对空洞治疗有直接影响，对空洞的消失极关重要。空洞一旦存在，这一威胁就一日未消除。使空洞消失，避免病灶的扩散，另一方面解除对公共卫生的威胁，因为空洞内容物经常带菌，不仅对患者本人是个威胁，而且对周围接触的人也是一个传染源。

治疗：其脉寸濡洪数，法以清热肃肺，祛除痰浊。方以川贝母12g、枳壳 6 g、桔梗 9 g、冬瓜子 60 g、炙紫苑 9 g、蒲公英 30 g、芦根 30 g、竹茹 9 g、银花 24 g、天冬 12 g、连翘 12 g、白芍 9 g、杏仁 9 g、桃仁 9 g、百部 9 g。

🌀随证加减

1. 右寸脉沉，加川贝母 18~24 g、桔梗 9~12 g。

2. 痰浊很多，冬瓜子 60 g、川贝母 18~24 g、蛤壳 12 g、芦根 60 g、花粉 12 g。

3. 左寸洪数，加莲子心 9 g、竹叶 9 g、连翘 12 g、麦冬 9 g。

4. 如空洞消散仍感疲乏，盗汗厌食等症状，方以沙参 12 g、麦冬 9 g、党参 12 g、五味子 9 g、天冬 12 g、生地 12 g、熟地 12 g、桑椹 12 g、枸杞 9 g、芦根 30 g、竹茹 9 g、麦芽 9 g、荷梗 6 g、生枇杷叶 30 g、石斛 9 g。

颈淋巴结结核

颈淋巴结结核由结核杆菌感染所致，大多经扁桃腺、龋齿侵入，少数继发于肺及支气管结核病变。以颈单侧或双侧可有多个大小不一的肿大淋巴结，初期肿大的淋巴结无痛，可推动，病变发展淋巴结周围炎，使皮肤与周围组织发生粘连，各个淋巴结也互相粘连，融合成团，晚期淋巴结发生干酪样坏死、液化形成寒性脓肿，破溃后可流出豆渣样或米汤样脓液，最后形成经久不愈的窦道或慢性溃疡。患者伴有疲劳、低热、盗汗、厌食、消瘦、贫血，中医谓之"瘰疬""瘰病"。

治疗

（一）颈部有单纯一、二个淋巴结肿大，日久未消退者，可外贴化核膏自能消失。

化核膏：蓖麻子 12 g、浙贝母 6 g、僵蚕 6 g、枳壳 3 g、广木香 3 g、生香附 3 g、香油 45 g 熬焦去渣，入制松香 150 g 熬成膏，倾入水中，扯拔数次，硬时，置入瓷器中，用时以沸开水中浸之，扯拔一块蘸水捏成饼置薄纸上贴患处。

制松香法：牛蒡子 30 g 水煎去渣，将水煮沸入松香溶化后煮十余分钟，待水温后，将松香扯拔数次成黄金色。

（二）恶化者，淋巴结继续肿大，或者数个淋巴结粘连在一起。

1. 脉弦大或弦细，方以内消瘰疬丸：川贝母 180 g、生牡蛎 180 g、元参 180 g 研细面为蜜丸，每次服 6 g 日三次，饭后一二小时服用。

2. 脉数，寸洪，关尺弦大或弦细，系内有炎热，治疗方以清热消瘰汤：连翘 12 g、夏枯草 24 g、元参 30 g、浙贝母 9 g、龙胆草 3 g、香附 9 g、桔梗 6 g、陈皮 6 g、葛根 3 g、当归 9 g、牛蒡子 9 g、天冬 18 g，外贴化核膏。

3. 颈淋巴结结核恶化期形成脓肿，皮表可呈红紫色，发光亮、疼痛，脉浮弦，法以清热散结，方以川贝母 9 g、生香附 9 g、桔梗 9 g、连翘 12 g、何首乌 12 g、夏枯草 24 g、元参 30 g、当归 9 g、赤芍 9 g、天冬 18 g。何首乌苦涩微温，消痈肿，治瘰疬。

4. 破裂成溃疡，排出黄棕色脓液，时好时坏，反复发作，内服药方以荆芥 6 g、蚯蚓 6 g 焙炭、连翘 12 g、夏枯草 30 g、天冬 24 g、元参 30 g、沙参 18 g、白芍 9 g、当归 9 g、白菊花根 15 g、川贝母 9 g、桔梗 9 g、生香附 9 g、生地 18 g。蚯蚓性寒、解热、利小便、治小儿急慢惊风、疗瘰疬。

外贴绿云膏：黄连 3 g、大黄 3 g、黄芩 3 g、元参 3 g、黄柏 3 g、木鳖子 3 g 去壳，用香油熬焦去渣，入净松香 150 g，再熬成膏倾入水中，扯拔令金黄色，再熬数滚，候温再将猪胆汁三枚、铜绿 9 g 先用醋 30 g 浸一宿，去渣，同入膏内，用柳枝搅之，候冷为度，用时以沸水重浸之，扯拔一块，蘸水捏薄饼，直薄纸上贴患处，贴二三日换一次药，贴至疮口愈时，膏药粘有干酪样粉状物。

 案一 ▶▶ **肺肾皆病**：王某，男，22 岁，1952 年 10 月 26 日就诊。

晨起咳嗽，白痰不多，乏力，有时盗汗遗精已三月余，在某医院诊断为肺结核，脉左浮数，右寸浮软，**此为肺肾皆病**，法以清心滋育。方以竹叶3g、元参15g、莲子心9g、生地15g、麦冬15g、沙参15g、龟板15g、牡蛎12g、甘草3g、石斛5g。连续服用半月余，自觉咳嗽盗汗减，身体稍舒适。

再诊脉浮数减，左尺弦细，右寸浮软，**此为肺肾阴虚**，法以滋育。方以元参24g、生地24g、龟板15g、石斛9g、麦冬15g、天冬15g、沙参24g、甘草3g、竹叶3g、牡蛎12g、知母12g、花粉12g、玉竹12g、熟地24g。予以水丸每日二次，每次10g，连服三月。复查后，病情明显好转，继予滋育法，一年后病情基本痊愈。

按语：西医诊断为肺结核，是祖国医学中的"痨瘵""痨病"。该病主要以咳嗽、咳血、潮热、盗汗为主等症状。此例咳嗽乏力，其脉左浮数为阴虚内热，右脉浮软为肺阴虚。阴虚内热上扰心神，蒸迫津液外泄则见盗汗。心热盛扰动精室故有遗精。肺阴虚，肺失滋润而咳嗽。以竹叶、莲子心清心；沙参、麦冬滋育肺阴以固肾；元参、生地、石斛育阴；龟板、牡蛎滋肝肾潜降火邪。坚守清心滋育肺肾之法病痊。

 案二 ≫ **肺肾阴虚：**王某，男，29岁，1952年8月13日就诊。

夜间咳嗽重，有时咯血，乏力身倦，在某医院检查诊断为肺结核，已休息半年，脉左弦细，右浮弦，**此为肺肾阴虚**，予以滋育。麦冬12g、沙参15g、竹茹9g、天花粉12g、天冬12g、生杷叶9g、知母9g、生地18g、桔梗6g、甘草3g、龟板9g、鳖甲9g、鲜石斛9g、元参18g，五剂，水煎服。

再诊咳嗽白痰，脉左浮数，**此为外感风热**。方以桑叶9g、菊花9g、竹叶3g、连翘12g、桔梗6g、冬瓜子9g、浙贝母9g、鲜芦根24g、甘草3g、杏仁9g、双花18g。

三诊脉平，继以滋育法加减，半年后复查，症状已消失，体力恢复。

按语：此例诊断为肺结核，其脉左弦细为肾阴虚，右浮弦宜大为肺阴不足。肺为娇脏，稍受外邪之侵袭则咳喘，肺阴不足，肺脏失于滋养而干咳。肺阴虚，虚火灼伤肺络则咳血。肺金生肾水，肺阴虚，肾阴也不足，肾阴虚，其虚火上炎，灼津为痰，热耗体力故乏力身倦。以沙参、麦冬滋育肺阴，以金生水；天冬、知母清肺滋肾；生地、元参清热滋水；龟板、鳖甲补肾，使热邪潜降；石斛滋育五脏；天花粉清热生津祛痰；桔梗、甘草利咽，芦根、竹茹、生杷叶清胃热。阴分恢复，咳嗽自然停止。

 案三 ≫≫ **湿热侵肺**：李某，男，50 岁，1979 年 8 月 27 日就诊。

肺结核病史已十余年，常年服用异烟肼，近半年自动停药，二年前患左侧胸膜炎，胸膜肥厚，曾服用抗痨药物及中药病情好转出院。现感胸闷吐脓痰，有铁锈色，隔一二小时吐出痰液十几毫升，不发烧，无盗汗已三月余，舌苔似黄，脉左寸濡滑，左关浮弦，右寸濡弦洪滑，右关弦滑，**此为湿热侵肺**，法以肃肺清利湿热。予以杏仁 10 g、冬瓜子 30 g、生薏仁 30 g、芦根 30 g、川贝母 10 g、蛤壳 12 g、炙紫苑 10 g、生杷叶 30 g、竹茹 10 g、滑石 12 g、佩兰叶 12 g、桔梗 10 g、竹叶 10 g、连翘 12 g、双花 20 g、桑枝 6 g 六剂，水煎服。

再诊胸闷减，吐紫红色血痰，量稍多，隔二三小时吐痰一次，脉左寸洪滑，左关尺浮弦大，右寸濡洪滑，右关浮弦大，**此为热邪侵肺，振其血脉**。以杏仁 10 g、冬瓜子 30 g、生薏仁 30 g、芦根 30 g、竹叶 10 g、连翘 12 g、双花 25 g、炙紫苑 10 g、桃仁 6 g、藕节 10 g、生杷叶 30 g、小蓟 30 g、生地 12 g、元参 12 g、桔梗 6 g 六剂。

三诊不发烧盗汗，无血痰，全身疲劳无力，查血沉 22cm/h，痰找到结核菌，舌质嫩，脉右寸濡滑，左关尺浮弦大。予以杏仁 10 g、冬瓜子 30 g、生薏仁 30 g、芦根 30 g、沙参 10 g、麦冬 10 g、生地 20 g、元参 20 g、枸杞 20 g、炙紫苑 10 g、桔梗 10 g，20 剂。

四诊感体力稍好，咳嗽已减，无胸闷。继以清肺滋阴药物半年余，无不适，痰查结核菌（－）。

按语：此例肺结核病史已十余年，通过治疗病情好转，近三月感胸闷吐痰，不发烧盗汗，舌苔似黄，脉右寸濡洪滑为湿热侵肺，左关浮弦为肝旺。肺为娇脏，湿热熏蒸肺叶，津液灼为痰液，肺的肃降功能失司，故胸闷咳嗽吐痰。以川贝母、千金苇茎汤、紫苑、桔梗祛痰清热，清肃肺气；滑石、薏仁清热利湿；芦根、竹茹、杷叶清胃热降逆；竹叶、连翘清心热；双花清心肺之热；蛤壳咸以软坚，化痰止咳；佩兰芳香祛浊。再诊吐紫红色血痰，脉左寸洪滑为心宫热，关尺浮弦大为阴虚，右寸濡洪滑，右关浮弦大为热邪侵肺，胃热，**此为热邪侵肺**，热邪振其血脉而致吐血痰，火邪耗阴液故关尺脉浮弦大，仍以清肃肺气之剂，加元参、生地滋阴，合小蓟、藕节清热止血。三诊全身乏力，痰查出结核菌，舌质嫩，右寸濡滑，左关尺浮弦大。**此为肺热耗阴，肝肾阴虚**，继续清肃肺气，加用沙参、麦冬滋育肺阴；生地、元参、枸杞滋补肝肾阴分。坚守清肺滋阴之品而病痊。

案四 >>> **气阴两虚：**王某，女，26岁，1954年5月17日就诊。

患肺结核已三年，反复咳嗽痰中带血块，痰量不多，午后体温高，盗汗，连续服用结核药一年后间断服药，一周前痰检结核菌（＋），舌质嫩尖红，脉右寸滑大而数，关尺细数，**此为气阴两虚**，法以清育。方以养阴拯痨汤集灵膏加减：党参18 g、天冬18 g、麦冬12 g、沙参18 g、熟地18 g、生地18 g、枸杞18 g、元参30 g、百部9 g、紫苑12 g、桃仁6 g、藕节9 g、白芨9 g、川贝母9 g、桔梗9 g、青蒿9 g、地骨皮24 g、鳖甲24 g，五剂，水煎服。

再诊无血痰，午后有时寒热感，左关尺细数兼弦。前方去白芨、藕节，加银柴胡9 g、当归9 g、白芍9 g、知母12 g，15剂。

三诊后寒热感已消失，咳嗽很轻，咳白色少量稀痰，其脉右寸滑大。上方去银柴胡、桃仁，党参12 g、沙参24 g。坚持服药二月后，复查痰检结核菌（－）。

按语：肺结核病菌侵害肺部，肺失清肃故咳嗽。肺受伤害，伤气耗阴故气阴亏耗，阴虚火动，心火炎盛，肺气失于卫护而盗汗、发热。热邪振动血脉则咯血。以养阴拯痨汤集灵膏加减：麦冬滋润心肺阴；沙参、党参益肺气；熟地、生地、枸杞滋肾养液；元参、生地滋阴，所谓壮水之源以镇阳光；天冬清金降火以滋水之上源；百部杀菌；青蒿、地骨皮、鳖甲、银柴胡育阴清热治骨蒸；川贝母、桔梗肃肺止咳；当归、白芍养血和血。服用养肺滋阴杀菌之剂数月，病情稳定。

案五 >>> **肺热盛：**李某，男，45岁，1956年4月12日就诊。

反复咳嗽胸闷，乏力低热已五年，曾在某医院检查为肺结核，经抗痨药物治疗症状稍有好转，但用药不及时，近一年病情加重，咳嗽加重，吐痰量多，为黄色脓痰，偶有带血丝，半月前在医院拍胸片，提示左肺有空洞，痰检结核菌阳性，脉右寸濡洪数，**此为肺热盛**，法以清热肃肺豁痰。以川贝母12g、枳壳6g、桔梗9g、冬瓜子60g、炙紫苑9g、蒲公英30g、芦根30g、竹茹9g、银花24g、天冬12g、连翘12g、白芍9g、杏仁9g、桃仁9g、百部9g，10剂，水煎服。

再诊咳嗽胸闷减轻，痰量明显减少，为黄白色痰，自觉声音嘶哑，咽喉不适，大便干燥，腹部胀气，脉数减，左关尺弦大。以麦冬12g、天冬12g、沙参24g、熟地12g、生地12g、元参30g、川贝母12g、杏仁9g、冬瓜子30g、炙紫苑9g、桔梗9g、芦根30g、连翘12g、甘草3g、阿胶9g，烊化10剂。

三诊声音已恢复，咽喉舒适，大便通畅，食欲仍差，脉右关弦大，**此为胃阴虚**。上方中加玉竹9g、山药9g、生枇杷叶9g、石斛9g、桑椹12g六剂。

四诊食欲稍好，脉右寸关虚，**此为脾胃虚**。以党参18g、白术9g、茯苓9g、甘草3g、山药12g、鸡内金12g、天冬12g、沙参18g，六剂。

五诊食欲好，体力较前有力，稍咳嗽，继以益气育阴之剂二月后复查痰检结核菌（一），连续服用半年复查胸片，空洞消失。

按语：患者患结核病五年，近一年咳嗽加重，痰量多为黄脓痰，胸片提示左肺有空洞，痰检结核菌阳性，其脉右寸濡洪数，**此为肺内炎热过盛**，损耗肺部而成空洞，热耗津液痰生。本人多年临床观察，咳出大量痰液时，治疗时应因势利导，以清热肃肺祛除痰浊为宜，不宜用白芨、五味子、三七、白蔹等药填塞空洞以致影响痰液的排出。再诊出现声音嘶哑，大便干燥，腹部胀气，其脉数减，左关尺弦大，右寸滑大，**此为气阴两虚**，肺清肃不行，肾阴液无以上承，阴亏生内热，火灼肺部，津液被灼，肺失濡养，以致声道燥涩而成声嘶，以麦冬、天冬、沙参、生地、元参滋阴生津液，肺得滋育则火熄，声嘶自得恢复。阴亏津弱火盛，肠道因津液失润而便秘，便秘腑气不通，故腹胀。方剂中二冬二地滋阴润肠，其润力不足，加用阿胶使大便通畅。三诊大便通畅，食欲仍差，右关脉弦大，**此为胃阴虚**，方中加石斛、桑椹育阴；山药、玉竹益气。四诊右寸关脉虚，**此为脾胃虚**。以四君子汤加山药、鸡内金健脾益气；沙参、天冬育阴。持以益气育阴之剂用药三月后病情得以控制。

 案六 ≫ **气血虚**：李某，女，32岁，1950年3月12日就诊。

发现右颈部多个结节一月余，全身无力，盗汗，不欲饮食，活动则心慌，曾在某医院检查诊断为颈淋巴结结核，脉寸虚，**此为气血皆虚**，法以补气血。方以生黄芪9g、沙参15g、麦冬12g、党参9g、天冬12g、於术6g、当归9g、生地15g、生白芍9g、甘草3g、桑椹9g。

连续服用半月余，感体力稍好，继服补气血之剂，外用化核膏：蓖麻子12g、浙贝母6g、僵蚕6g、枳壳3g、广木香3g、生香附3g、香油50毫升熬焦去渣，入制松香150g熬成膏，倾入水中，扯拔数次，硬时，置入瓷器中，用时以沸开水中浸之扯拔一块蘸水捏成饼置薄纸上贴患处。半年余颈部结核已消失。

按语：此例颈淋巴结结核一月余，其脉寸虚为气血皆虚，气虚而阳弱，腠理不密，表卫不固故汗出，毒邪可从皮毛或口鼻乘虚而入机体，沿经络扩散窜至颈部结为瘰疬。气虚其脾土运化水谷失司而致不欲饮食。气血不足，心脉失养故活动后心慌。以党参、於术、甘草、生黄芪补气敛汗，沙参、麦冬、天冬益阴；当归、生地、白芍、桑椹子养血顾阴。继续服用益气养血之剂，外用化核膏，结核逐渐消失。

 案七 ≫ **阴虚火炎**：陈某，女，24岁，1984年5月12日就诊。

右颈部不规则肿块已一月余，曾在某病院检查诊断为颈淋巴结结核，予以抗痨药物，症状改善不明显，肿块局部疼痛，不发烧，食欲差，口渴欲饮。八年前学校体检查出肺结核，经抗痨药物治疗后已痊愈，二年前作甲状腺癌手术，恢复尚可。其脉数，右寸偏沉软，右关弦软滑，左弦细，**此为阴虚火炎**，法以清热育阴。双花30g、浙贝母15g、连翘12g、桔梗

10 g、夏枯草 15 g、沙参 25 g、麦冬 12 g、当归 10 g、元参 30 g、花粉 25 g、芦根 30 g、竹茹 10 g、荷梗 10 g、炒麦芽 10 g、炒谷芽 10 g、石斛 15 g、生杷叶 30 g、生牡蛎 30 g、香附 10 g，五剂，水煎服。

再诊自觉食欲好，口渴已减，局部疼痛轻，脉同上。上方去芦根、竹茹、荷梗、炒麦芽谷芽、花粉，加龙胆草 10 g、陈皮 10 g、葛根 3 g、天冬 12 g。外用自制化核膏七剂。

三诊局部不痛，肿块明显缩小，去葛根，继续服用半月后，改用自制内消瘰疬丸：川贝母 180 g、生牡蛎 180 g、元参 180 g 研细粉为蜜丸每次服 6 g，日三次，饭后一二小时服用。月余复查肿块已消失。

按语： 此例颈部淋巴结结核，脉数，左弦细为阴虚火炎，右寸偏沉为气郁，软为肺阴不足。患者本为阴虚体质，甲状腺癌术后，其阴分消耗明显，阴虚其火盛，火邪燔津为痰，痰热互凝结为核而生瘰疬，痰热阻滞气机气不畅故局部疼痛。以元参、当归、沙参、麦冬、石斛育阴，大剂双花、龙胆草、芦根、竹茹、生杷叶清热；连翘、夏枯草、浙贝母清热散结；花粉清热生津祛痰；生牡蛎化痰消瘰疬；荷梗、麦芽、谷芽和胃；香附理气解郁止痛；葛根升发阳明经生津。继以清热育阴散结之剂症状消失。

麻疹

麻疹是儿童最常见的急性呼吸道传染病，它是通过吸入含麻疹病毒的飞沫，或与家人接触均可发病。以儿童患者为多，年龄愈大及成人感染其病势愈重。该病祖国医学称为"麻毒"或"痧疹"，属于"温病"范畴。

一、病证

1. 发烧：初期体温升高，常见麻疹的早期症状，伴有咳嗽，流涕，喷嚏，目赤，眼泪汪汪，畏光，头痛等症，情绪易激动，或有恶心，呕吐腹泻，严重可出现昏迷惊厥现象。

2.皮疹：出现红色丘疹，首先出现面部发际，渐渐面部、项部、胸躯干、四肢蔓延，皮疹出现后症状加甚，体温再度上升，皮疹全身出全后，体温逐渐下降。观察出疹形状，对热毒轻重的诊断是极为重要的。疹出形状似表浅，周围松疏，或者融合成一片，是热毒轻者，轻者不需要服药，护理好即可。疹出周边紧束，如针穿履，如矢贯状，若疹出散在是热毒甚重。疹消退时，遗有棕色色素沉着，为细糠状脱屑。

二、治疗

在于支持机体抵抗力，因势利导以达到治疗的目的。采用药物，喜清凉，大致分为三个阶段。

（一）初期的治疗：即出疹前期使机体顺利透发皮疹为主，法以解表清热法，方以牛蒡子9g、蝉蜕9g、竹叶9g、芦根30g、薄荷9g、前胡9g、杏仁9g、桔梗6g、茅根30g、竹茹9g、浙贝9g、连翘12g、甘草3g。

随证加减

1.服药后皮表仍无汗，加浮萍6g、防风6g、荆芥6g。

2.口渴欲多饮水，加生石膏18g、知母9g、花粉12g。

3.恶心呕吐去甘草，加陈皮9g、竹茹9g

（二）皮疹透发汗出表解，内热炽盛：法以清热解毒，方以茅根30g、连翘12g、银花24g、生石膏24g、芦根30g、竹茹9g、竹叶9g、元参12g、知母9g、大青叶9g、甘草3g。

随证加减

1.咳嗽加地骨皮6g、桑皮6g、杏仁9g、桔梗6g、甘草3g。

2.汗出热不解，麦冬9g、生地18g。

（三）恢复期治疗：疹出后，热毒消耗阴液，余热未净，法以养阴清热，方以麦冬9g、沙参12g、茅根30g、银花24g、生地18g、元参18g、玉竹9g、石斛9g。

随证加减

1.口渴，加花粉12g。

2.咳嗽，加杏仁9g、知母9g、川贝母9g。

呼吸系统病症

（四）热毒甚重，宜用广犀角（水牛角）清热解毒，但在用犀角（水牛角），必须掌握其时机，如表邪未解专用犀角，犯表邪未净、不可清里之戒，清里易使表邪内陷。表邪未解，热毒炽盛用犀角（水牛角）必须于清热解毒药中酌用犀角（水牛角），汗出表解，热毒炽盛，用犀角（水牛角）最有效之品。

（五）昏迷状态的治疗：

1. 表邪紧束，扪之皮肤干无汗，不得汗出，此为表不解，疹不得外透，呈昏迷状，仍宜解表清热法，解表药加重量，使汗出疹透，精神自然清爽。

2. 出疹周边紧束，脉浮洪数有力，是热毒炽盛，于解表清热方中，酌加犀角（水牛角）。

（六）严重者，发生惊厥及抽搐，为热毒侵及心肝，酌加犀角（水牛角）、羚羊角粉，抽风时加桑叶9g、菊花9g、钩藤12g。

（七）麻疹出现心力衰竭时，体温不高，欲发疹不得透出者，用生复散：牛黄1.5g、镜面朱砂1.5g、熊胆1.5g、白鹿茸片1.5g、肉桂1.5g。研细服，五岁以下小儿用半量。

（八）外用出汗法：汗不出，疹不发或疹出不全，香菜一株、黄酒120g煎之，乘热以布蘸酒涂全身，但不宜内服。

（九）并发症：

1. 并发肺炎，胸痛，咳嗽，加杏仁9g、芦根60g、冬瓜子30g、桔梗9g、薏米仁30g、生石膏30g、银花30g。

2. 并发咽痛，加板蓝根9g、射干9g、桔梗9g、甘草3g。

3. 并发腹泻，加葛根3g、黄连6g、黄芩9g。

（十）饮料：绿豆或茅根煎水频服，若绿豆及茅根同煎水服更佳，使汗出疹透。

（十一）护理：应予隔离，卧床休息，室内通风，通风时避免直冲患儿以防感冒，保持房间幽静，室内温暖，使疹易透发，室冷则表闭无汗，疹不得透发，而使病加剧，避免光线直射患者的眼睛，不时给予适量绿豆茅根煎水饮料，食流质饭及易消化食物，忌油腻厚味，所谓凉疹萃痘，疹喜食清凉素之品，待疹全部透发，热退身凉宜增加有营养的食物。

案一 >>> **热在气分**：赵某，男，2岁，1952年4月25日就诊。

三日前发烧，昨日出疹，身热咳嗽而喘，眼结合膜充血，畏光，脉数，右寸洪，**此为麻疹，热在气分**，法以清宣。以牛蒡子1g、薄荷1g、蝉蜕2.1g、竹茹2.4g、鲜茅根9g、浙贝母3g、竹叶1g、连翘5g、双花3g、鲜芦根6g，一剂，水煎服。

再诊热减，全身疹出，仍咳嗽，上方加杏仁1g、桔梗1g。一剂后症状减。

三诊又因受凉发热，咳喘，口渴，舌质红，有白苔，两寸洪滑数，**此为气血两燔**，急予清卫透营。犀角1g、生石膏3g、元参6g、丹皮2g、知母5g、双花5g、竹叶1g、白薇1g，二剂。

四诊热退，咳喘已减，舌质不红，舌苔薄白。继以清气分之药而病愈。

按语：患者发烧出疹，咳嗽，眼结膜充血而畏光。祖国医学称为"麻毒"，亦称"痧疹"，属于"温病"范畴。此例脉数，右寸洪，**此为麻毒时邪经口鼻，伤及肺卫**，其热邪仍在气分。以牛蒡子、薄荷、蝉蜕辛凉解表；竹叶、连翘、双花清宣散结；浙贝母、杏仁、桔梗清热肃肺；芦根、竹茹清肺胃之热；茅根清心肺胃之热。二剂后热减，全身疹出。三诊因受凉后又发热，咳喘，口渴，舌质红，脉洪滑数，表明气分之邪渐入营血，**此为气血两燔**，病情较重，急予生石膏、知母、竹叶、双花清气分之热；予犀角清肺胃之热；双花、丹皮清血分之热；白薇清内热；元参滋阴制火。四诊热邪由营血向外透达，继用清气分之剂而愈。

热毒甚重时，宜用犀角清热解毒，但是用犀角必须掌握用药时机，如表邪未解使用犀角清里热，会犯"表邪未解，不可清里之戒"，清里易使表邪内陷，表邪未解热毒炽盛时，必须在解表药中酌用犀角，迫汗出表解，热毒炽盛时用犀角是最为有效的。

案二 >>> **疹后邪热入肺**：仲某，男，2岁，1952年5月19日就诊。

患麻疹治疗后已退烧，咳嗽重，脉右寸浮数，**此为疹后邪热入肺**，法以清肃肺气。方以川贝母3g、竹茹3g、鲜芦根6g、竹叶0.9g、连翘5g、双花 5 g、杏仁 3 g、炙紫菀 3 g、鲜茅根 6 g、桑叶 3 g、冬瓜子 5 g，分四次服用。继以清肺热治愈。

按语：此例麻疹治疗后，仍咳嗽明显，其脉右寸浮数，**此为邪热入肺**，该病症为热邪盛逗留于肺，虽然已经退热但咳嗽重，予以清肃肺气。川贝母、杏仁、冬瓜子、紫菀肃肺；竹叶、连翘、桑叶清宣；芦根、茅根、双花、竹茹清肺胃之热，肺热得以清肃咳嗽止。

 案三 ≫ **余热未净重感：**王某，男，11月，1955年5月6日就诊。

麻疹退烧后又发热喘咳，脉浮数，**此为疹后余热未净，重感**，法以清散。牛蒡子 1.2 g、薄荷 1.2 g、生石膏 2.4 g、桔梗 0.9 g、竹叶 0.6 g、鲜芦茅根各 5 g、连翘 1.2 g、双花 1.2 g、杏仁 0.9 g、前胡 0.9 g、浙贝母 0.9 g、桑叶 1.2 g、苏叶 0.9 g 一剂。水煎频服。

再诊喘除仍咳嗽，法以清解。牛蒡子 0.9 g、薄荷 0.9 g、生石膏 2.4 g、杏仁 0.9 g、知母 1 g、鲜芦茅根各 5 g、桔梗 2.1 g、竹茹 0.9 g、双花 1.2 g、浙贝母 0.9 g、连翘 0.9 g、桑叶 0.9 g、菊花 0.9 g、竹叶 0.9 g、甘草 0.9 g 一剂。水煎频服。

三诊稍咳，法以清解。桔梗 0.9 g、杏仁 0.9 g、鲜芦茅根各 5 g、桑叶 0.9 g、菊花 0.9 g、竹叶 0.9 g、连翘 0.9 g、竹茹 0.9 g、甘草 0.6 g。咳喘已止。

按语：麻疹退烧后又发热喘咳，脉浮数，**此为重感**。麻疹治疗后体温已正常，又出现发烧咳喘，此因疹后余热未净，更易感受外邪，余热合外感风热使肺受热灼，肺失清肃故发热咳喘。以生石膏、知母清肺胃之热；薄荷、牛蒡子、苏叶辛散；竹叶、连翘、双花、桑叶、菊花清宣；杏仁、浙贝母、前胡、桔梗肃肺止咳；芦根、茅根、竹茹清热。热邪得以清解，肺得以清肃，热退咳喘止。

 案四 ≫ 疹后热毒：王某，男，4岁，1950年5月12日出诊。

患麻疹后发热不解，痰嗽口渴，中西医治疗月余不效，诸医以此证预后不良，邀我诊之，患儿面色微红，身热扪之全身有汗，阵发性咳嗽，吐白黏痰，口渴喜凉饮，大便正常，小便色白，热灼有臊臭味，舌质鲜红，薄苔似干状，脉数，两寸浮洪数，按之滑大，关尺弦大，**此为疹后热毒**，法以清热滋阴，肃肺生津。生石膏24 g、知母9 g、麦冬9 g、生地18 g、银花18 g、茅根30 g g、芦根30 g、冬瓜子18 g、杏仁6 g、生薏仁18 g、花粉12 g、生枇杷叶18 g，一剂，水煎服。

再诊遍身发生散在红色不规则斑块，发热减轻，又服二剂。

三诊热退身凉，斑块消失，脉平，右寸浮滑大而软，去石膏、生地，加沙参12 g以育养肺阴，服五剂，痰嗽口渴逐渐消失而愈。

按语：患麻疹后发热不解月余，舌质鲜红，薄苔似干，其脉数，两寸浮洪数，按之滑大，关尺弦大，**此为疹后热毒耗阴**，肺失清肃以致痰嗽。此证虽属重症，但用药得当还是可以治愈。以白虎汤清肺胃之热；双花、芦根、茅根清热；千金苇茎汤合杷叶肃肺降气；麦冬、生地、知母、花粉、沙参清热育阴生津。热清阴复，肺得以清肃而病瘳。

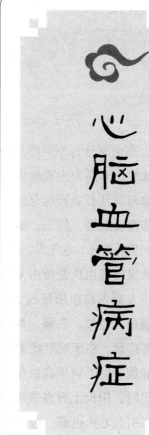

心脑血管病症

医者读书有眼
病人才能活命
——张国屏

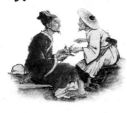

高血压

　　高血压分为原发性高血压与继发性高血压。原发性高血压是以体循环动脉血压升高为主要临床表现的心血管综合征，通常简称为高血压，高血压常与其他心血管病危险因素共存，是主要的心脏血管疾病危险因素，可损伤重要脏器，如心、脑、肾的结构与功能，最后导致这些器官的功能衰竭。该征多见于老年人。其病因与遗传、环境因素如饮食、精神等因素有关。而继发性高血压是指由某些确定的疾病或病因引起的血压升高，继发性高血压发病占高血压征的 5%。高血压在祖国医学中没有这个名称，根据临床表现有眩晕、头痛、烦躁、容易疲乏、心悸、胸闷、肢体发麻、肌肉颤动等症状。临床观察此类病人脉象表现多为弦脉，"诸风掉眩皆属于肝"，弦脉属于肝，可见高血压病与肝脏有关，肝本质属阴，其动属阳，当肝阴不足时，阳火上升多表现急躁、易激动、肌肉跳动、眩晕等。由于肝火盛可以引起心火也盛，造成心慌意乱、心悸易惊，这样容易对心脏有所损伤。心肝火盛燔津为痰，造成痰火之症。

分型及治疗：

　　1.肝旺：病证急躁，易激动，头晕面赤，血压升高，其脉象左关浮弦，法以镇肝降逆汤：石决明 30 g、炒川楝子 10 g、白芍 10 g、知母 10 g、元参 30 g。

　　2.肝火盛：血压升高，急躁易怒，心悸，眩晕，其脉象左关弦洪数有力，法以镇肝降逆汤加丹皮、栀子各 10 g。

　　3.肝阳横厥：血压升高明显，头晕目眩，耳鸣，胁肋疼痛，腹胀，大便干结，其脉左关浮洪弦有力，右关洪弦，法以清肝降火，予以当归龙荟丸。

4. 痰火盛：血压升高，胸闷、烦躁明显，痰多，其脉右寸洪滑，法以清痰热降逆，以姜半夏10 g、黄芩10 g、黄连6 g、栝楼30 g、旋复花10 g、竹叶10 g、茯苓15 g、石决明30 g、川楝子10 g。

5. 肝风动：血压升高，眩晕，急躁，心悸，肢体或肌肉抖动，镇肝降逆汤加羚羊角粉，以石决明30 g、川楝子10 g、白芍10 g、知母10 g、元参30 g、竹叶10 g、丹皮10 g、栀子10 g、羚羊角粉3 g。

6. 心肺火盛：血压高，心慌，烦躁，头痛，口渴欲饮，大便干结，其脉两寸浮洪。法以清心肺之热，以凉膈散加减：连翘、黄芩、栀子、生石膏、桔梗、甘草、大黄、芒硝。

7. 肝阴虚，肝阳上亢：血压高，可有头晕、面赤、急躁、耳鸣、腰酸软。脉象左关尺浮弦大或弦细有力，法以养阴潜阳，以生牡蛎、鳖甲、龟板加元参、生地、知母、白芍、牛膝。

8. 肝旺挟湿热：血压高，可有胸闷、身重、腹胀、四肢沉重，脉象右寸濡滑，法以镇肝清湿热，方以石决明、川楝子加三仁汤。如左寸弦大或弦细，属阴虚，加二至或甘露饮。

9. 肾虚肝旺：头晕，烦躁，记忆力差，脉左关尺弦软，可用杞菊地黄汤。

高血压心脏病

高血压征使心脏长期压力负荷增高，使心肌细胞肥大和间质纤维化引起左心室肥厚和扩张称为高血压心脏病。其左心室肥厚可使冠状动脉血流储备下降，特别在氧耗量增加时，导致心内膜下心肌缺血，高血压心脏病可合并冠状动脉粥样硬化性心脏病和微血管病变。临床表现心悸、头晕、轻度胸闷的感觉，严重时，左心衰竭可出现呼吸困难、咳嗽、咯血、肺水肿等症状及右心衰竭症状。中医在治疗高血压心脏病是依照高血压"治肝"

的基础上，要注意两寸脉形为主要依据，可以有以下几种治疗。

1. 两寸脉虚大，属于心气虚，法以益气养心。以养心汤：黄芪 30 g、党参 30 g、麦冬 10 g、五味子 10 g、炙甘草 6~10 g、大枣 2~4 枚、枸杞子 30 g。

2. 右寸脉沉滑、右关浮弦，属于气郁痰积阻滞胸阳，法以理气祛痰通阳。宜用栝楼薤白汤加杏仁 10 g、陈皮 10 g、茯苓 20~25 g。若右寸脉沉洪滑有力，属有痰热阻滞胸中清阳，热郁于胸中，上方加黄连 6 g。

3. 左寸脉沉，属于心气不畅，忧郁思虑，多伤心以致心气不畅，加石菖蒲 10 g、远志 6 g、丹参 10 g、茯苓 20 g。

4. 惊恐害怕，脉左寸关滑，属于血有郁积，加琥珀 6 g、丹参 12 g。

5. 左寸尺脉无力，属于肾虚冲心，以滋肾养心汤：熟地、党参、麦冬、枸杞、女贞子、川楝子、当归。若右寸滑大，属肺阴虚，党参改沙参，加天冬。

 案一 ≫ **阴虚肝阳上僭：** 王某，男，42 岁，1967 年 11 月 13 日就诊。

四月前发现血压高，服药后较稳定，一月前因劳累血压又高，经常失眠，易寤寐少，眩晕头痛，食欲不振，恶心梦多，大便干，舌赤嫩，脉左关尺浮弦似急，左寸偏沉，右关浮弦，**此为心气郁，肾阴虚，肝阳上僭**，法以镇肝滋阴解郁。予以知母 12 g、石斛 9 g、竹茹 9 g、石菖蒲 9 g、远志 6 g、炒枣仁 12 g、元参 24 g、女贞子 24 g、生地 12 g、生白芍 9 g、制何首乌 12 g、生牡蛎 30 g、炙龟板 9 g、生龙骨 30 g、牛膝 9 g，三剂，水煎服。

再诊血压正常，睡眠见好，眩晕较前减轻，右偏头痛，脉左寸浮无力，左关尺浮弦较硬，右寸沉。以知母 12 g、生香附 9 g、菊花 12 g、钩藤 12 g、炒枣仁 12 g、元参 24 g、女贞子 24 g、生地 12 g、生白芍 9 g、制何首乌 12 g、生牡蛎 30 g、生龙骨 30 g、牛膝 9 g、当归 9 g、龟板 9 g 三剂，水煎服。

三诊眩晕减轻，不恶心，纳食有进步，睡眠不好，寐则梦多，后头痛，大便不干，脉左寸浮无力，左关尺浮弦大缓和，右寸虚大。以知母 12 g、石斛 9 g、石菖蒲 9 g、远志 6 g、炒枣仁 12 g、元参 24 g、女贞子 24 g、生地 12 g、生白芍 9 g、制何首乌 12 g、生牡蛎 30 g、龟板 9 g、生龙骨 30 g、牛膝9g、沙参12g、五味子9g、天冬9g，三剂。

四诊有时头疼睡不沉，脉寸虚无力，关尺浮弦大。以知母12g、炒枣仁12g、元参30g、女贞子30g、生地12g、生白芍18g、制何首乌18g、当归9g、生牡蛎60g、生龙骨30g、牛膝9g、龟板9g、紫石英15g，三剂。

五诊血压稳定，劳累则感头昏，右偏头痛，睡眠好，大便有时干，脉左关尺浮弦，右关尺弦大缓和，寸浮大。知母12g、炒枣仁12g、元参30g、女贞子30g、生地12g、生白芍18g、制何首乌18g、当归9g、生牡蛎60g、生龙骨30g、牛膝9g、龟板9g、紫石英15g、沙参12g、百合12g。10余剂后，症状基本消失。

按语：此例脉左寸偏沉为心气郁，左关尺浮弦似急，为阴虚肝阳上僭，此例因劳累后出现一系列症状。劳则生火，本系阴虚之质，火邪使阴精内损，肾阴不足，肾阳蒸腾乏源，无水以升，不能制约心阳而致心肾不交故出现失眠。肾水生肝木，因肾水不足，肝阳无以制约，则肝阳上僭，故头痛头晕。火邪伤胃以致恶心，食欲不振。以枕中丹：龟板、龙骨、石菖蒲、远志滋阴补肾，养心益智；龟板滋阴潜阳益肾；牡蛎、龙骨益肾安魂镇惊；何首乌、白芍、生地、元参、女贞子、石斛、知母滋补肝肾；酸枣仁养血安神；竹茹清胃热。继以镇肝滋阴而痊。

 案二 >>> **阴虚肝阳上僭相火旺：**李某，男，38岁，1967年11月3日就诊。

眩晕心慌发惊，心烦易怒，有时咽干无津，上腹部疼呈热辣感，口渴欲饮，患血压高二年，脉左部浮弦数，右寸浮洪滑数而硬，右关偏沉，**此为阴虚肝阳上僭相火旺**，法以清育。方以生牡蛎60g、元参30g、制何首乌18g、牛膝9g、知母12g、蛤粉15g、生石膏18g、珍珠母30g、生白芍9g、竹叶9g、连翘12g、炒栀子6g、黄芩6g、广木香6g、陈皮6g，三剂，水煎服。

再诊眩晕心慌发惊已减轻，上腹部不感热辣，咽部有津液，仍有心烦气短，脉平，左浮弦，寸弦洪，右寸浮洪滑，右关浮弦，以前方化裁。去广木香加紫白石英各9g，三剂。

三诊睡眠好，心慌，面部有些胀，昨日流涕，口渴，脉左浮弦数，右寸浮洪滑数，**此为感冒邪热未净**。予以薄荷9g、桑叶9g、菊花9g、竹叶9g、连翘12g、香豆豉9g、炒栀子6g、银花12g、生石膏18g、知母12g、芦根30g、竹茹9g、苏叶9g。服二剂感冒好后，继服再诊的方剂三剂。

四诊浮肿消失，心跳轻，稍有眩晕，有时心烦，脉数，两寸浮洪滑，关尺浮弦硬，**此为阴虚火旺肝阳上僭**。以生牡蛎60g、元参30g、蛤粉15g、知母12g、生石膏18g、竹叶9g、连翘12g、炒栀子6g、黄芩6g、制何首乌18g、紫白石英各15g、女贞子24g、牛膝9g、珍珠母30g三剂。

五诊一般情况好，感睡不安，脉关尺弦软，两寸浮洪弦。以上方加生地9g、当归9g。服六剂后症状消失。

按语：患者头晕，心慌发惊，其脉左部浮弦数，浮弦为肝阳上僭，数为相火盛，右寸浮洪滑数而硬为气分热盛，热耗阴，阴分亏故脉现硬，右关沉为气滞。此为本素阴虚，肝阳上僭相火盛而感心烦易怒。热耗阴分更显不足，上扰头脑而致头晕，咽干无津。相火盛扰动心君，使心宫受热以致心慌发惊。君相火盛，灼热肺脏使气分热而耗津故感口渴欲饮。火邪扰胃使上腹部热辣感。以元参、何首乌、白芍、知母滋阴清热；生石膏合知母清气分热生津；白芍清肝热敛阴；竹叶、连翘、栀子清心热，黄芩清中焦实火；木香、陈皮理气和胃；生牡蛎、珍珠母、蛤粉清肝热镇肝。

 案三 ≫ **血虚心肾亏**：李某，女，61岁，1967年11月24日就诊。

头晕发木，抬头最易晕倒已半年余，左胁有时跳动不适，目视不清，心烦，面色枯黄，唇甲不华，口干，血压210/60毫米汞柱，脉两寸虚，左关浮弦软无力，**此为血虚，心肾亏，肝阳上亢**，法以养血补心肾。方以当归12g、炒白芍12g、生熟地各9g、枸杞9g、元参24g、女贞子24g、生牡蛎30g、牛膝9g、制何首乌12g、知母12g、沙参9g、麦冬9g、天冬9g、石斛9g、珍珠母30g、紫白石英各12g，三剂，水煎服。

再诊头晕发木，抬头晕已减轻，脉左寸虚，关尺浮弦，右寸见敛有力。以当归12g、炒白芍12g、生熟地各9g、枸杞9g、元参24g、女贞子24g、生牡蛎30g、牛膝9g、制何首乌12g、知母12g、沙参9g、天冬9g、石斛9 g、珍珠母30 g、紫白石英各12 g。继以养血滋阴潜阳法二月后而愈。

按语：此例头晕，左胁不适，其脉左寸虚为心虚血虚，左关浮弦软而无力为肾亏，肝旺肝阳上亢。心主血脉，其华在面，血虚不能上荣于脑髓故头晕发木，面色枯黄，唇甲不华。肾亏其子肝木阴分亦亏，肝阴亏虚肝阳上亢，则感心烦、头晕明显。肝阴亏经脉失养则内风动，故左胁跳动不适。肝主目，肝阴不足濡养二目使目视不清。以四物汤去川芎以养血；元参、枸杞、女贞子、何首乌、石斛以补肝肾阴；知母、天冬制金生水；沙参、麦冬补心肺之阴制肝；珍珠母、牡蛎清肝镇肝；紫石英甘平入心肝血分而润补肝；白石英甘温重润肺，寓意金生水。继以养血滋阴潜阳之剂而愈。

案四 >>> **阴虚君相火旺**：张某，男，35岁，1967年11月16日就诊。

头频疼发胀，眩晕，头重脚轻，心烦发慌一周，患有高血压病已一年余，脉寸浮洪，关尺浮弦，**此为阴虚肝旺君相火盛**，法以清育。予以知母12 g、黄芩6 g、炒栀子6 g、竹叶9 g、连翘12 g、元参18 g、生白芍9 g、制何首乌18 g、生地12 g、生牡蛎30 g、牛膝9 g、珍珠母30 g、生龙骨30 g、炒枣仁12 g、女贞子18 g。六剂后无不适。

按语：头痛头晕，心烦心慌，脉寸洪为君火盛，关尺浮弦为肝旺相火盛而阴分虚。君相火盛，上扰清窍而使头痛头晕，火盛扰心窍故心烦心慌，君火与龙雷之火相煽耗阴液以致阴虚，阴液无力以制阳光以致头频疼，眩晕，头重脚轻，心烦不适症状加重。以黄芩、栀子、竹叶、连翘清君相之火；元参、生地、知母、何首乌、女贞子、白芍滋补肝肾阴；生牡蛎、龙骨、珍珠母清肝抑肝；枣仁宁心安神；牛膝补肝肾，引药下行。

案五 >>> **肾阴虚肝阳上亢**：郭某，女，40岁，1979年9月16日就诊。

近二年感心悸胸闷，头晕，睡眠时好时差，劳累感眼眶胀痛，十余年前发现血压高，曾用降压药但不及时，脉两寸虚大，左关尺弦大，**此为肾阴虚，肝阳上亢**，法以滋阴潜阳。以煅石决明30 g、元参30 g、旱莲草30 g、女贞子30 g、沙参12 g、麦冬10 g、五味子10 g、生牡蛎30 g、龟板

12 g、鳖甲 12 g、白芍 20 g、炒川楝子 10 g，六剂，水煎服。

再诊感疲劳头晕，无心悸胸闷，脉右寸滑大，左关尺弦细。以生地 20 g、元参 20 g、煅石决明 30 g、沙参 20 g、麦冬 10 g、旱莲草 30 g、女贞子 30 g、川楝子 6 g、枸杞 12 g、白芍 10 g。连续服用 20 余剂后，无不适。

按语： 此例与上例同为肾阴虚，但两寸脉虚大，为心肺气阴虚，左关尺弦大为肝肾阴不足，肝阳上亢。以沙参、麦冬、五味子以补心肺阴，收敛耗散之气；元参、白芍、女贞子、旱莲草、枸杞补肝肾阴；石决明、牡蛎、龟板、鳖甲补肾镇肝潜阳；川楝子清肝热疏肝。坚守此法而愈。

 案六 ≫ **气郁肝旺：** 谷某，男，53 岁，1955 年 5 月 30 日就诊。

头昏耳鸣，黎明时心慌已两个月，因生气感心悸、胸部串疼闷一个月余，既往患有高血压心脏病，不适时服用舒肝丸、清心丸有效。脉左寸关浮弦，右寸沉，**此为气郁肝旺**，法以疏调。方以川贝母 9 g、桔梗 6 g、生香附 9 g、枳壳 6 g、竹茹 9 g、茯神 12 g、生栀子 6 g、连翘 12 g、丹皮 6 g、竹叶 9 g、鲜芦根 30 g、桑叶 9 g、石决明 30 g、菊花 9 g，三剂，水煎服。

再诊心感安，疼亦减，宜疏解。佩兰叶 9 g、枳壳 6 g、川贝母 9 g、桔梗 6 g、竹茹 9 g、鲜芦根 30 g、桑叶 9 g、香豆豉 9 g、生栀子 6 g、竹叶 3 g、生香附 9 g、丹皮 6 g、石决明 30 g、菊花 9 g、连翘 12 g、双花 9 g、茯神 9 g。

三诊有时心悸，上腹部热灼感，脉偏数，两关浮弦，**此为肝胃热**，法以清肝胃火邪。方以竹叶 3 g、生栀子 9 g、丹皮 6 g、石决明 60 g、佩兰 9 g、吴茱萸水炒黄连 6 g、枳壳 6 g、鲜芦根 30 g、竹茹 9 g、川贝母 9 g、滑石 9 g、生白芍 9 g、桑叶 9 g、菊花 9 g、茯神 12 g。

四诊心悸及热灼感减，有时胸闷，身沉，舌苔黄腻，脉两寸偏沉，关弦滑，**此为气郁湿热**，宜疏清法。佩兰叶 9 g、枳壳 6 g、川贝母 9 g、黄芩 6 g、滑石 9 g、鲜芦根 30 g、木通 6 g、石菖蒲 6 g、连翘 12 g、茯苓 9 g、郁金 6 g、双花 9 g、桑叶 9 g、菊花 9 g、泽泻 9 g、石决明 30 g、竹茹 9 g。

五诊仍有时感胸闷不适，脉左寸沉，左关弦，右寸洪滑，法以豁胸清导湿热。方以半夏 6 g、川连 6 g、茯苓 9 g、鲜芦根 30 g、黄芩 9 g、泽泻 9 g、桑叶 9 g、滑石 9 g、石菖蒲 6 g、郁金 6 g、竹叶 3 g、连翘 12 g、双花 9 g、石决明30 g、菊花9 g、竹茹9 g。

六诊继以和肝清导湿热法。佩兰叶9 g、枳壳6 g、川贝母9 g、黄芩9 g、滑石9 g、鲜芦根30 g、生白芍9 g、竹叶3 g、生栀子6 g、生香附9 g、丹皮6 g、青皮9 g、桔叶9 g、桑叶9 g、菊花9 g、木通6 g、茯苓9 g。

七诊胸部发热不适，以豁胸清导湿热。以益元散9 g、竹叶3 g、连翘12 g、菊花9 g、半夏6 g、鲜芦根30 g、川连6 g、竹茹9 g、双花9 g、黄芩9 g、茯神9 g、桑叶9 g、生栀子9 g、香豆豉9 g。

八诊因怒感胸闷不适，以疏滞法以疏解清导。方以佩兰叶9 g、桔梗6 g、枳壳6 g、川贝母9 g、黄芩6 g、生香附9 g、木通6 g、滑石6 g、鲜芦根24 g、茯苓9 g、石菖蒲6 g、连翘12 g、郁金6 g、桑叶9 g、菊花9 g、双花、泽泻各9 g五剂。

九诊继以豁胸抑肝，清利湿热法。生白芍9 g、生栀子6 g、丹皮6 g、竹叶3 g、茯神12 g、石决明30 g、牡蛎9 g、半夏6 g、竹茹9 g、天竺黄9 g、鲜芦根30 g、川连6 g、黄芩9 g、桑叶9 g、菊花9 g、龙骨9 g、茯苓9 g、泽泻9 g。六剂诸证皆安。

按语： 该患者患有高血压心脏病，素有肝旺，肝火盛肝阳上扰而致头晕耳鸣，肝火盛心火也盛故心慌、心悸。又因生气使气机郁滞，肝旺气滞使其疏泄机能失调，则感胸部串痛。以石决明清肝热镇肝；丹皮、栀子、竹叶、连翘清心肝之热，茯神以安神；川贝母、枳壳、桔梗、香附理气宽胸止痛；桑叶、菊花清热宣风。三诊有时心悸，上腹部热灼感，脉偏数，两关浮弦，**此为肝胃热**，以清心肝热理气之剂，加以吴茱萸水炒黄连以清肝热；芦根、竹茹清胃热；生白芍泻肝敛阴；滑石清热使热邪下行；佩兰芳香祛浊。四诊又感胸闷，身沉，舌苔黄腻，两寸偏沉，关弦滑，**此为气郁湿热**。以理气之剂，加滑石、茯苓、泽泻清利湿热；木通清心热使热邪下行；石菖蒲、郁金解心郁。坚守清热利湿，疏肝理气病愈。

 案七 ≫ 阴虚火浮：陶某，男，50岁，1967年11月21日就诊。

眩晕，血压170/140毫米汞柱，面赤红，泛热如酒醉，口渴便干，右半身麻木疼痛三月余，汗出右半身，脉右寸滑大，左关尺浮弦细，**此为阴**

虚火浮，法以滋阴镇肝息风。予以知母 12 g、石斛 12 g、生白芍 9 g、元参 30 g、生地 12 g、女贞子 30 g、牛膝 9 g、菊花 12 g、钩藤 12 g、制何首乌 18 g、炒桑枝 30 g、麦冬 18 g、花粉 18 g、生牡蛎 30 g、蛤粉 18 g 三剂，水煎服。

再诊右半身麻木减轻，眩晕减，口渴，大便不干，四肢无力，面赤红消失，右寸滑大减，关尺浮弦不细。上方加沙参 12 g。带药回家继续服用半月，停药观察，来信症状消失。

按语：此例眩晕，面赤，肢体麻木疼痛，其脉右寸滑大为肺阴不足，左关尺浮弦细此为阴虚火浮风动。阴虚虚阳上腾扰动脑海而感眩晕，虚火上浮故面赤红，泛热如酒醉。肺阴不足感口渴便干。阴液亏虚，经脉失养，虚风内动，而致肢体麻木疼痛。以元参、生地、女贞子、何首乌、白芍、沙参、麦冬滋补阴分；石斛滋育五脏，知母、花粉滋阴生津；菊花、牡蛎、钩藤、蛤粉平肝息风；桑枝清热养津通络。

冠状动脉粥样硬化性心脏病

冠状动脉粥样硬化性心脏病是指冠状动脉发生粥样硬化引起管腔逐渐狭窄或闭塞而产生冠状动脉循环障碍，使心肌缺血缺氧或坏死，而引起心脏病。祖国医学对冠心病的认识及治疗有丰富的经验，它属于"胸痹"范畴，在临床上根据病变程度不同表现不一，对本病可分为慢性冠状动脉供血不足、心绞痛、心肌梗死治疗类型。

一、慢性冠状动脉供血不足

此证在临床上表现不一，但在心电图可以显示心肌缺血，这种病人早期发现，早期治疗效果还是很好的。祖国医学认为心是内脏的主宰，周身循环的枢纽，"心主血"，当心脏气血不足时随之出现各种症状。临床上可分为以下几种类型。

（一）心气虚型：表现心慌、气短、胸闷、全身无力活动后加重、面色苍白，其脉象右寸虚或虚大，或结、或促脉。治疗：法以益气养心，以养心汤：人参6~10 g、黄芪20~30 g、炙甘草6~10 g、大枣4~6枚、枸杞30 g。党参性平补气之力逊于人参，一般用量20~30 g。

随证加减

1. 血虚：面色浓白、舌淡红、左寸涩弱濡无力，加当归身6~20 g、丹参12 g。少量丹参有养血通利血脉，大量能破血。

2. 血瘀：舌绛或舌有紫红点，左寸脉涩有力，加丹参12~25 g。

3. 心气郁：左寸脉沉，加石菖蒲3~10 g、远志3~6 g、丹参10 g。

4. 心惊：加柏子仁10~12 g、茯苓12~20 g。

5. 全身无力：右寸脉虚大，加麦冬10 g、五味子6~10 g。

6. 便秘加柏子仁12~15 g，预防便秘加10 g。

7. 有痰：表现有吐痰的症状或无痰而右寸脉滑，加半夏、陈皮、茯苓。

8. 浮肿：心虚浮肿，左寸脉滑或濡，加茯苓20~30 g。脾虚浮肿，右关脉濡滑、濡弱或弱滑，加白术15~30 g、大枣5~10枚、茯苓20~25 g，白术与大枣比例为白术3 g、大枣1枚。心脾两虚，加白术、大枣、茯苓，茯苓用量30 g。

9. 眩晕：因痰：右寸脉滑，加半夏10~12 g、陈皮6~10 g、茯苓10~12 g。因湿：尺脉滑，右关濡，加白术10 g、泽泻10~12 g。因肝风，左关尺脉细或浮弦，加当归10 g、白芍20 g、女贞子、旱莲草各30 g。

10. 失眠：痰阻滞胸阳，阳不入阴而致，加半夏10~12 g、陈皮6~10 g、茯苓12 g、竹叶10 g、炒枣仁12 g。肺阴虚阳气不降，右寸虚或滑大，加竹叶10 g、知母12 g、茯苓12 g、炒枣仁12 g、花粉20 g、竹茹10 g。

（二）心阳虚型：症状同心气虚，但有时肢体发冷，脉迟缓，治疗：法以益气养心温阳，养心汤加肉桂1.5~6 g、附子0.6~1.5 g。

（三）心阴虚型：症状同上，可有口渴、心烦、便干，脉寸滑大虚数，治疗：法以益气养阴，参杞麦门冬汤：人参6~10 g、麦冬10 g、五味子10 g、炙甘草6~10 g、大枣4~6枚、竹叶10 g、枸杞30 g。

随证加减

1. 阴虚火浮：烦躁面赤，脉左关尺细或弦大，加元参 20~30 g。

2. 喘促咽干：加天冬 10 g、沙参 20~30 g。

3. 汗多：酸枣仁 12 g、柏子仁 12 g、浮小麦 30 g、五味子 10 g。

（四）心阴虚火盛：心烦不宁、小便赤灼。脉左寸浮洪滑数，以参杞麦门冬汤之人参改为沙参，加生地 20~30 g、黄连 3~6 g、元参 12~20 g、当归身 6 g、朱砂 0.9~1.5 g 入药汁。（朱砂安神丸）

（五）心阳虚心阴虚合证型：具有心阳虚症状：心悸，怔忡，面色淡白，肢冷，及心阴虚症状：口干舌燥，胸闷不适，虚烦，心中动悸不安，五心烦热等的特点，用养心汤加肉桂、附子，参杞麦门冬汤合用，阳虚偏重者多用扶阳药，心阴虚重者多用滋阴药物。

（六）肝旺冲心型：最易恚怒，情绪激动，脉左部浮弦，治疗：法以镇肝养阴，以石决明汤：煅石决明 30 g、川楝子 10 g、竹叶 10 g、茯苓 12 g、白芍 20 g、当归 10 g、元参 30 g、柏子仁 10 g、菊花 10 g。

随证加减

诊查时应注意右寸脉的变化。

1. 右寸脉虚：加党参、黄芪、甘草、大枣。

2. 脉滑大：加沙参、麦冬、知母、花粉。

3. 脉滑：加陈皮、半夏。

4. 脉洪滑或滑数：加陈皮、半夏、黄连、黄芩、竹茹。

二、心绞痛

心绞痛是由于心肌急剧缺血缺氧而引起心前区疼痛。中医称之为"真心痛"，在治疗上与慢性冠状动脉供血不足是一致的，除上述情况外还夹杂有关因素需要辩证施治。

（一）痰邪：脉右寸滑，用二陈汤：陈皮 6~10 g、半夏 6~10 g、茯苓 12 g、甘草 3 g、生姜一片。脉右寸虚、沉取滑，或虚中兼滑，用六君子汤：党参 12~25 g、炒白术 10 g、茯苓 12~20 g、生姜一片、甘草 3 g、半夏 6~10 g、陈皮 6~10 g。

（二）痰火：脉寸洪滑或洪滑数，用小陷胸汤：半夏10~12 g、黄连6 g、栝楼30 g。

随证加减

1. 如恶心，去栝楼，加黄芩10 g、竹茹10 g、陈皮6~10 g。

2. 如痰多，加旋复花10 g。

（三）痰滞胸阳：脉寸沉关浮，栝楼半夏薤白汤：栝楼30 g、半夏10 g、薤白6~10 g。

（四）气郁：脉沉似滑，用杏仁茯苓陈皮甘草汤：杏仁10 g、茯苓12 g、陈皮6~10 g、甘草3 g。如气短，加川贝母12~25 g。如右关脉沉，加厚朴6~10 g。

（五）受其他脏器影响而感胸前区不适，或是疼痛，或是烧灼感。如右关浮洪弦，为胃热，应清胃热，以芦根、竹茹、蒲公英、黄芩等；如左关浮弦洪，以清肝胆之热，以丹皮、栀子、龙胆草、黄连、黄芩等。

三、心肌梗死

心肌梗死是由于冠状动脉急性闭塞使血液受阻，导致局部心肌严重而持久缺血缺氧出现心肌坏死。

治疗：救急暂用苏合香丸服之，急需辨明心阳虚及心阴虚，以便确定治疗方案。

（一）心阳虚：心悸、气短、面色苍白、肢冷自汗、血压下降、神志不清，脉虚迟缓。治疗：法以回阳救逆、益气固脱，以养心汤加附子、肉桂。脉虚大者，加五味子、麦冬、柏子仁。脉至身温脉平，去附子、肉桂。

（二）心阴虚：脉细数滑大，以参杞麦门冬汤加枸杞、柏子仁。如四肢厥冷服之二、三剂四肢仍不温，为阴阳俱虚，应加附子、肉桂，四肢暖即去附子、肉桂。

随证加减

1. 如汗多：服上药汗仍不止，则加酸枣仁、柏子仁、浮小麦、五味子。

2. 如呼吸困难、咳嗽咯血带白泡沫痰，治以用肃肺养心方：川贝母10~15 g、杏仁10 g、冬瓜子30 g、芦根30 g、生薏米30 g、藕节10 g、炙紫苑 10 g、炙款冬花 10 g、柏子仁 12 g、桃仁 3~6 g。

3. 如咳紫暗色痰，上方加桃仁 10 g、三七粉 1.5~3 g、冲入药汁。

4. 如脉数，加竹茹 10 g、生杷叶 30 g、银花 20~25 g。

5. 如脉濡滑或弦滑，舌现湿腻苔，为水邪侵肺，加通草 6 g、滑石 12 g、竹叶 12 g、茯苓 25 g、桑皮 3~6 g。

四、冠心病主要表现消化道症状

1. 恶心呕吐，以二陈加减：陈皮、半夏、茯苓、竹茹、杷叶、生姜。

2. 上腹部胀，脉右关沉。治以陈皮、杏仁、茯苓、白豆蔻、厚朴，也可加建曲、麦芽。

3. 腹胀而喘，加杏仁、厚朴。腹胀而痛，加木香、香附。腹部虚胀，右关脉濡弱无力，用党参、炒白术、生白芍、甘草。

 案一 ▷▷ **肝旺气血郁：**仲某，男，50 岁，1952 年 11 月 3 日就诊。

头昏痛，心前区阵痛已半月，曾经到医院检查诊断为"心脏病"，服用西药症状不改善，舌尖有紫红点、薄白苔，脉左寸涩而有力，左关浮弦，右寸沉，右关浮弦，**此为肝旺，气血郁**，法以镇肝理气和血。方以竹叶 3 g、生栀子 6 g、广木香 6 g、竹茹 9 g、牡蛎 18 g、生白芍 18 g、茯苓 9 g、生香附 9 g、桔梗 6 g、川贝母 9 g、煅石决明 30 g、炒薏仁 30 g、天竺黄 9 g、丹皮 9 g、丹参 12 g 三剂。

再诊头昏痛减轻，自觉烦躁不安，面色红，左关尺浮弦软，**此为阴虚火浮**。上方加元参 30 g 三剂。

三诊头昏痛已消失，胸痛减轻，感胸闷，右寸洪滑数，上方去广木香、生香附，石决明 15 g、生牡蛎 12 g，加陈皮 9 g、半夏 9 g、黄连 6 g、黄芩 9 g。

四诊烦躁面赤已减，心前区疼痛明显减轻，感乏力，脉右寸滑大，去川贝母、桔梗、半夏、黄连、黄芩、竹茹，上方加沙参 30 g、麦冬 12 g、知母 12 g、花粉 12 g。以镇肝育阴调和气血，症状消失。

按语：此例头昏痛，心前区疼痛，脉左关浮弦为肝旺，右寸沉为气滞，左寸涩而有力，为血瘀。肝为阳脏，体阴用阳，肝旺其肝阳升发太过，血随气逆，故头昏痛。肝失疏泄，气滞血瘀心脉痹阻，不通则痛。予以煅石决明、生牡蛎平肝潜阳；生白芍清肝火敛阴；丹皮清心肾之热而和血；栀子、竹叶清心肺之热而抑肝阳；炒薏仁益土，补肺清热，扶土抑木；川贝母、桔梗泻热，祛痰，利胸膈；广木香、香附理气解郁；天竺黄利窍，豁痰镇肝；丹参祛瘀止痛，活血通经，清心除烦。再诊烦躁面赤，脉左关尺浮弦软，**为阴虚火浮**，加元参壮水制火以镇阳光。三诊胸痛减，又感胸闷，脉右寸洪滑数，**为胸有痰热**，以半夏、黄连、黄芩、陈皮以清痰热。四诊症状明显减轻，感乏力，右寸滑大为气阴虚，加沙参、麦冬以滋育肺阴，坚以镇肝育阴，调和气血，症状消失。

案二 ≫ **肝旺冲心痰热盛**：武某，男，49岁，1979年7月12日就诊。

胸闷，心前区疼痛已一年余，面部光亮，浮红，轻度肿胀，烦躁不安，心电图提示冠心病，心肌缺血，既往患有支气管扩张。脉两寸浮洪兼弦，左关浮弦，右关浮弦洪，**此为肝旺冲心，肺内痰热**，法以清热祛痰。予以煅石决明30 g、炒川楝子10 g、竹叶10 g、茯苓20 g、连翘12 g、姜半夏10 g、陈皮10 g、黄连10 g、栝楼30 g、芦根30 g、竹茹10 g、滑石12 g、佩兰叶12 g、蛤壳10 g五剂，水煎服。

再诊稍有胸闷，脉左寸浮洪滑，左关浮弦，右寸濡滑，**此为肝旺，湿热蕴于肺**。以杏仁10 g、冬瓜子30 g、生薏仁30 g、芦根30 g、竹茹10 g、竹叶10 g、茯苓20 g、连翘12 g、煅石决明30 g、炒川楝子10 g、滑石12 g、佩兰叶12 g、蛤壳10 g、生杷叶30 g五剂。

三诊服药后病已好转，心电图心肌供血改善，仍稍有心悸胸闷，口苦，大便干，脉两寸洪滑，左关尺弦细，右关尺弦滑。以姜半夏10 g、黄连10 g、栝楼30 g、竹叶10 g、茯苓20 g、煅石决明30 g、炒川楝子10 g、栀子10 g。服药十余剂后，无不适，心电图心肌供血明显改善。

按语：此例其脉左关浮弦为肝火旺，两寸浮洪为心肺热，弦为肝脉，心肺为肝热所困，右关浮弦洪，脾胃因肝热亦热。肝为刚脏，体阴用阳，肝热阳盛时升发太过，血随气逆，故有面红光亮，肝为心之母，肝热，心亦热，心主神，心热故烦躁不安，心肝火盛，火克金，肺受热灼，灼津为痰，故脉宜滑，心肺热致肺气肃降失调，故心前区疼痛。以煅石决明、炒

心脑血管病症

◀ 047

川楝子清肝热，镇肝使热邪下行；半夏、黄连、栝楼清热痰降逆；黄连苦寒清心肝之热；竹叶、连翘清心热；竹茹、芦根清肺胃之热；滑石清热利湿消肿，蛤壳咸以软坚，化痰止嗽，清热补水。再诊右寸濡滑为肺内湿热，左关仍弦为肝火旺。以上方加苇茎汤清热肃肺，滑石、生薏仁清湿热，使热邪下行，茯苓泄肺使热下行，淡渗利湿。

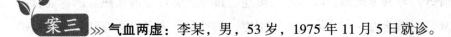 **案三** ≫ **气血两虚**：李某，男，53岁，1975年11月5日就诊。

胸闷痛，心慌气短，全身乏力一年余，某医院检查诊断为冠心病住院治疗，服用多种药物，时好时坏，面色苍白，舌淡红，脉左寸涩弱无力，右寸虚大，**此为气血两虚，法以补养气血**。方以养心汤：人参10g、黄芪30g、炙甘草10g、大枣4枚、枸杞30g，加当归20g、丹参12g、柏子仁10g、茯苓10g。服用六剂后，自觉症状改善，因为家在外地带药回去服用，一月后来信病情稳定，未有不适。

按语：《素问》："心者生之本，……其华在面，其充在血脉""气为血帅，气行则血行"。左寸涩弱无力为血虚，右寸虚大为气虚，气血两虚，气血不能正常运行，使心阳不畅达，故胸闷痛。心及血脉虚弱，则面色苍白，心慌。人参甘温大补肺中元气，益土生金；也可用党参替代人参，党参价格比较便宜，其平补气之力逊于人参，用量宜20~30g。黄芪补中益元气，温三焦壮脾胃气；炙甘草补脾益气，大枣益气养血，枸杞益气生津补虚；当归甘温和血；少量丹参养血，通利血脉；柏子仁气清香，能透心肾而悦脾，益血止汗；茯苓甘温，补心脾行水，甘温益脾助阳。

案四 ≫ **气阴两虚**：王某，女，49岁，1979年9月5日就诊。

心慌气短，胸闷痛，全身无力，活动后加重，口渴心烦，便干半年余，曾在某医院检查诊断为冠心病心绞痛，服用长效硝酸甘油等扩血管的药物，可以缓解症状。近一周心前区疼痛明显，胸闷，面色苍白，舌薄白苔，舌尖有紫红点，脉右寸虚大，左寸滑大虚数，**此为气阴两虚，法以益气养阴**。以参杞麦门冬汤：人参10g、麦冬10g、五味子10g、炙甘草10g、大枣4枚、竹叶 10 g、枸杞 30 g、丹参 12 g 三剂，水煎服。

再诊烦躁面赤，咽干汗出，心烦不宁，小便赤灼，脉左寸浮洪滑数，左关尺细，**此为阴虚火浮，心阴虚火盛**，以元参 30 g、沙参 30 g、麦冬 10 g、五味子 10 g、炙甘草 10 g、大枣 4 枚、竹叶 10 g、枸杞子 30 g、生地 20 g、黄连 3 g、酸枣仁 12 g、柏子仁 12 g、浮小麦 30 g、当归身 6 g、朱砂 1.5 g 入药汁二剂，水煎服。

三诊烦躁减，仍感喘促咽干，上方加天冬 10 g。继以益心育阴之剂而痊。

按语： 此症气阴两虚，其脉右寸虚大，为气虚，左寸滑大虚数为心阴虚。心属火，肝属木，母子之脏，心气本已不足，肝阴早已亏虚，母病传子而心阴亦亏，心阴不足，血脉失于温煦，心气虚搏动无力则心血瘀，气虚血瘀痹阻不通故出现胸痛心慌气短及全身无力。阴液亏虚则口渴心烦，便干。治疗法以益气养阴，以参杞麦门冬汤：人参补肺中元气；麦冬滋阴润肺；五味子敛肺气而滋肾水，益气生津；枸杞子润肺清肝滋肾，益气生精补虚；竹叶凉心缓脾；丹参入心及包络，破瘀血生新血，清心除烦。再诊其脉左寸浮洪滑数，为心阴虚火盛，左关尺细为阴虚。心阴虚火盛出现心烦不宁，小便赤灼，阴虚火浮则出现烦躁面赤，咽干汗出。以大剂量元参壮水制火，以生脉散中人参改为沙参以补气阴，加生地入心肾，泻内火，黄连泻心火除烦，酸枣仁补肝胆，炒熟酸温而香，亦能醒脾，助阴气；柏子仁透心肾，悦脾，益血敛汗；浮小麦咸凉止虚汗；朱砂色赤属火，泻心经邪热，镇心清肝明目；当归甘温和血。三诊喘促咽干，**为肺肾阴虚**，原方加天冬甘寒入肺肾，清金降火，益水之上源。法理清楚，用药恰当。

 案五 >> **肝旺气阴虚：** 胡某，女，58 岁，1979 年 3 月 16 日就诊。

患冠心病六年，自觉心悸、气短、无力，走路活动加重，不能坚持工作及家务劳动，脉左寸虚，左关尺浮弦软，右寸虚大，**此为肝旺气阴虚**，法以抑肝益气育阴。予以黄芪 30 g、党参 30 g、麦冬 12 g、煅石决明 30 g、炒川楝子 6 g、沙参 10 g、当归 6 g、竹叶 10 g、茯苓 10 g、生地 20 g、元参 20 g、枸杞 20 g、女贞子 30 g。

再诊自觉仍心悸、无力，右寸虚大无力。上方加五味子 10 g、茯苓 12 g、炒白术 10 g、甘草 3 g、熟地 20 g 六剂，水煎服。

三诊心悸减，牙痛，左脉浮弦软，右脉寸已敛，无力。沙参 25 g、麦冬 10 g、生石膏 25 g、生地 20 g、熟地 20 g、牛膝 10 g、炒川楝子 10 g、元参 20 g 四剂。

四诊自觉稍有力气，右上牙痛，脉左浮弦，左尺弦软无力，右寸敛、浮弦。以生石膏 25 g、麦冬 10 g、牛膝 10 g、生地熟地各 20 g、煅石决明 30 g、炒川楝子 10 g、元参 25 g、沙参 20 g。

五诊仍感疲劳，精神差。以百合 12 g、炒枣仁 12 g、元参 20 g、竹叶 10 g、茯苓 10 g、女贞子 30 g、枸杞 25 g、炒川楝子 10 g、沙参 12 g、熟地 20 g、玉竹 12 g 六剂。

六诊脉左浮弦，右寸虚大。**此为肺气不足，肝旺冲心**。予以煅石决明 30 g、炒川楝子 10 g、竹叶 10 g、茯苓 20 g、党参 30 g、麦冬 10 g、五味子 10 g、黄芪 30 g、枸杞 30 g、炙甘草 3 g、大枣四枚 g、白芍 12 g、当归 10 g 六剂。

七诊胃部不适，脉左浮弦，右寸虚大偏沉。煅石决明 30 g、炒川楝子 10 g、竹叶 10 g、茯苓 20 g、党参 20 g、麦冬 10 g、五味子 10 g、黄芪 20 g、炙甘草 3 g、白芍 12 g、当归 10 g、广木香 3 g、陈皮 6 g、炒白术 10 g。

八诊头晕，胸闷轻，全身无力，嗜睡，脉左寸虚大，左关弦软，左尺濡滑，右寸虚大无力。予以党参 30 g、黄芪 30 g、枸杞子 30 g、甘草 3 g、大枣三枚 g、白术 10 g、泽泻 10 g、五味子 10 g、麦冬 10 g 四剂。

九诊头晕，小便不畅，脉左寸虚大，右寸虚大沉滑大，右关尺弦细。**此为阴虚肝旺**。以一贯煎合生脉散加减，白芍 12 g、白薇 10 g、沙参 20 g、麦冬 12 g、生地 20 g、当归 6 g、甘草 3 g、炒川楝子 10 g、五味子 10 g、芦根 30 g 五剂。

十诊头晕减轻，体力稍好，但易疲劳，睡眠不好，脉两寸虚大，予以养心汤加减：党参 25 g、麦冬 10 g、五味子 10 g、黄芪 25 g、炒枣仁 12 g、炙甘草 10 g、枸杞子 30 g、生地 12 g、元参 12 g、女贞子 30 g、当归 10 g、白芍 10 g、白薇 10 g、大枣三枚。带药回济南服用，坚持益气养阴之剂，半年余体力明显恢复，走路气短不明显，可以干一些家务劳动。

按语：冠心病六年，心悸、气短、无力，其脉两寸虚为气虚，左关尺浮弦软为阴虚肝旺。肺主气，肺气虚则气短乏力，气虚行血无力，心主血，血脉流通不利则心悸。阴虚阴液不足故肝旺使症状加重。以黄芪、党参补气；沙参、麦冬补心肺之阴；当归养血；枸杞、元参、生地、女贞子育阴；石决明、川楝子清肝镇肝；茯苓淡渗安神；竹叶清心。再诊右寸脉虚大无力，原方加五味子以收敛耗散之气；茯苓、白术、甘草合党参为四君子汤以补气养心，益脾胃；熟地以补血滋阴。三、四诊牙痛，其脉右寸已收敛，左关尺浮弦软，**此为肺胃热，肝旺阴虚**，以清肝滋阴，加生石膏清热。五诊感疲劳，精神差，其脉宜右寸软为肺气虚，左关尺弦软此为肝旺阴虚，以百合润肺宁心，益气调中；沙参补心肺；玉竹补中气养阴；川楝子清肝热；枣仁宁心安神益肝，加以滋肾之剂。六诊右寸虚大为肺气虚，左浮弦，为肝旺冲心，以黄芪加生脉散、大枣补气，当归、白芍养血；枸杞滋补肝肾；石决明、川楝子清肝。继以益气养血，镇肝宁心之剂而痊。

案六 >> **肝旺冲心痰阻胸中：**祝某，男，54岁，1978年7月6日就诊。

半年来经常感到头晕隐痛，胸闷气短与天气变化有关，易激动。既往患冠心病四年，半年前作脑血流图提示脑动脉硬化，脉左寸关浮弦，右寸濡弦滑，右关浮弦，**此为肝旺冲心，痰阻胸中**，法以抑肝通胸阳。予以栝楼30g、半夏10g、薤白10g、石决明30g、炒川楝子10g、竹叶10g、茯苓25g六剂，水煎服。

再诊自觉胸闷隐痛减，脉左寸濡弦滑，左关浮弦，右寸沉，右关浮，两尺滑。上方加杏仁10g、泽泻12g、陈皮10g、炒白术10g十二剂。

三诊胸闷减稍有早搏，头晕烦躁，有时无力，脉左寸虚，左关尺弦软，右寸濡虚大，**此为肝旺气阴两虚**。予以党参25g、五味子10g、麦冬10g、沙参25g、煅石决明30g、炒川楝子10g、女贞子30g、枸杞30g、生地20g、元参20g、白芍25g。服用十剂后，感体力稍好，头晕胸闷已消失。

按语：头晕隐痛，胸闷，其脉左寸关浮弦为肝旺冲心，右寸濡弦滑，右关浮弦为痰阻胸中。肝旺肝阳上腾伤扰脑髓而致头晕隐痛，肝阳上扰心脏，故胸闷气短，甚至出现心绞痛症状。痰湿阻滞胸阳以致胸闷气短明显，也可出现胸痛，以石决明、川楝子清肝镇肝；栝楼、薤白、半夏以通胸阳散结，祛痰宽胸；竹叶清心缓脾；茯苓补心脾行水。再诊右寸沉，两尺滑，**为气滞水湿盛**，上方加白术、泽泻健脾行水；杏仁理气豁痰，陈皮合半夏祛痰饮。三诊头晕烦躁，无力，其脉寸虚大为气虚，左关尺弦软为阴虚，**此为肝旺气阴两虚**，除用镇肝滋阴之剂，加补气之品而愈。

案七 >> 阳气虚衰：王太太，59岁，1952年2月12日就诊。

自觉心慌，气短，胸闷痛，全身无力，活动后加重、面色苍白，有时肢体发冷，面部及下肢浮肿已三天，既往患心脏病史。脉迟缓，左寸濡，右关濡，**此为心脾肾阳气虚衰**，法以温阳健脾。予以养心汤：人参9 g、黄芪30 g、炙甘草9 g、大枣6枚、枸杞30 g，加肉桂3 g，附子1.5 g、茯苓24 g、白术24 g二剂，水煎服。

再诊感心慌及胸闷稍减，全身无力稍好，咽干不适，去附子、肉桂，加天冬9 g、沙参30 g三剂。

三诊失眠，右寸滑大，**为肺阴虚，阳气不降**，去人参、黄芪，加沙参30 g、竹叶9 g、知母12 g、茯苓12 g、炒枣仁12 g、花粉18 g、竹茹9 g。继以育阴健脾之剂，症状消失。

按语：本证气短，全身无力，面色苍白，肢冷，下肢浮肿，其脉迟缓，左寸、右关脉濡，**为心脾肾阳皆虚**。患者已是老年人，思虑伤及心脾，脾运失司。气血生化乏源，真气不足，心阳不振，故见心慌；肾阳虚，气失摄纳，故气短胸闷；阳虚生寒，不能温养，故乏力，肢体发冷；脾阳虚水湿运化失调，肾阳不足，肾失蒸化，开合不利，故面部及下肢浮肿。以自制养心汤：人参甘温，大补肺中元气，益土生金；黄芪补中益元气，温三焦壮脾胃；炙甘草炙用其温，补三焦元气；枸杞润肺，清肝滋肾，益气生精补虚；大枣开胃养心，益脾补血；加肉桂纯阳药入肝肾血分，补命门相火之不足；附子行十二经，引补气药以复散失元阳，补肾命火；茯苓甘温补心脾行水；白术甘补脾，温和中，燥湿则能利小便。再诊咽喉发干，**此为阳药伤阴**，去附子、肉桂之阳药，加天冬滋育肺肾之阴，清金降火益水之上源；沙参育养肺之阴，益脾肾；三诊失眠，右寸滑大，**为肺阴虚，阳气不降**，去人参、黄芪补气之剂，加以育阴清热安神之药。

案八 ≫ **心肾亏**：李某，男，50岁，1974年11月3日会诊。

突然全身出冷汗，四肢发冷，心前区不适急诊入院，既往患有高血压病、冠心病，某医院诊断为冠心病心肌梗死请求会诊。患者面部油光，神清，四肢凉有汗，脉右寸浮洪似滑大，右关尺弦，左脉摸不清无力，**此为阳脱、阴竭、心肾亏**，予以回阳救逆，养心肾法。高丽参15 g、附子9 g、麦冬9 g、五味子9 g、生牡蛎30 g、龟板24 g、鳖甲12 g、竹叶6 g、炙甘草9 g、大枣肉4枚、枸杞15 g、黄芪24 g、肉桂3 g一剂，水煎服。

再诊病人服药后嗳气半小时，晨间又嗳气半小时，自述要苹果吃，口干欲饮水，面部油光已消失，四肢身体已变温，足背及颈部血管搏动明显，舌苔白厚似黄，脉左稍有力，右脉同前，**阳气已回**，去附子、肉桂。原方加沙参30 g、知母12 g、花粉12 g、石斛12 g三剂。

三诊四天未大便，腹不胀，烦躁，舌苔黄厚，右关滑有力。予以调胃承气汤：大黄12 g、芒硝9 g、甘草6 g一剂。

四诊患者已大便，口渴重，欲饮水。予以生石膏30 g、知母12 g、沙参30 g、麦冬12 g、龟板12 g、鳖甲12 g、石斛12 g、枸杞15 g、花粉12 g三剂。

五诊喝水不多，口干减轻，舌苔白厚已退，仅舌根有少许，舌尖红，左寸弦洪滑，关尺无力，右寸洪滑，右关洪大，**此为心胃有热，肝肾仍虚，阳气已回，津液逐渐新生**。去高丽参、黄芪，予以麦冬、知母、沙参、生石膏、石斛、元参、生地、枸杞、龟板、鳖甲、生牡蛎、竹叶、花粉。以清热养津法以使水到渠成。

按语：《临证指南医案》："脱之名，唯阳气骤起，阴阳相离，汗出如油，六脉垂危，一时急迫之证，方名为脱。"此例患有多年的高血压病、冠心病，久病阴阳亏虚，这次发病急，突然全身出冷汗，四肢发冷，脉右寸浮洪似滑大，左脉摸不清无力，**此为阳气暴脱，真阴耗竭，心肾亏，根底欲拔**。心肾阳气衰微不能温煦机体，故四肢发冷。阳气衰微失于固摄则见冷汗。真阴衰竭虚阳上浮则面部油光，口干欲饮。急予回阳救逆，益气固脱。予以高丽参、附子、肉桂补心肾之阳，生脉散：高丽参、五味子、麦冬以补气生津，收敛耗散之气；合炙甘草、大枣益气养心；生牡蛎、

心脑血管病症

龟板、鳖甲敛阴镇摄。患者出现嗳气，也可有打嗝，此为胃津不足，消化不好，如果长时间嗳气或打嗝，应考虑胃气欲绝，预后不好。再诊服药一剂后，四肢温，面部油光已消失，脉左部稍有力，**提示阳气已回**，应去附子、肉桂，以免热药耗阴，改用沙参、知母、花粉、石斛以育阴生津。三诊服药后四天未大便，虽然腹部不胀，但出现烦躁症状，舌苔黄厚，脉右关滑而有力，**此为阳明经腑实**，应急下以存阴。四诊大便后，口渴明显，**此为阳明经胃热**，予以生石膏、知母清热加以育阴之剂。舌尖赤为心宫有热，以竹叶清心，元参、生地、沙参、麦冬以育心阴。此例恪守清热生津以使水到渠成。

案九 >>> 心阴心阳俱虚：侯某，男，56岁，1968年4月12日会诊。

因突然心前区疼痛，胸闷，在某医院诊断为冠心病急性心梗，在医院住院已一周，医院给予抗凝、扩冠、营养心肌、止痛、升压等抢救治疗，病情不稳定，要求中医会诊。患者神清，心前区仍疼痛，胸闷，面色苍白，全身无力，神昏，四肢厥冷，自汗，血压低，需用升压药维持，停用升压药血压70~50/40~30mmHg，寸脉虚大迟缓，关尺似弦细，**此为脱证，心阳心阴俱虚**，急予回阳救逆，益气固脱。方以自制养心汤加减：高丽参9g、黄芪30g、炙甘草9g、大枣4枚、枸杞30g，加五味子9g、麦冬12g、附子3g、肉桂3g、酸枣仁15g、柏子仁15g、浮小麦30g、生牡蛎30g一剂，水煎服。

再诊病人自觉神情，自汗少，四肢不凉，胸痛稍减，继服二剂。

三诊无汗，四肢暖，血压稍稳定，脉平。以人参9g、黄芪30g、炙甘草9g、大枣4枚、枸杞30g、加五味子9g、麦冬12g、柏子仁9g、酸枣仁9g三剂。

四诊咳嗽吐白痰，左胸闷胀，有时绞痛，烦躁，口渴欲饮，大便干，脉左寸虚，右寸浮虚，沉取滑大，关尺弦大，**此为心肺阴虚挟痰热**。予以炙甘草9g、大枣4枚、玉竹30g、沙参30g、桔梗6g、麦冬12g、天冬12g、元参12g、知母9g、花粉18g、生杷叶12g、竹茹9g、生地12g三剂。

五诊烦躁面赤，脉左关尺弦大，**此为阴虚火浮**。上方加元参30g三剂。

六诊情绪激动后胸痛不适，脉左浮弦，右寸滑大，**此为肝旺冲心，肺阴不足**。煅石决明 30 g、炒川楝子 9 g、茯苓 9 g、白芍 12 g、当归 9 g、元参 9 g、柏子仁 9 g、菊花 9 g、沙参 24 g、麦冬 12 g、知母 12 g、花粉 12 g 三剂。

七诊心烦不宁，小便赤灼，脉左寸浮洪滑数，**此为心阴虚火盛**。予以沙参 30 g、生地 20 g、麦冬 12 g、黄连 3 g、元参 20 g、当归 6 g、枸杞 30 g、朱砂 0.9 g 冲服三剂。

八诊又感胸闷痛，呈阵发状，脉右寸滑大，沉取滑，**此为肺阴虚挟痰**。沙参 24 g、陈皮 6 g、半夏 6 g、茯苓 30 g、甘草 3 g、花粉 12 g、知母 12 g。六剂后病情稳定，无明显不适，建议适当疗养，避免房事。

疗养半年病情稳定，回家过节，突然大汗淋漓，心前区疼痛不止，不治而殒。

按语：《灵枢》对各种因素引起脱证的记载："精脱者，耳聋；气脱者，目不明；津脱者，腠理开，汗大泄；液脱者，骨属屈伸不利，色夭，脑髓消，胫酸，耳数鸣；血脱者，色白，夭然不泽，其脉空虚，此其候也。"此例胸闷痛，面色苍白，全身无力，神昏，四肢厥冷，自汗，血压低，寸脉虚大迟缓属于脱证。寸脉虚大迟缓为心阳虚，心阴也虚。阳气虚弱则身体厥冷，面色苍白，乏力神疲。阳虚固摄无权，故腠理开而汗出。阳虚无力推动气血，故脉微，血压不升。阴液耗竭，心脉不足濡养心脏，故心前区疼痛，肺阴不足其肃降无力则感胸闷。予自制养心汤加减：高丽参甘微苦平，归脾肺心经，大补元气，复脉固脱，补脾益肺，安神生津；黄芪、五味子益气敛汗；麦冬甘寒滋阴生津；枸杞甘平，润肺清肝滋肾，益气生精补虚；炙甘草益气养心；合附子辛甘温，纯阳，行十二经引补气药，以复散失元阳；肉桂纯阳，入肝肾血分，补命门相火之不足；酸枣仁甘酸而润，除烦止渴，敛汗，宁心；柏子仁辛甘而润，气清香，能透心肾，益智宁神，益血止汗；浮小麦咸凉止虚汗、盗汗；生牡蛎咸以软坚，清热补水，治虚劳烦热；三诊四肢暖，血压稳定，**阳气已复**，去附子、肉桂，以防过量使用消耗阴分。四诊停用附子、肉桂后，依然出现口渴欲饮，便干，吐白痰，胸闷胀，脉左寸虚，右寸浮虚，沉取滑大，**已现心肺阴虚挟热痰之象**。

予以沙参、麦冬、天冬、生地滋养心肺之阴，元参清无根之火，知母清肺金，滋肾阴；花粉祛痰生津。六诊病人出现情绪激动，胸部不适，脉左浮弦，为肝旺冲心，右寸滑大为肺阴仍存。以煅石决明、炒川楝子以镇肝清热，当归、白芍以养肝和血，菊花益金水二脏以制火而平木，木平则风息火降。七诊出现心烦不宁，小便赤灼，脉左寸浮洪滑数，**为心阴虚火盛**。以沙参、麦冬养心肺之阴；元参壮水清火；黄连苦寒，清心泻火；当归甘温和血，为血中之气药；生地入心肾，泻内火；朱砂味甘而凉，色赤属火，泻心经邪热。病情稳定后特嘱其避免房事，避免再次消耗精气。

 案十 ≫ **阴虚火浮热入营分：** 刘某，男，65岁，1979年7月13日就诊。

心前区疼痛半月，疼痛多以夜间明显，发作次数较多，口干眼红，大便不干，既往患脑血栓十年，冠心病三年。舌质绛，舌根部有白腻苔，舌尖有紫点，左寸涩而有力，左关尺浮弦，右寸沉洪滑，右关尺浮弦，**此为阴虚火浮，热入营分，气血郁**，法以清营和卫，理气和血。方以枳壳6 g、桔梗10 g、姜半夏10 g、芦根30 g、竹茹10 g、桑叶10 g、菊花10 g、丹皮10 g、赤芍10 g、元参30 g、花粉12 g、竹叶10 g、连翘12 g、煅石决明30 g、炒川楝子10 g、钩藤10 g、桑枝15 g、丹参20 g、双花12 g三剂，水煎服。

再诊自觉心前区有时闷，不疼，口干眼红较减，大便稍干，小便失禁，舌同前，脉左寸涩而有力，左关尺浮弦大，右寸沉洪滑。予以白芍30 g、丹皮10 g、元参20 g、竹叶10 g、连翘12 g、生香附10 g、川贝母10 g、杏仁10 g、枳壳6 g、桔梗6 g、甘草3 g、花粉20 g、丹参12 g五剂。

三诊阵发胸疼，胸闷，烦躁，舌绛，脉左寸浮洪弦滑，右寸沉洪滑，右关浮。以竹叶10 g、丹皮6 g、栀子6 g、姜半夏10 g、栝楼30 g、薤白6 g、双花25 g、杏仁10 g、枳壳6 g、元参10 g、煅石决明30 g、炒川楝子6 g、茯苓25 g、连翘12 g、桑叶10 g、菊花10 g、丹参12 g五剂。

四诊胸闷烦躁稍减，无心前区疼痛，脉右寸沉洪滑，左浮弦，**此为肝旺气滞**。以桔梗6 g、枳壳6 g、杏仁10 g、陈皮10 g、茯苓25 g、煅石决明30 g、炒川楝子10 g、元参10 g、桑叶10 g、菊花10 g。继以清肝热豁痰理气之剂症状消失。

按语：此例夜间胸痛，舌质绛，眼红，关尺脉浮弦为阴虚火浮，热入营分。舌根有白腻苔，为气分热邪仍存。舌尖有紫点，脉左寸涩而有力为有瘀血，右寸沉洪滑为气滞挟痰。此为温热之邪内陷于营分则血液受劫，故舌绛。热耗阴分，阴虚阳火盛，阴虚火浮故出现眼红、口干。肝藏血，心主血，营分热，血液受劫，其心肝火亦盛，火燔津为痰，肺气滞挟痰邪，心肝火盛，火克肺金，肺气宣降不利，故心前区反复疼痛。首诊以丹皮、赤芍、丹参清营热以和血祛瘀，元参壮水制火，使虚火降，桑叶、菊花、双花、竹叶、连翘清气分之热；芦根、竹茹以清热生津，枳壳、桔梗理气宽胸，煅石决明、炒川楝子清肝热降逆，桑叶甘寒凉血、燥湿祛风；菊花益金水二脏，以制火而平木，木平则风息火降；钩藤甘微苦寒，除心热平肝风；半夏燥湿去痰，开郁下逆气；花粉清热，祛痰生津；生桑枝清肺热，养津液通络。再诊胸闷，小便失禁，脉右寸沉洪滑，为胸中痰热而胸闷，左关尺弦大，为肝肾阴虚。肺主通调水道，肺热使肺气肃降功能失调，肝主疏泄，肾主水，肝肾阴虚而不足，肝疏泄过度，肾开合作用失调以致小便失禁，原方加川贝母、杏仁理肺气祛痰；以大量白芍清肝热敛阴气；元参壮水制火补肾阴。三诊胸闷痛，烦躁，右寸沉洪滑，右关浮，为痰热痹阻胸阳，左寸浮洪弦滑，为心肝火旺。以半夏栝楼薤白汤以祛痰通胸阳，丹皮、栀子清心肝之热，石决明、川楝子以清肝镇肝。以清肝热理气豁痰之法用药合理。

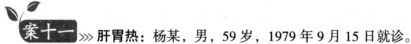

案十一 >>> **肝胃热：**杨某，男，59岁，1979年9月15日就诊。

自觉心前区热灼感不适，胸闷，烦躁二月余。曾在某医院住院诊断为冠心病心绞痛，高血压病。予以扩冠，降压，疏通血管等药治疗后症状改善，出院后仍感心前区热灼感明显，胸闷，其脉右寸沉滑，右关浮弦滑，左关浮弦，**此为肝胃热气滞。**法以抑肝清热理气。予以枳壳、桔梗各10 g、陈皮10 g、半夏10 g、石决明30 g、炒川楝子10 g、丹皮10 g、栀子10 g、连翘12 g、当归12 g、白芍12 g、芦根30 g、竹茹10 g、生杷叶30 g、黄连6 g、蒲公英15 g、吴茱萸2 g、木香10 g五剂，水煎服。

再诊感热灼感及胸闷减轻，仍烦躁。上方加柴胡 6 g、竹叶 10 g、茯苓 10 g 五剂。

三诊症状明显减轻，继续以疏肝理气清热之剂症状消失。

按语： 此病例自觉心前区热灼不适，胸闷烦躁，其脉右寸沉滑为痰邪气滞，右关浮弦滑为胃热，左关浮弦为肝旺、肝热。肝热其子心宫也热，故烦躁，肝热其疏泄失司，使脾胃受热升降不利，故胃气不降，气机不畅，局部热灼不适。心肝火盛，燔津为痰，痰邪滞胸故胸闷。以石决明、川楝子、当归、白芍抑肝；丹皮、栀子、连翘、左金丸：黄连、吴茱萸清心肝热；芦根、竹茹、生杷叶、蒲公英清胃热；枳壳、桔梗、木香理气解郁；陈皮、半夏祛痰邪。坚守疏肝清热理气之剂病痊。从该病例可见冠心病的治疗，应考虑到各个脏器对心脏的影响，因为这些因素皆可以引起心脏局部不适。

心房颤动

房颤是一种常见的心律失常，指规则有序的心房电活动丧失，代之以快速无序的颤动波，是严重的心房电活动紊乱。它属于祖国医学"心悸"的范畴，中医在临床治疗中积累了丰富的经验。该病可由各种病邪刺激，也可由其他脏器的病变而影响心脏所致。心房颤动分为阵发性和持久性两种，以后者多见。在临床治疗观察中可分为以下几型。

（一）痰火型：多有胸闷，心悸，多痰，其脉寸洪滑而数，治以清热祛痰汤：姜半夏 10 g、黄芩 10 g、黄连 6 g、旋覆花 10 g、竹叶 10 g、茯苓 25 g、连翘 12 g。

（二）肝旺冲心型：多为情绪激动，心得肝脉，即肝旺冲心，其脉左寸关浮弦，法以镇肝降逆，以镇肝石决明汤：煅石决明 30 g、炒川楝子 10 g、竹叶 10 g、茯苓 25 g。

随证加减

1. 多有左胸疼痛（心绞痛），其脉右寸沉滑，右关浮，属气郁痰结胸中，以豁胸通阳祛痰药：栝楼 30 g、半夏 10 g、薤白 10 g、陈皮 10 g、杏仁 10 g、茯苓 20 g。

2. 右寸洪滑而数，可加清热祛痰汤。

（三）肾虚冲心型：可有心悸、气短、易惊、耳鸣、眩晕、腰膝无力，左寸尺微弱，法以补肾荣心汤：熟地 25 g、枸杞 30 g、党参 30 g、黄芪 30 g、磁石 10 g、山萸肉 12 g、山药 12 g。也可服魏柳州一贯煎加味：当归 10 g、熟地 25 g、女贞子 30 g、枸杞 30 g、炒川楝子 10 g、党参 30 g、黄芪 30 g、天冬 10 g、麦冬 10 g、沙参 20~25 g。

（四）肺肾阴虚型：可有胸难，气短，失眠多梦，健忘，有内热症状，右寸脉滑大、左尺微弱弦软，以集灵膏加减：当归身 20 g、天冬 10 g、麦冬 10 g、生地 20 g、熟地 20 g、枸杞 30 g、元参 20 g。

（五）心虚型：可有乏力，心悸气短，易惊，闷闷不乐，面色无华，自汗，左寸脉虚大无力，以养荣益心汤（人参养荣汤）：人参 10 g、黄芪 30 g、当归 10 g、丹参 10 g、茯苓 10 g、肉桂 0.9 g。

（六）胃气不调型：可有心悸，嗳气，呃逆，腹痛腹胀，不思饮食，乏力，右寸脉虚，右关沉弦滑，以和胃养心汤：木香 3 g、砂仁 3 g、党参 10 g、黄芪 10 g、白术 10 g、陈皮 10 g、甘草 3 g、丹参 10 g、茯苓 25 g。（香砂六君子汤加减）

（七）气虚命门火衰型：可有心悸，气短胸闷，无力，头晕目眩，腰膝无力，肢冷，脉寸虚无力、右尺微弱，以服保元汤：党参 30 g、黄芪 30 g、肉桂 10 g、甘草 10 g、大枣 3 枚。

心力衰竭

　　心力衰竭可分为左心及右心力衰竭，左心力衰竭为肺淤血，心脏排血量下降为主要表现，出现阵发性呼吸困难、紫绀、胸痛、咳嗽、咯血、心悸；右心力衰竭则以体循环瘀血为主要表现，出现上腹部饱胀、水肿、呼吸困难、胸水、腹水、尿少甚至可以昏厥等。心力衰竭是多种疾病的共同转归，现代医学采用强心、利尿、扩血管等治疗，这对急性期处理较为有效，慢性期的治疗病情难以进一步改善。祖国医学虽然没有这个名词，但此病证脉象描述还是全面的，治疗有极其丰富的经验，从临床观察其脉象多虚大、滑大，沉而无力，或促、结、代等脉。中医治疗心力衰竭分心阴虚、心阳虚两大类。

　　一、心阴虚型：其症状为呼吸困难、胸痛、心悸、心烦、头痛、口渴，舌质嫩、赤，其脉寸虚大、滑大或促、结、代。法以益气荣心之品，以参杞麦门冬汤主之：人参10 g、枸杞30 g、麦冬10 g、五味子10 g、炙甘草6~10 g、大枣肉4~6枚、竹叶10 g。

　　●随证加减

　　1. 病势重宜用人参，如病势轻者可用党参20~30 g。

　　2. 烦躁面赤，脉左关尺弦细，或弦大，加元参20~30 g以壮水制火。

　　3. 怔忡易惊，加生地、茯苓。

　　4. 大便干燥、心神不安，加柏子仁、生地。柏子仁养心润燥而宁神。

　　5. 喘促、咽干、口渴并素有虚劳及发热之疾，加天冬，清肺降火，滋肾润燥，复入方中寓有人参固本之意。

　　6. 疲乏无力，脉右寸虚散遍位，是气虚耗散之象，加五味子以敛之，入方中有生脉散之意。

7. 心主血，心虚多有血虚之象，左寸脉虚无力，酌加当归、生地。当归身性甘温，生地性甘寒，荣养心脏为佳品，但心阴虚者当归身用量要少于生地。再酌加入丹参，其味苦，色赤入心，有养心定志，通利血脉之功用，用量宜9~12 g，不宜多量，以免破瘀过甚，如舌有紫点为血瘀之候，丹参为必用之药。

8. 心虚多因忧郁心气不畅，左寸脉沉加石菖蒲、远志、茯苓。石菖蒲宣畅心窍，远志辛能散郁并能补益心脏。

9. 汗多，汗为心之液，汗多伤心，除用益气荣心之药，加入酸枣仁、柏子仁、浮小麦养心止汗，五味子益气敛汗。

（一）阴虚火盛：表现气短、面微赤、小便短而赤甚，脉寸浮洪滑数，法以甘寒滋心阴治虚热，少复入苦寒以清实火，甘苦合化，心得滋养，火降而神宁。以加味朱砂安神汤：生地20 g、竹叶10 g、黄连3~6 g、麦冬12 g、沙参12 g、元参20 g、当归身6 g、甘草3 g、朱砂面1.5~3 g冲入药汁。

（二）肝旺冲心：肝旺冲心，是由于怒气促使肝旺，亦由急躁情绪引起肝旺上冲心脏而发生的疾患。症状可表现呼吸困难、胸闷不适、或胸痛、心悸、或头痛、烦躁，其脉左部浮弦，法以镇肝降冲为主药，以石决明汤：煅石决明30 g、炒川楝子10 g、元参30 g、珍珠母30 g、白芍20 g、柏子仁10 g、桑叶10 g、菊花12 g、钩藤12 g、栝楼30 g。若右寸虚大无力，加党参20 g、麦冬12 g、五味子10 g。

（三）心血不足：可出现心悸、气短、虚烦不眠、精神衰弱、不耐思虑、大便不利、口舌生疮，舌红少苔，其脉细而数，法以益气养心安神，以天王补心丹改用汤剂：人参10 g、麦冬10 g、天冬10 g、五味子10 g、元参10 g、茯苓10 g、柏子仁10 g、酸枣仁10 g、当归身10 g、丹参10 g、生地30 g、桔梗5 g、远志5 g。

二、心阳虚型：其症状为呼吸困难、胸痛、心悸、倦怠无力。其脉缓慢，寸脉虚大，或沉而无力，多有结、代等脉，法以补气荣心扶阳为主，以加味保元汤：人参10 g、黄芪20~30 g、炙甘草6~10 g、肉桂1.5~3 g、大枣肉6枚。服药五六剂后，脉仍缓慢，肉桂加量3~6 g，脉至后，肉桂仍用1.2~1.5 g，如口干燥去肉桂。若患者病势较轻，人参可改用党参25~30 g。

随证加减

1. 心血虚酌加柏子仁、丹参、当归身。

2. 疲倦无力，脉寸虚数遍位，加五味子以益气敛肺。

3. 心烦易惊，左寸脉滑，加茯苓宁心安神、利水去烦。

4. 大便干燥，加柏子仁、当归身。

5. 因忧郁心气不畅以及汗多，按心阴虚之法用药。

三、挟痰型：心阴虚或心阳虚，在临床上常见多伴有痰邪，痰邪阻滞气血流通，影响心脏为病，若痰邪不除心脏病必然缠绵不愈。心阴虚，阴虚热生，热熠津为痰，心阳虚阳气不振，津不运行易凝为痰，况阳气虚，脾湿易盛，湿则生痰。

（一）痰火盛：表现呼吸困难、胸闷、胸痛、亦有口苦，脉寸洪滑，以小陷胸汤主之：姜半夏 10 g、栝楼 30 g、黄连 6 g。若恶心，栝楼不宜用，可用加味二陈汤：姜半夏 10 g、陈皮 10 g、茯苓 12 g、黄连 6 g、黄芩 10 g、竹茹 10 g、旋覆花 10 g。

（二）痰滞胸阳不振：脉寸沉关浮，主以栝楼半夏薤白汤：半夏 10 g、栝楼 30 g、薤白 6~10 g。

四、气郁型：气不利，表现胸痛、胸闷。主以杏仁茯苓陈皮汤：杏仁 10 g、茯苓 12~20 g、陈皮 6 g。

五、水肿型：心阴虚和心阳虚按法治疗皆能自然消水肿，如服药后水肿不减，心阴虚则宜滋阴利水，加知母、麦冬加倍用量，茯苓用量 30~60 g。心阳虚则宜补气利水，重用黄芪、茯苓。

六、胸痛型：（心绞痛）需要诊断其心阴虚或心阳虚。心阴虚按治心阴虚法治之，心阳虚以治心阳虚方法，都能缓解心绞痛。心阳虚脉平者，则采用大量参芪术草治疗，黄芪 30~60 g、人参 10 g（或党参 30~60 g）、白术 15 g、炙甘草 12 g。

如果确诊痰邪为病，必须先去其痰邪。如气郁不利则以杏仁茯苓陈皮汤治之。

七、上腹部胀痛型：上腹部胀痛是气不利，其脉右关沉者，于治心阴虚和心阳虚药中加厚朴、杏仁、广木香、香附、砂仁。去甘草、大枣，因其性滞中满，如腹部胀痛消失，仍用甘草、大枣以滋养心脏。亦有上腹部胀痛属于虚者，其脉右关濡，宜用白术、茯苓、甘草、陈皮。脉兼弦者，加白芍。腹胀痛，右关脉浮弦者，宜用白芍、甘草以收耗散之气，以除腹部胀痛。

八、咳嗽：心脏病咳嗽，必须先将咳嗽治愈，而后再按心脏之虚实依法治疗。在临床上常见的一般心脏病心阴虚咳嗽用药：炙款冬花10 g、炙紫菀10 g、杏仁10 g、芦根30 g、冬瓜子30 g、生薏米30 g、生杷叶30 g、桔梗6 g、竹叶10 g、连翘12 g、双花20 g、桑叶10 g、菊花10 g、竹茹10 g。

～◯随证加减

1. 口渴欲饮水，为阴津虚，加麦冬、知母、花粉、甘草。

2. 口渴不欲饮水，或舌苔白腻，为挟湿邪，加滑石、佩兰、茯苓。舌苔黄腻，为湿热盛，加黄芩、木通。

3. 喘或腹胀，脉右关沉，属气郁，加厚朴、陈皮以利气。

4. 吐黄色痰，或绿色痰，加川贝母，右寸脉沉亦可加川贝母。

5. 如咳血，加桃仁、藕节、侧柏叶。如咳血色紫暗，加桃仁、丹参、少量红花。

6. 在临床上常见的一般心阳虚咳嗽用药：半夏6~10 g、杏仁10 g、陈皮6 g、炒白术10 g、茯苓10 g、甘草3 g

心脏过早搏动

心脏过早搏动亦称为期前收缩，简称为早搏。是指异位起搏点发出的过早冲动引起的心脏提早搏动，为最常见的心律失常。可发生在窦性或异位性心律的基础上。可偶发或频发，可以不规则或规则地在每一个或数个正常搏动后发生，形成二联律或联律性早搏。按起源部位可分为房性、房室交界性和室性三种。其中以室性早搏最常见，其次房性，交界性较少见。早搏可见于正常人，或见于器质性心脏病患者，如冠心病、高血压性心脏病、心肌病，早搏对患者影响主要取决于有无心脏病基础及心脏病类型的程度。心脏过早搏动，祖国医学脉像早有描述"结脉"、"代脉"通过多年临床切脉辨证，过早搏动大多数患者脉像呈左关尺浮弦、左寸濡洪滑兼弦，此为心肝病证多见。

一、心肝热型：症状为心慌，烦躁，胸闷不适，其脉左关尺浮弦，左寸濡洪滑兼弦，法以镇肝降阳火，方用：煅石决明30~60 g、炒川楝子9~12 g、竹叶9 g、连翘12 g、茯苓24~30 g。石决明镇肝冲，用煅石决明容易煎，而且无腥味，生石决明难煎，而且有一点不适的腥味，炒川楝子苦寒引心火、相火下行，二味合剂有镇肝冲，降阳火的作用，为心脏过早搏动的主药，配以竹叶、连翘清心火，协同川楝子引心火下行，茯苓甘温，补心脾利水，养心安神，治忧恚惊恐心悸。热重，可加丹皮、栀子。胸不闷不痛，左关尺浮弦软，方中加白芍12~18 g、当归6~9 g。

二、肝旺阴虚：可有心悸、烦躁、热躁，其脉左关尺弦大或弦细为阴亏，左寸弦滑，为肝旺冲心，法以镇肝滋育肝阴，以煅石决明30~60 g、炒川楝子9~12 g、竹叶9 g、茯苓24~30 g、元参24~30 g、白芍12 g、生地12 g。

三、痰湿滞胸：胸闷、身重、痰多、心悸，其脉右寸沉滑，系痰邪阻凝胸阳，法以祛痰通阳，以栝楼30 g、半夏10 g、薤白10 g。若胸闷，右寸沉，为气机郁而不畅，方中可加川贝母9 g、杏仁9 g、桔梗6 g、枳壳6 g。胸部痞闷，右寸洪滑，因痰火郁滞，方中加祛痰清火，半夏9 g、栝楼30 g、黄连9 g。左关浮弦，加石决明30 g、川楝子10 g、竹叶10 g、茯苓12 g。

四、气虚：胸部不适，气短，无力，右寸虚弱，以党参18~24 g、黄芪18~24 g、甘草3 g、大枣2枚。如全身疲倦无力，右寸虚大似散，方中加党参18~24 g、麦冬9~12 g、五味子9 g。胸难受不适，口渴，右寸滑大是肺阴虚，方中加沙参30 g、麦冬9 g。大便干燥，方中加柏子仁12 g、栝楼12 g。如左关浮弦仍以镇肝药物。

在临床治疗观察中，这几种类型不是单一的，而是互相兼之，因此需要认真从脉象中一一品味，才能够得到正确的诊断。

心动过速

心动过速根据心脏起搏位置不同可分为窦性、房性、室上性、室性心动过速。最常见于正常人运动或情绪激动时发生心动过速，亦见于相关疾病。患者主要症状常见心悸、心惊、心前区不适或颈部发胀等，该证属于祖国医学"心悸""惊悸""怔忡"范畴。临床观察心动过速多为阳火促使心动过速，阳火上浮以致颈部发胀。脉象：寸数而滑，关尺弦数。

治疗：法以清热滋阴，方用：黄连15 g、黄芩9 g、生地12 g、栀子12 g、当归身6 g、竹叶9 g、连翘12 g、朱砂块3 g、甘草3 g。黄连、黄芩、栀子、竹叶、连翘清心火；朱砂块具有光明之体，色赤通心，重能镇动，寒能清热，甘以生津，抑阴火之浮游，以养上焦，为镇心安神之第一品，苦寒药清热泻火，佐以甘草以缓泻之。朱砂必须用块，取其气味不用其质，服时需将药汁沉淀把朱砂取去，去渣服药汁，朱砂宜暂用不可久服。

随证加减

1. 脉象：左关尺弦大或弦细为阴亏，方中加元参24~30 g、生地24~30 g、麦冬12 g、沙参12 g。

2. 脉象为左关尺浮弦属于阴亏肝阳上僭，方用元参30 g、生牡蛎60 g、鳖甲18~24 g、龟板18~24 g、麦冬9 g、知母9 g、生地30 g。

3. 脉象为左关浮弦属于肝旺上冲，加煅石决明30~60 g、炒川楝子9~12 g。

 案一 ▶▶ **心肾阴虚肝旺冲心**：荣某，女，50岁，1967年12月15日就诊。

头晕心悸，晚八时至黎明左腿不停抖动，不眠，仅寐一至二小时，左手颤动，心烦，大便干，病已一年余。心电图示频发室性过早搏动。脉左寸浮弦滑大，左关浮弦，左尺无力，右寸滑大，**此为心肾阴虚，肝旺冲心**，法以抑肝滋阴。予以知母12 g、沙参18 g、生牡蛎60 g、元参30 g、女贞子30 g、天冬9 g、生地12 g、珍珠母30 g、竹叶9 g、炒枣仁12 g三剂，水煎服。

再诊头晕心悸减轻，夜卧左腿仍抖动，半夜睡后安静，左手颤动已减，心不烦。脉右滑大缓和，左部脉结，左关浮弦，左尺无力。以知母12 g、沙参18 g、生牡蛎60 g、元参30 g、女贞子30 g、天冬9 g、生地12 g、珍珠母30 g、竹叶9 g、炒枣仁12 g、生白芍24 g、甘草9 g三剂。

三诊昨夜左腿抖动较重，面色枯黄，左脉不结，左关浮弦，左尺无力，右寸滑大缓和。以当归9 g、生白芍24 g、熟地9 g、生地9 g、知母12 g、沙参18 g、生牡蛎60 g、元参30 g、女贞子60 g、天冬9 g、竹叶3 g、炒枣仁12 g、甘草9 g、大枣4枚、阿胶9 g二剂。

四诊夜间腿仍抖动，大便两天一次，较干，脉左关浮弦已缓和。当归9 g、炒白芍24 g、熟地9 g、知母9 g、天冬9 g、沙参18 g、生地9 g、生牡蛎60 g、元参30 g、女贞子60 g、炒枣仁12 g、甘草9 g、大枣肉4枚、清阿胶9 g、龟板9 g四剂。

五诊左腿抖动已减轻，心跳已减，面部发紧，大便不干，脉较有力。仍以当归 12 g、炒白芍 24 g、熟地 12 g、知母 9 g、天冬 9 g、沙参 18 g、生地 12 g、生地炭 9 g、生牡蛎 60 g、元参 30 g、女贞子 60 g、旱莲草 30 g、炒枣仁 12 g、甘草 9 g、大枣肉 4 枚、龟板 9 g、清阿胶 9 g。继以镇肝养阴之剂二月后症状基本消失。

按语：头晕、心悸已一年余，其脉左寸浮弦滑大，浮弦为肝旺冲心，滑大为心阴不足，左尺无力为肾阴虚。心肾阴不足，心脉失于濡养故心悸。肾阴不足，肾水不能涵养肝木，肝阴不足而肝旺，肝热风动则肢体抖动。肝热上逆致头晕心悸，烦躁不眠。阴液不足以润滑肠道，则大便干结。以生地、元参、女贞子滋补肾阴；天冬、知母清金滋肾；沙参滋育心肺之阴；牡蛎、珍珠母平肝潜阳安神，竹叶清心；枣仁宁心除烦安神。三诊肢体抖动较重，面色枯黄。脉左关浮弦，左尺无力，右寸滑大缓和，*为肝旺血虚，肾阴虚*。上方加当归、白芍、熟地、阿胶、大枣以养血；熟地合生地、元参、女贞子、知母、天冬、沙参滋阴；生牡蛎清肝。继以镇肝滋阴而愈。

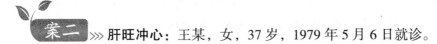 **案二** >>> **肝旺冲心：**王某，女，37 岁，1979 年 5 月 6 日就诊。

自去年感心悸，在医院检查心电图提示为频繁室性早搏，注射 ATP 等药品效果好，近因劳累又出现早搏，心悸乏力，心前区不适。既往患有慢性咽炎。脉左寸洪大兼弦，左关尺弦大，右寸濡洪滑，*此为肝旺冲心*，法以抑肝清热肃肺。予以煅石决明 30 g、竹叶 10 g、炒川楝子 10 g、连翘 12 g、杏仁 10 g、冬瓜子 30 g、生薏仁 30 g、芦根 30 g、元参 10 g、山豆根 6 g、双花 20 g。服用十余剂，心悸消失。

按语：此例感心悸一年余，其脉左寸洪大兼弦，为肝旺冲心，心宫热，右寸濡洪滑为肺热挟湿。肝旺冲心使心宫热，心宫热故感心悸，心律失常。劳则生火，心宫热盛，心火克金，肺亦热，心肺热盛加重心悸和乏力。以石决明、川楝子清肝热镇肝；竹叶、连翘、双花清心热；元参壮水制火；杏仁、芦根、冬瓜子、薏仁清肺内湿热，热清心宁。

>>> 阴虚火浮：穆某，男，61 岁，1979 年 6 月 7 日就诊。

患阵发性心动过速已二十余年，每年犯病三至四次，近三年每月发作一至二次，每次持续二至四小时，用西地兰治疗可缓解，发作时心电图示室上性心动过速。既往冠心病三年。血压不高，平时心跳 53~54 次 / 分，自觉全身无力，心悸、心烦，大便干结，面赤光亮，脉右寸浮弦虚大，躁动感，左寸浮弦虚大，左关尺弦细，**此为阴虚火浮，心气虚，肝旺**，法以清肝益气育阴。予以煅石决明 30 g、炒川楝子 10 g、女贞子 30 g、枸杞 25 g、柏子仁 12 g、当归 10 g、白芍 10 g、生地 12 g、党参 25 g、五味子 10 g、麦冬 10 g、沙参 25 g、元参 30 g、竹叶 10 g 六剂，水煎服。

再诊服药后较前舒适，脉右寸浮弦洪滑，左寸浮弦而滑，左关尺弦细，**此为肝旺痰火盛**。以煅石决明 30 g、炒川楝子 10 g、女贞子 30 g、枸杞 25 g、沙参 25 g、竹叶 10 g、栝楼 30 g、黄连 10 g、半夏 10 g 六剂。

三诊早搏减少，睡眠好，不烦躁，上周出现一次短暂阵发性心动过速，用屏气方法约半小时缓解，大便稍干，腰酸无力。脉右寸虚大，右关浮弦，右尺弦大，左寸虚大无力，**此为气阴两虚，肝肾阴虚，肝旺**。以沙参 30 g、麦冬 10 g、五味子 10 g、生地 20 g、元参 30 g、白芍 6 g、枸杞 30 g、熟地 20 g、炒川楝子 10 g、女贞子 30 g 十二剂。

四诊未再发作，大便稍干。脉左寸弦大，左关尺弦大，右寸虚大，右关尺弦大。**此为阴虚火浮，心气虚**。以党参 30 g、五味子 10 g、麦冬 10 g、沙参 30 g、生地 20 g、元参 60 g、枸杞 30 g、竹叶 10 g、炒酸枣仁 12 g、黄芪 30 g。带药回北京治疗，半年后，来信病情稳定，未再发作。

按语：患者其脉右寸浮弦虚大，躁动感，为肺阴虚，左寸浮弦虚大为心气虚，左关尺弦细，此为肝肾阴虚火浮，肝旺。阴虚使脏器失于滋养，虚热内生，阴虚火浮，显出面赤光亮，心烦。心宫失于滋养而感心悸不安，心烦，热耗气故心气虚。以元参、生地、女贞子、枸杞、沙参、麦冬育阴；当归、白芍养血顾阴；党参、五味子、麦冬补气，收敛耗散之气；石决明、川楝子清肝镇肝；竹叶清心，柏子仁宁心安神。再诊右寸浮弦为肝旺，洪滑为痰热，方剂中加小陷胸汤祛痰宽胸。三诊大便干，腰酸无力，脉两寸虚大为气虚，关弦大为肝旺阴虚，以沙参、麦冬、五味子育养肺气阴，生地、元参、枸杞、熟地、滋补肝肾阴；白芍、川楝子清肝热敛阴。四诊右寸虚大为气虚，左寸弦大，关尺弦大为阴虚火浮。以生脉散加黄芪以补气；生地、元参、枸杞、沙参育阴；竹叶清心；酸枣仁补肝胆、助阴、安神。

案四 》》肝旺气滞痰火盛：周某，男，55岁，1979年3月31日就诊。

经常感心悸、胸闷、气短已五年。五年前突感心悸胸闷，在医院检查心电图示房颤，经过治疗后稍好，但经常发作，需要地高辛控制。既往患高血压病五年，冠心病二年，脑血栓一年，现已恢复，肢体活动无障碍。现感心悸胸闷，气短急躁，睡眠不好，痰多。脉右寸沉洪滑，右关浮弦，左寸浮弦滑，**此为肝旺气滞痰火盛**，法以清热祛痰理气。以姜半夏10 g、黄连10 g、栝楼30 g、枳壳10 g、竹茹10 g、陈皮10 g、竹叶10 g、炒枣仁12 g、茯苓30 g、炒川楝子10 g、煅石决明30 g六剂，水煎服。

再诊睡眠差，全身无力，脉右寸虚大，左寸无力，关尺浮弦。**此为心气虚，肝肾阴虚，肝旺**。党参30 g、麦冬12 g、五味子10 g、黄芪30 g、竹叶10 g、炒枣仁12 g、炙甘草3 g、枸杞30 g、砂仁6 g、炒熟地30 g、炒川楝子10 g、煅石决明30 g、元参30 g、大枣4枚、女贞子30 g六剂。

三诊自觉有力，血压稳定，地高辛开始减量，脉两寸虚大无力，左关尺浮弦细。予以煅石决明30 g、炒川楝子10 g、黄芪30 g、党参30 g、五味子10 g、麦冬12 g、甘草3 g、大枣2枚、元参12 g、竹叶10 g、茯苓20 g、白芍10 g、当归6 g、炒枣仁12 g、柏子仁10 g、枸杞30 g六剂。

四诊自觉心跳与脉搏接近，心率87次/分，脉搏差2~7次/分，服用地高辛减量每周1~2次，脉右寸濡，左寸浮弦。以煅石决明30 g、炒川楝子10 g、生杷叶30 g、竹叶10 g、连翘12 g、茯苓20 g、杏仁10 g、生薏仁30 g、芦根30 g、冬瓜子30 g六剂。

五诊心跳与脉搏接近，有时相符，停用地高辛已九天，偶有胸前吞咽不适，隐痛。脉右寸濡洪滑，左寸虚沉取洪滑，**此为肺有痰火，肝旺冲心**。上方加姜半夏10 g、黄连10 g、栝楼30 g四剂。

六诊心率稍快，90次/分，曾服用两次地高辛，天阴时偶有胸闷，血压160/100毫米汞柱。脉左寸浮濡无力兼弦，左关尺浮弦细，右寸濡洪滑弦。

以姜半夏10 g、黄连6 g、栝楼30 g、杏仁10 g、陈皮10 g、茯苓20 g、竹叶10 g、煅石决明30 g、川楝子10 g四剂。

七诊胸闷不明显，脉左寸滑大，左关尺弦细，右寸濡滑大，右关尺弦大，以沙参30 g、麦冬10 g、五味子10 g、芦根30 g、竹茹10 g、生地20 g、元参20 g、枸杞20 g、川楝子10 g、白芍12 g、女贞子30 g六剂。

八诊近十余天未服地高辛，仅感四肢沉重。脉右寸濡滑，右关偏沉弦滑，左寸濡弦滑，左关浮弦，**此为湿热气滞**。予以半夏10 g、杏仁10 g、薏仁30 g、通草6 g、芦根30 g、滑石12 g、竹叶10 g、茯苓24 g、白豆蔻6 g、厚朴6 g。六剂后无不适。

按语：患心脑血管病多年，心悸胸闷，痰多，急躁。其脉右寸沉洪滑，右关浮弦为痰火气滞，左寸浮弦滑为肝旺。痰火阻滞气机而感胸闷气短，扰动心神则心悸。肝旺其心火亦盛，两火盛，痰易生，故症状加重。以枳壳开气机宽胸；小陷胸汤祛除痰火除痞闷；二陈祛痰饮；石决明、川楝子清肝；竹茹清胃热；枣仁宁心安神。再诊右寸虚大，左寸无力为心肺气虚，关尺浮弦为肝旺冲心，肝肾阴虚。以黄芪加生脉散补气；砂仁温脾开郁；石决明、川楝子抑肝；枸杞、熟地、女贞子、元参育阴。四诊其脉右寸濡，左寸浮弦，**此为肝旺湿热**。以千金苇茎汤清气分湿热；茯苓淡渗清热，竹叶、连翘清心热；石决明、川楝子清肝。继以祛除热痰，清利湿热，镇肝理气而痊。

 案五 >>> **肝旺痰湿重：**顾某，男，67岁，1979年6月30日就诊。

四年来经常心悸、胸闷，在某医院检查诊断为冠心病、心律失常，有时头痛头晕，身重，心烦。一年前患脑血栓，现已基本恢复，四肢活动可。脉左寸濡滑，左关尺浮弦，右寸濡滑，右关濡沉弦，**此为肝旺痰湿重**，法以抑肝祛痰湿。予以桑叶10 g、菊花10 g、白术10 g、泽泻12 g、竹叶10 g、茯苓25 g、陈皮10 g、姜半夏10 g、煅石决明30 g、炒川楝子10 g三剂，水煎服。

再诊胸闷已减，偶有头晕，仍有早搏。脉左寸濡滑沉取无力，左关尺弦大，右寸濡滑大，右关浮弦，**此为肝旺**，**气阴虚**。以煅石决明30 g、炒川楝子 10 g、麦冬 10 g、沙参 12 g、党参 20 g、女贞子 30 g、枸杞 12 g、当归 6 g、白芍 10 g、生地 20 g、元参 20 g 六剂。

三诊胸闷减，活动后感轻松，服药三剂后早搏基本消失，精神好，头痛头晕不明显，血压稳定。舌中有薄黄腻苔。脉左寸洪滑，左关尺弦软，右寸濡滑，右关尺浮弦滑，**此为湿热**。予以芦根 30 g、竹茹 10 g、生枇杷叶 30 g、麦芽 10 g、滑石 12 g、佩兰叶 12 g、竹叶 10 g、茯苓 25 g 六剂。

四诊早搏已消失，仅感轻微头晕。脉右寸濡，右关濡滑，**此为痰湿盛**。苍术 10 g、白术 10 g、陈皮 10 g、姜半夏 10 g、泽泻 12 g、茯苓 25 g 四剂。

五诊偶有早搏。脉左寸洪滑，左关尺弦滑，左尺滑，右寸洪滑，右关濡洪滑，右尺滑。于上方加煅石决明 30 g、薏仁 30 g、炒川楝子 6 g 五剂。

六诊近几天天气潮湿，自觉胸闷，有早搏，腹部不适，大便稀。脉左寸濡洪滑，左关尺浮弦细，右寸沉弦滑，右关弦滑，**此为湿郁**。予以陈皮 10 g、建曲 10 g、草豆蔻 6 g、厚朴 10 g、姜半夏 10 g、白术 10 g、苍术 10 g、竹叶 10 g、茯苓 25 g、麦芽 10 g、炒槟榔 10 g 五剂。

七诊偶有早搏，全身有力，血压稳定，大便稍稀。脉左寸濡滑，右寸弦滑。以苍术 10 g、白术 10 g、茯苓 25 g、泽泻 20 g、杏仁 10 g、陈皮 10 g、姜半夏 10 g 六剂。

八诊大便稍干，睡眠差，喜睁眼不愿闭眼，可以早起跑步活动。脉左寸洪数，左关浮弦，右关濡滑。上方加郁李仁 6 g。六剂后，无不适。

按语：此例与上例同为肝旺，但此例脉为濡滑，痰湿重，因此用药以祛痰利湿为要，以茯苓、白术健脾利湿；泽泻淡渗利湿；二陈祛痰饮；桑叶、菊花宣风清热。三诊舌薄黄腻苔，脉左寸洪滑，右寸濡滑，**此为湿热**，予以清利湿热早搏消失。六诊有感胸闷，早搏，腹部不适，大便稀，左寸濡洪滑，右寸沉弦滑，**此为湿郁中焦**。以平胃散祛湿解郁；白术、茯苓健脾利湿；二陈祛痰；草豆蔻、槟榔理气解郁。郁李仁入胆治悸，目张不眠，用于偏湿盛润便效果好。

案六 >>痰热滞胸：余某，女，44 岁，1979 年 4 月 12 日就诊。

经常感心悸，脉搏有早搏，伴有胸闷，烦躁已有三月余。脉右寸沉，右关浮滑，左寸浮滑，左关弦，**此为痰热阻滞胸阳，肝旺胃热**。法以清热祛痰。以姜半夏 10 g、黄连 10 g、栝楼 30 g、薤白 10 g、生杷叶 30 g、芦根 30 g、陈皮 10 g、茯苓 10 g、煅石决明 30 g、炒川楝子 10 g、竹叶 10 g 三剂，水煎服。

再诊全身起荨麻疹，痒，心悸减，无早搏。脉右寸浮，**此为湿热外散，故全身红痒**。予以荆芥 6 g、芦根 30 g、滑石 12 g、竹叶 10 g、连翘 12 g、双花 20 g、蝉蜕 6 g 二剂。

三诊早搏明显减轻，荨麻疹减，仅以头面部多。脉右寸浮弦，左寸浮。原方加桔梗 6 g 二剂。

四诊皮疹消失，但畏风，脉右寸浮。以薄荷 6 g、牛蒡子 6 g、蝉蜕 3 g 轻清皮表之邪，加芦根 30 g、竹茹 10 g、竹叶 10 g、连翘 12 g。二剂。

五诊喝酒后又出皮疹，现已消失，心烦，胸部难受。脉右寸滑大，左寸洪，左关尺弦软，**此为肺肾阴虚，心火旺**。予以竹叶 10 g、连翘 12 g、麦冬 10 g、沙参 12 g、生地 12 g、元参 20 g、茯苓 10 g 六剂。

六诊早搏偶有一二次，仍感烦躁，无胸闷，睡眠可，口不干。脉右寸濡滑大，右关弦细，左寸浮弦，左关尺弦细而软，**此为气阴两虚**。以党参 20 g、麦冬 10 g、五味子 10 g、当归 6 g、白芍 10 g、枸杞 20 g、沙参 20 g、生地 20 g、元参 20 g、炒川楝子 10 g、女贞子 30 g、黄芪 10 g 六剂。

七诊去北京一月余，又有早搏，胸闷，易激动。脉两寸洪滑，左关浮弦。以煅石决明 30 g、炒川楝子 10 g、竹叶 10 g、茯苓 30 g、陈皮 10 g、姜半夏 10 g、竹茹 10 g、杏仁 10 g、冬瓜子 30 g、生薏仁 30 g、芦根 30 g 四剂。

八诊早搏明显减少，走路胸闷轻，大便带血，肛门处无痛感，大便不干。脉左寸洪滑兼弦，右寸沉洪滑，右关浮弦。**此为肝旺痰热气滞**。以姜半夏 10 g、薤白 10 g、栝楼 30 g、杏仁 10 g、陈皮 10 g、茯苓 20 g、煅石决明 30 g、炒川楝子 10 g、竹叶 10 g、连翘 12 g 三剂。

九诊半月后，偶有早搏。脉左浮洪，左关浮弦，右寸洪滑，右关沉弦滑。以陈皮 10 g、姜半夏 10 g、枳壳 10 g、厚朴 6 g、建曲 6 g、麦芽 6 g、槟榔 6 g、广木香 10 g、香附 10 g、茯苓 25 g、竹叶 10 g、竹茹 10 g、煅石决明 30 g、炒川楝子 10 g、焦山楂 6 g。五剂后病情稳定。

按语：该例脉右寸沉，关浮为痰热阻滞胸阳，右关浮滑为胃热，左寸浮滑、关浮弦为肝旺。治疗上用清热祛痰、抑肝之剂，以半夏栝楼薤白汤、小陷胸汤清热祛痰，通胸阳；芦根、竹茹、生杷叶清胃热；石决明、川楝子抑肝。再诊全身起荨麻疹，痒，心悸减，脉右寸浮，**此为痰湿内阻，湿热逼于内，现痰热去后，湿热外散**，故全身红痒，以荆芥、蝉蜕表散风热；芦根、滑石清热利湿，竹叶、连翘、双花清热散结。三四诊皆以辛凉解表，内以清热为主治疗。五诊胸中难受，脉右寸滑大，左关尺弦软为肺肾阴虚，左寸洪为心火旺。以竹叶、连翘清心火；麦冬、沙参、生地、元参、滋补阴分。六诊烦躁，其脉右寸濡滑大，关尺弦细软为气阴虚，以黄芪加生脉散补气；当归、白芍养血和血；生地、元参、女贞子、枸杞顾阴；川楝子清肝。继以抑肝清热祛痰理气之剂而愈。

心肌炎

心肌炎是心肌的炎症性疾病，最常见病因为病毒感染，而细菌、真菌、螺旋体等感染也可引起心肌炎，但相对少见。非感染性心肌炎病因包括药物、毒素、放射等因素。心肌炎起病急缓不定，少数是暴发性导致急性泵衰竭或猝死，也可进展为扩张型心肌病。中医书籍没有心肌病这种名词，它属于祖国医学"心悸""胸痹""怔忡"等范畴。

一、病因及症状

1.机体感受风及热邪，首先犯肺卫，正邪相争，其邪内舍于心宫，故出现胸闷、憋气、心悸等心脏病症。风邪挟热上浮故头疼。热邪伤胃，胃热故恶心。热伤清和之气出现食欲减退。热邪燔津为痰，痰热阻滞气机故出现胸闷胸痛气短。风挟热邪使肝热，出现肝风动肢体抖动。热邪耗阴津，肺阴不足则胸部难受、乏力。热耗气竭出现心力衰竭甚至出现休克状态。

2.多有内在因素，如疲劳，劳则火生，再感风热或暑热，暑热引起心肌炎，但风热中也多挟湿。

3.化学药品中毒引起的心肌炎，其脉较病毒性心肌炎更有力。

二、诊断

临床主要表现有近期急性病毒性感染史，感冒同时出现胸闷、心悸、气急、乏力，严重可出现呼吸困难，心前区疼痛，甚至可出现昏厥。实验室检查及心电图改变，同时注意心脏以外的原因，如酸碱平衡、电解质紊乱以及药物等因素的影响，才能确诊为心肌炎。中医在诊断方面很难明确判断为心肌炎，但在中医根据四诊辨证施治，即使不是心肌炎，按法治疗也可得到很好的疗效。

三、治疗

临床根据症状脉象归纳分析以用药治疗。该病脉象多为左寸浮洪滑数。

（一）清心散结热，以连翘、银花、竹叶为主。连翘苦平性凉入心经，泻心火散结热，刘元素曰连翘之用有三：泻心经客热一也，去上焦诸热二也，为疮家圣药三也。

（二）用清心散结热，必须同时肃清肺气方能奏效，心热必伴有肺热，肺受热火失其肃清之职。肃肺用药：芦根30 g、杏仁9 g、冬瓜子30 g、生薏米30 g。

（三）胸闷、胸痛、心悸

1.有时出现心前区隐痛，其脉左寸洪，加生栀子9~12 g。栀子苦寒清心肺、治厥、心痛、解热郁行结气。

2.胸闷不适，其脉右寸洪滑为痰火，宜用小陷胸汤：半夏、黄连、栝楼。右寸沉滑为痰阻滞气机，肺气不畅，宜用枳壳、桔梗、陈皮、半夏、杏仁。

3.胸痛，其脉右寸沉滑，右关浮，为胸阳不振，宜用栝楼半夏薤白汤。

4.心悸、心烦，其脉左寸滑为水气凌心，宜用茯苓、竹叶。左寸洪弦，左关浮弦为肝旺冲心，宜用石决明、川楝子、竹叶、栀子、茯苓、连翘。

（四）头痛

1.风热，其脉浮弦，用桑叶9 g、菊花9 g清散风热，头顶痛可加荆芥穗3 g。

2. 热火上浮而引起头痛，口渴饮水，右寸关浮洪，加生石膏 18~24 g。舌苔黄，加酒炒黄芩 6~9 g、桑叶 10 g、菊花 10 g 以清散之。

（五）舌白苔或黄苔而腻者，口渴不欲饮，属热中挟湿，以清散风热。以桑叶、菊花加芦根 30 g、滑石 12 g、佩兰 12 g。

1. 恶心：热邪伤胃清降之气，加竹茹 9 g、陈皮 9 g、生枇杷叶 30 g。热邪燔津为痰所引起恶心，加姜半夏 9 g、陈皮 9 g、竹茹 9 g。

2. 食欲减退：热邪伤胃之清和之气，加自制清和汤：生杷叶 30 g、芦根 30 g、竹茹 9 g、荷梗 9 g、炒麦芽 9 g。

（六）肌肉跳动：因风热使肝风动，加桑叶 9 g、菊花 9 g、芦根 30 g、竹茹 9 g、钩藤 10 g、桑枝 9~30 g，服药三剂肌肉仍跳动，可加羚羊角粉 1.8~2.4 g 冲入药汁服。

四、心肌炎后期的病因治疗

（一）病人感疲乏无力，有时胸中难受，脉呈左关尺弦大或弦细，右寸滑大为热邪耗伤阴分，治宜育阴。以生地 12 g、元参 12 g、麦冬 12 g、沙参 12 g。

（二）活动后气喘、心悸是热伤气阴。脉右寸虚大，宜益气养阴。以党参 18~24 g、麦冬 9~12 g、五味子 15 g。如左寸脉洪滑为热邪不净，仍加竹叶、连翘、银花。如左寸脉虚，自汗加浮小麦 30 g、甘草 3 g、大枣 2 枚、柏子仁 12 g。

（三）化学药品中毒引起心肌炎，治疗同上。但在脉象左寸洪滑数较一般心肌炎有力，治疗宜清心散结药中加山豆根 9 g、广犀角粉 3~9 g（水牛角 15~30 g 水煎）冲入药汁中。如左寸脉浮弦，肌肉跳动，加羚羊角粉 1.8~3 g。山豆根甘寒味苦、解热药毒、清热止痛。

（四）气急汗出：脉寸虚大，出现心力衰竭或引起休克。治疗：党参 30 g、炙甘草 9 g、麦冬 12 g、大枣 12 g、竹叶 9 g、五味子 9 g、枸杞子 30 g、浮小麦 30 g。若左寸脉沉取浮洪滑而数，加连翘 12 g、银花 24 g、竹叶 9 g。用药治疗至气急汗出及休克症状消失，脉左寸现洪滑数仍按上述清心散结及肃肺法治疗。

（五）若左寸脉浮洪滑如钩状者，为心脉欲绝，有猝死的危险。

案一 ≫ **肝旺冲心肺内湿热**：韩某，女，32 岁，1979 年 7 月 12 日就诊。

胸闷胸痛，心慌，烦躁，出虚汗半年余，曾在某医院检查诊断为心肌炎，静脉点滴三磷酸腺苷、辅酶 A、ATP 等药稍好转。近一周胸部痞闷，两胁下及腹部发胀，全身无力，全身肌肉跳动。脉左寸洪数兼弦，左关浮弦，右寸濡，沉取滑，**此为肝旺冲心，肺内湿热**，法以抑肝清导湿热。予以杏仁 10 g、冬瓜子 30 g、生薏仁 30 g、芦根 30 g、栝楼 30 g、半夏 10 g、炒川楝子 10 g、竹叶 10 g、连翘 12 g、双花 25 g、山豆根 6 g、煅石决明 30 g、竹茹 10 g、加羚羊角粉 3 g 冲服六剂，水煎服。

再诊肌肉跳动减，体力稍好，有时头痛，口渴欲饮，胸闷。舌苔黄，脉右寸关浮洪，**此为邪热上浮**。以生石膏 25 g、黄芩 10 g、桑叶 10 g、菊花 10 g、竹叶 10 g、连翘 12 g、双花 25 g、杏仁 10 g、冬瓜子 30 g、山豆根 6 g、芦根 30 g、竹茹 10 g、栀子 6 g 六剂。

三诊活动后气喘心悸，脉右寸虚大，左寸洪滑，**此为热伤肺气阴而气喘，热邪不净而心悸**。予以党参 30 g、五味子 10 g、麦冬 10 g、沙参 30 g、竹叶 10 g、连翘 12 g、双花 20 g、芦根 30 g、竹茹 10 g、茯苓 10 g。六剂后症状消失。

按语：肝主疏泄，疏泄畅通则气血通畅，肝气郁结则胁肋胀痛，其疏泄过度则肝阳上亢，肝热风动，故全身肌肉跳动，肝阳盛，其子心火也盛，可出现心慌、烦躁。君相火盛，火克肺金，肺受热邪之煎熬使之湿痰充斥於肺中，出现胸闷胸痛。予以石决明、川楝子以镇肝清热引火下行；羚羊角苦咸微寒，清心肝之热，息风舒筋；芦根、杏仁、冬瓜子、生薏米清理肺中湿热；半夏、栝楼清热祛痰；双花、竹叶、连翘清心之热；山豆根苦寒泻心火，以保金气，泻热解毒，临床观察尤其适用于中毒性的心肌炎效果明显。再诊肌肉跳动已减，口渴欲饮，胸闷，头痛，右寸关浮洪，**肝热已减，热邪上浮**，继以杏仁、芦根、冬瓜子以肃肺气，生石膏、芦根、竹茹清肺胃之热；黄芩清湿热；竹叶、连翘、栀子清心宫之热，桑叶、菊花清热宣风。三诊活动后气喘心悸，脉右寸虚大，左寸洪滑，**此为热性病经清热后，经常出现热耗津伤**，肺津不足故气喘心悸。予以生脉散：党参甘温，补气生津；麦冬甘寒，清热养阴；五味子酸敛，收敛耗散之气；沙参甘苦微寒，养阴清肺，益胃生津；竹叶、连翘、双花清余热；茯苓色白入肺，泻热下通膀胱。用药得法而病除。

脑血管疾患

　　脑血管疾患是指供应脑实质的血管因病变发生循环障碍而引起的疾病，为常见病之一，多见于老年人，多因高血压病和动脉硬化而引起的。按其病理的改变，可分为出血性与缺血性两类，前者包括脑出血和蛛网膜下腔出血，后者包括脑血栓形成及脑栓塞等，其中以脑血栓形成最为多见。

　　祖国医学对这类疾病认识已久，属于"中风"的范畴。金元以来各家从辩证方面认识了本病的原因，又将中风分为真中风和类中风，在治疗方面认识真中风多为外风引起的，显示六经行证，而类中风多因内风所致。脑血管疾病属于"类中风"范畴，由内风所致，而内风的成因各家学说不一，刘河间认为"将息失宜，心火暴甚"，李东垣曰"年逾四旬，忧忿伤气"或"体肥者型盛气衰"，朱丹溪认为"湿生痰，痰生热，热生风"等，至清代华岫云在《临证指南医案·中风》指出"肝为风脏，因精血衰耗，水不涵木，木少滋荣，故肝阳偏亢，内风时起"而致等，根据脑血管各种疾病，治疗观察中叙述一下各病的治疗方法。

出血性脑血管疾患

该类疾病是指原发性非外伤性脑实质内出血，高血压是脑出血最常见的原因。绝大多数为高血压病伴有脑小动脉病变在血压骤然升高时破裂所致，称为脑出血。其他病因包括脑动脉粥样硬化、血液病、脑淀粉样血管病、动脉瘤、动静脉畸形等。根据出血的部位、出血量和水肿的范围不同临床表现不一。轻者，可突然头痛、恶心、呕吐、意识清楚或轻度障碍，偏瘫，严重时可出现昏迷、消化道出血、高热等表现。脑脊液检查压力增高，多为血性，影像学提示颅脑有出血的部位。多发生于 50~60 岁之间。

脑出血属于祖国医学《素问》"血之与气并走于上则为大厥。厥则暴死，气复反则生，不反则死。"丹溪曰"气有余便是火"，《内经》"血得热则溢"，本病由火而得，上行至脑则发生脑出血。

一、心肺火型：突然发病，意识清或障碍，烦躁口渴，面赤唇焦，发热，便秘溲赤。脉象两寸浮洪，关脉实数有力。法以清火通腑，方以凉膈散加减：竹叶 10 g、连翘 12 g、生石膏 30 g、栀子 10 g、黄芩 10 g、大黄 12 g、芒硝 6 g、薄荷 6 g、甘草 3 g。

◗随证加减

心热重：昏迷者可加用安宫牛黄丸：牛黄、郁金、犀角、黄芩、黄连、雄黄、山栀子、朱砂、梅片、麝香、珍珠。

二、阴虚肝阳上冲型：表现头痛头晕，面赤，昏迷躁动，高热手足痉挛。脉左关尺浮弦大而劲，治宜养阴降火、潜阳镇之。方以龟板 12~20 g、鳖甲 12~20 g、生牡蛎 30 g、生地 20~30 g、元参 60~90 g、石决明 30 g、炒川楝子 10 g。

〜◎随证加减

1. 痰火：表现舌蹇、语言不清或神志不清，脉右寸洪滑，法以清热去痰火。加姜半夏10 g、黄芩10 g、黄连10 g、旋覆花10 g、胆星10 g、天竹黄10 g、竹茹10 g、陈皮10 g。

2. 胃肠热：舌苔黄，加大黄10~12 g、芒硝6 g。

3. 内风：脉浮弦，加桑叶10 g、菊花10 g、钩藤10 g、羚羊角粉3~6 g、芦根30 g、竹茹10 g。

三、脑出血恢复期：此期患者神志逐渐清晰，体温正常，仅余偏瘫，此时痰除，治宜养阴息风。方用：生地20~30 g、元参30~60 g、白芍30 g、何首乌30~90 g、女贞子30~60 g。

〜◎随证加减

1. 肝旺，脉左关浮弦，煅石决明30 g、炒川楝子6~10 g。

2. 脉右寸滑大，沙参25~30 g、麦冬10 g、五味子10 g。

3. 汗出发热，加地骨皮10 g。

缺血性脑血管疾患

缺血性脑血管疾患是由于脑血管的病变使管腔变窄、闭塞，或血栓形成使脑组织局部供血减少或中断，引起脑软化、坏死，出现相应部位的神经症状。多在睡眠安静时发病，起病缓慢，有时头昏，肢体麻木，一过性失语等前驱症状。临床表现根据闭塞血管的不同部位表现也不一样。

一、痰火型：胸闷气粗、痰多、面赤光亮、肢体麻木或偏瘫，脉右寸洪滑。法以清热祛痰，通络息风。方以姜半夏10 g、黄连10 g、黄芩10 g、栝楼20 g、旋覆花10 g、桑枝10 g、桑叶10 g、菊花10~25 g、丝瓜络6~12 g、钩藤12 g、胆星10 g。

随证加减

1. 气滞：右寸沉，加川贝母 10 g、枳壳 6~10 g、杏仁 10 g、桔梗 6~10 g。

2. 心气郁：左寸脉沉，加石菖蒲 10 g、郁金 6 g。

二、湿热型：胸闷身重，肢体麻木明显，活动不灵，头晕，也可伴有腹胀、便溏，小便频数而量少、色赤。脉右寸濡滑，法以清热利湿、息风通络。方以三仁汤加减：杏仁 10 g、姜半夏 10 g、薏米 30 g、通草 6 g、滑石 12 g、白豆蔻 10 g、厚朴 6~10 g、桑枝 15 g、芦根 30 g、钩藤 10 g、丝瓜络 6~12 g、秦艽 10 g、竹茹 10 g。

随证加减

1. 痰湿盛：脉缓濡滑，可用陈皮 10 g、姜半夏 10 g、苍术 10 g、白术 10 g、泽泻 12 g、茯苓 20~25 g、豨莶草 6~10 g、秦艽 10 g。

2. 肝旺：左关脉浮弦，加煅石决明 30 g、炒川楝子 10 g、白芍 12~30 g（胸闷去白芍）。

3. 肝郁：左关脉沉弦，加木香 10 g、香附 10 g。

三．伏暑型：身热烦躁，汗多，憋气，舌不易伸出，肢体麻木无力、舌质可红嫩。脉右寸洪大而数，左寸虚大。法以清暑热养阴、息风通络。方以生石膏 20~30 g、滑石 12 g、知母 10 g、芦根 30 g、竹茹 10 g、竹叶 10 g、连翘 12 g、双花 20~30 g、桑叶 10 g、菊花 10~25 g、桑枝 15 g、麦冬 10 g、沙参 12 g、花粉 12~20 g。

随证加减

1. 舌伸不出或弄舌：由于心宫热重，加广犀角 3 g（水牛角 15~30 g）、栀子 12 g。

2. 肌肉抖动：由于肝风内动，脉左浮弦，加羚羊角粉 2.4~3 g。

3. 舌绛红：热入营分，加丹皮 12 g、赤芍 12 g、元参 10 g。

4. 痰多，噫呃，胸闷恶心，脉滑，可加陈皮 10 g、姜半夏 10 g、天竹黄 10 g、旋覆花 10 g。热甚，加黄连 6~10 g、栝楼 30 g。

四、血瘀型：在上述因素清除后，或无以上类情况，病人出现肢体麻木不灵，身沉，舌有瘀点。脉左弦软而涩，法以活血息风。方以当归 6~10 g、白芍 12~20 g、秦艽 10 g、何首乌 12~15 g、丹皮 10 g、元参 20 g、桃仁 6 g、红花 6 g、生地 20 g、桑叶 10 g、菊花 10~25 g、桑枝 15 g、芦根 30 g、竹茹 10 g。

随证加减

右寸脉虚无力：加黄芪 20~30 g。

肢体头部抽搐或抖动属于内风，左脉浮弦，加羚羊角粉 2.4~3 g。

痰多：右寸脉滑，加陈皮、半夏各 10 g。

五、脑血管疾病合并胃肠功能紊乱的治疗：腹胀便秘，胸中痞闷（痞满燥实）：脉右实有力，可用大承气汤下之，枳实 10 g、厚朴 10 g、大黄 12 g、芒硝 6 g、槟榔 10 g。

腹胀，大便不畅，为气秘，右脉沉弦滑有力，加用木香 10 g、炒槟榔 10~20 g。

大便秘而黏稠，臭味重，肛门热灼重、右脉弦滑，尺滑有力、可用黄芩汤或白头翁汤。

黄芩汤：黄芩 10 g、白芍 10~20 g、甘草 3 g。

白头翁汤：白头翁 10 g、黄连 10 g、黄柏 10 g、秦皮 10 g。

蛛网膜下腔出血

蛛网膜下腔出血是指颅底或脑浅表部位的血管破裂，血液直接进入蛛网膜下腔而言，凡能引起脑出血的病因也能引起本病，但以颅内动脉瘤、动静脉畸形、高血压动脉硬化症、脑底异常血管网和血液病等为最常见。多在情绪激动或用力过度发病。临床表现为起病突然，有剧烈头痛，呕吐，重者有意识模糊，谵妄，甚至昏迷。查体可有颈项强直，出现脑膜刺激症状，如出血损及临近组织可伴有瘫痪，病程中可发热。脑脊液检查压力较高，初期为血性，以后变黄色，血沉、白血球计数可升高，发病四天内头颅CT扫描提示颅底各池、大脑纵裂及脑沟积血。

根据临床辨证论治，患者意识模糊，头痛发热，口干欲饮，颜面红赤。舌苔偏黄，两寸脉浮洪，关尺脉弦大，为阴亏水不制火，上焦热盛，火气上逆，迫血妄行而致蛛网膜下腔出血，法以养阴清热。方以生石膏25~30 g、知母10 g、麦冬10 g、沙参12 g、女贞子30 g、旱莲草30 g、白芍20 g、元参20 g、生地20 g。

⊙随证加减

1. 汗出，高热不退，舌质红为气血两燔，应重用元参、生石膏、麦冬、生地、加丹皮10 g。

2. 昏迷：加犀角2.5~10 g、竹叶10 g、连翘12 g。

3. 内风动：左脉浮弦，加羚羊角粉2.4~3 g、芦根30 g、竹茹10 g、桑叶10 g、菊花10 g、桑枝15 g。

 气血虚：张某，男，54岁，1952年10月24日就诊。

七年前左前臂屈不能伸，局部发凉，外侧有汗，内侧无汗，不欲饮食。左脉偏关，右寸虚，**属于偏枯，气血虚**，予以补气血。方以党参9 g、於术6 g、茯苓9 g、当归9 g、桂枝9 g、生白芍9 g、石菖蒲9 g、甘草3 g、生黄芪9 g十剂，水煎服。

再诊前臂屈伸稍改善，两侧温度基本相同，无汗出。继用补气血之药，二月余症状明显好转。

按语：《内经》："营虚则不仁。卫虚则不用。"此例患偏枯病程时间较长，其脉虚，为气血亏虚，络脉空虚，筋脉失养，故肢体屈不能伸，卫气虚则汗出，脾气虚则不欲饮食。以四君子汤加黄芪以补气；黄芪、当归、白芍以生血补血；桂枝、白芍以宣风固表和营卫。以益气补血之剂病情好转。

 血中阴亏：刘某，女，54岁，1950年12月5日就诊。

左半身不遂，下肢肿胀，胸闷，时有头晕已半月。脉左寸浮大数，左关涩，左尺虚，右寸浮大数，**此为血中阴亏**，予以补血育阴。治以二冬各 15 g、沙参 15 g、於术 15 g、当归 12 g、生地 24 g、白芍 15 g、川芎 6 g、枸杞 9 g、女贞子 9 g、牛膝 6 g、秦艽 9 g 五剂，水煎服。

再诊胸闷肢肿已减。脉两寸沉数，左关尺浮弦，右关大，**此为气机郁滞挟痰**。治以丝瓜络 9 g、枳壳 9 g、知母 12 g、桔络 5 g、二冬各 9 g、沙参 15 g、於术 15 g、丹参 3 g、石菖蒲 9 g、当归 9 g、生地 18 g、秦艽 9 g、生白芍 24 g、女贞子 9 g、菊花 9 g、枸杞 6 g、牛膝 6 g。

三诊继以养血中之阴，半年后身体基本恢复。

按语： 半身不遂，伴有头晕胸闷。其脉左寸浮大数，左关涩，左尺虚，此为血中阴亏，右寸浮大数为肺气阴虚。《灵枢》："营气者秘其津液，注之于脉，化以为血。"血体为阴，血受纳于水谷，通过脾胃化生为精气，上输于心肺，注之于脉，化而为血。血又赖以营气之参与，营气为水谷之精华所化生，营气分布于血脉中，为血的组成部分。营血之不足无力濡养脑髓及肢体以致头晕，肢体不遂。肺阴之不足而感胸闷不适。以四物汤补血和血；女贞子、枸杞、天冬、牛膝补肝肾益精血；沙参、麦冬补心肺阴分以顾肝肾；於术甘补脾温和中，补气生血；秦艽养血荣筋。再诊其脉两寸沉数，左关尺浮弦，右关大，**此为气机郁滞挟痰**，上方中加枳壳以理气，桔络通络理气化痰，石菖蒲开心窍豁痰。继以养血中之阴身体基本恢复。

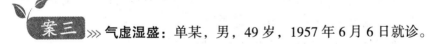 **案三** >>> **气虚湿盛：** 单某，男，49 岁，1957 年 6 月 6 日就诊。

右手不灵，身体麻木不适已三天，曾在医院检查诊断为脑血栓形成。脉左弦细，右寸关虚滑，**此为气虚湿盛，疲劳过度**，法以益气健脾利湿。方以党参 9 g、白术 9 g、茯苓 9 g、炒薏仁 30 g、炒杜仲 15 g、泽泻 12 g、女贞子 24 g、甘草 3 g、半夏 6 g、陈皮 9 g 十剂，水煎服。

再诊右手已恢复正常，仍宜益气健脾利湿通络之剂，以白术 9 g、苍术 9 g、茯苓 9 g、党参 9 g、泽泻 9 g、炒薏仁 30 g、桔络 6 g、炒杜仲 15 g、甘草 3 g、女贞子 24 g、半夏 6 g、陈皮 6 g。二月后无明显不适。

按语： 此例患者在发病前加班半月，未能及时休息，三天前出现右手不灵，身体麻木。其脉左弦细为肝肾阴分不足，右寸关虚滑为气虚湿盛，疲劳过度。脾气虚其水湿运化机能下降，故肢体麻木，营卫之气出于脾胃，中焦气虚络脉空虚，故出现肢体活动失灵。以四君子汤加苍术益气健脾；二陈祛痰饮；薏仁、泽泻利湿；女贞子、杜仲补肝肾；桔络通络化痰理气。

 案四 ≫ **痰热肝风动：**张某，男，70岁，1967年7月8日会诊。

头晕胸闷，左侧肢体活动不灵一天，在某医院检查诊断为脑血栓形成。予以静脉点滴维脑路通、胞二磷胆碱，口服川芎嗪、降压药及扩血管药物等。既往患有冠心病、高血压病十余年。患者面色红，口干欲饮，胸闷，小便可，未大便。脉左浮弦滑，右寸洪滑，右关浮弦，**此为痰热，肝风动，**法以清热祛痰息风通络。方以姜半夏9g、黄连6g、栝楼24g、花粉12g、陈皮9g、天竺黄12g、芦根30g、竹茹9g、桑叶9g、菊花9g、钩藤9g、丝瓜络9g、女贞子30g、旱莲草30g、元参30g、石决明30g、茯神9g一剂，水煎服。

再诊患者时有幻觉，感到空中有人走动。舌尖赤，脉左寸沉有力，上方加石菖蒲9g、远志9g、生栀子6g、莲子心9g、犀角粉2g冲服一剂。

三诊病人三天未大便，予以半夏9g、黄连6g、栝楼24g、黄芩9g、陈皮9g、芦根24g、竹茹9g、川军12g、桑叶9g、茯神9g、菊花9g、钩藤9g、丝瓜络9g、女贞子30g、旱莲草30g、生杷叶9g、莲子心9g、竹叶3g、羚羊角粉2g冲服，犀角粉2g冲服一剂。

四诊大便二次，粪不干，病人感神清舒适，头晕胸闷已减。继服上药三剂。

五诊头晕胸闷已消，大便正常，肢体稍能动。脉左浮弦，右寸滑，右关浮弦滑，**此为肝旺风动挟痰，**仍以清肝热祛痰息风通络之品。羚羊角粉2g冲服，桑叶9g、菊花9g、钩藤9g、陈皮9g、半夏6g、黄连6g、芦根15g、竹茹9g、生杷叶9g、生白芍24g、元参24g、女贞子30g、旱莲草30g、天竺黄9g、丝瓜络9g、生桑枝15g三剂。

六诊继以清热息风通络育阴法，三月余病人可以搀扶下地走动。

按语： 患者患有高血压、冠心病多年，突然肢体不灵，胸闷头晕。其脉左浮弦滑为肝热风动，右寸洪滑为痰热。肝热耗伤阴液，阴虚阳亢，水不涵木，浮阳不潜，阴不制阳，肝阳气升动无制，亢而化风故出现头晕，肢体不灵，面红。热盛生痰，痰热滞胸则感胸闷。以石决明清肝热镇肝；元参、二至滋阴清热；小陷胸汤清热祛痰解胸；桑叶、菊花、钩藤、芦根、竹茹清热息风；花粉清热生津祛痰；天竺黄清热镇肝，祛痰息风；丝瓜络清热通络。再诊病人出现幻觉，舌尖赤，左寸沉而有力，此为心宫热盛。心藏神，心宫热盛扰神而出现幻觉。方剂中加犀角清心泻肝；栀子、莲子心清心热；远志、石菖蒲解心郁安神。三诊三天不大便，其脉右关弦滑而有力，此为肠中有燥粪，加川军清肠热去燥结；羚羊角粉清心肝之热息风。五诊胸闷已消，加用白芍以清肝敛阴。临床观察，胸有痰热而感胸闷，不用白芍，因为此药有收敛逆气的作用，这样会使胸闷明显，一旦痰热消，胸闷除，可以使用白芍以达到清肝敛阴分的作用。

案五 >>> **湿热壅络：** 王某，女，61岁，1967年11月3日就诊。

左半身不灵活，如针刺麻木已一月余，夜间手脚发热，白天手脚发凉，眩晕恶心，口干不欲饮，大便四五天一行，但粪不干，小便频数而量少，色黄赤，身沉重，曾住院诊断为脑血栓形成，治疗半月效不明显。出院后三天感眩晕时呕吐很多涎沫，舌薄白苔，有黏腻状，脉濡缓，两寸浮洪滑，关尺沉细，**此为湿热壅络**，法以清热利湿通络。方以桑叶9g、菊花9g、竹叶9g、连翘12g、芦根30g、竹茹9g、桑枝30g、半夏6g、陈皮6g、杏仁9g、通草6g、滑石12g、炒薏仁30g、钩藤9g三剂，水煎服。

再诊小便不快，舌黏腻消失，脉左关尺浮弦，右寸滑大，法以养阴潜阳。予以制何首乌12g、元参12g、生牡蛎30g、知母9g、生白芍9g、生地9g、当归9g、花粉9g、菊花9g、钩藤12g、桑枝12g、桑叶9g、女贞子18g、牛膝6g三剂。

三诊头不晕，前额感疼，右手发麻，饭后腹不适，脉偏缓，关尺弦细，寸浮弦大。法以养阴息风和胃。制何首乌12g、元参12g、当归9g、生白芍9g、女贞子18g、菊花12g、枸杞子9g、桑枝12g、陈皮6g、麦芽6g、陈曲 6 g。

四诊，饭后胃舒适。坚以养阴息风之剂二月余基本痊愈。

按语：肢体麻木，眩晕吐涎多，口干不欲饮，小便频数而量少，舌苔薄白黏腻，左寸浮洪滑为心宫热，右寸浮洪滑为肺热痰生。脉濡滑，**此为湿热壅络**。湿热阻滞经络使肢体活动不灵，麻木刺痛。以滑石、薏米、通草清热利湿，使热下行；桑叶、菊花、钩藤、芦根、竹茹清热祛风；竹叶、连翘清心热；二陈祛痰；桑枝通络。再诊其脉左关尺浮弦，右寸滑大，**此为肝旺阴虚**，以何首乌、元参、女贞子、知母、生地、当归、枸杞育阴；生白芍清肝敛阴；牡蛎清肝抑肝；桑叶、菊花、钩藤清热息风；桑枝清热通络。坚守养阴息风之品而愈。

 案六 ≫ **气郁湿盛挟风**：于某，男，49 岁，1968 年 1 月 9 日就诊。

右半身疼不灵活已半年，四肢发麻，夜间腿转筋，头疼眩晕，失眠耳鸣，气短胸闷，曾在某医院检查诊断为脑血栓形成。舌灰白腻苔，脉濡，左寸偏沉，左关尺弦滑数，右寸沉，**此为中风**，气郁湿盛挟风，法以清热理气祛风。方以枳壳 6 g、佩兰叶 12 g、杏仁 9 g、桔梗 6 g、芦根 30 g、炒薏仁 30 g、桑叶 9 g、菊花 9 g、钩藤 12 g、豨莶草 18 g、防风 6 g、秦艽 6 g、蚕砂 12 g、防己 9 g、桑枝 30 g、滑石 12 g、石菖蒲 9 g、半夏 6 g、陈皮 6 g。坚守清热利湿祛风二月后症状明显改善。

按语：此例患脑血栓已半年，其脉濡为湿，两寸脉沉为心肺气郁，左关尺弦滑数为肝热风动。湿郁痰盛扰动头窍以致头痛眩晕。痰湿黏腻阻滞气机正常运化，致使心肺气郁，故感胸闷气短。湿郁化热，肝热风动，而致肢体麻木，腿转筋。以枳壳、杏仁、桔梗理气宽胸解郁；滑石、薏仁、防己、蚕砂清热祛湿；桑叶、菊花、钩藤清热息风；二陈祛痰饮；防风、秦艽、豨莶草祛风止痛。

 案七 ≫ **肝旺脾湿盛**：毛某，男，61 岁，1979 年 7 月 12 日就诊。

患者一年前右侧肢体麻木，眩晕，全身酸软无力半年余。曾到北京某医院检查诊断为脑血管痉挛，服用通脉之类的药物，症状稍有好转，只是感下肢发软无力，口干不欲饮，面色黑色光亮。脉两寸濡滑弦，左关浮弦，**左尺弦滑，此为肝旺脾湿盛**，法以清肝健脾祛湿。予以陈皮 10 g、姜半夏 10 g、泽泻 10 g、茯苓 10 g、炒白术 10 g、煅石决明 30 g、炒川楝子 10 g、竹叶 10 g、桑叶 10 g、菊花 10 g、桑枝 15 g。禁忌茶酒辛辣之品六剂，水煎服。

再诊体力稍好，四肢较前有力，口干不欲饮。舌苔薄白，脉两寸濡滑，左关浮弦，以三仁汤加减六剂。

三诊无明显不适，口干不欲饮，下肢沉。脉两寸濡滑，两尺滑，以二陈、三仁汤加泽泻、白术。带药回山西服用。

按语：肢体酸软麻木，其脉左关浮弦为肝旺，濡弦滑为脾湿盛。肝旺热则风动，风阳上扰乃至眩晕。肝木克土，脾虚其运化水湿失司，痰湿聚生而现肢体软无力。湿饮内留不欲饮水。水渍于下焦于肾，故面色现黑。以石决明、川楝子清肝抑肝；陈皮、半夏祛痰饮；茯苓、白术健脾利湿，泽泻泄肾经，行水利小便；桑叶、菊花、桑枝宣风通络；竹叶合茯苓清心热，以除水气凌心。再诊口干不欲饮，寸脉濡滑，**为湿热**。以三仁汤清热利湿理气。续以清热祛痰利湿而病情稳定。

 案八 >>> **阴虚肝旺气滞：**马某，男，48 岁，1979 年 6 月 20 日就诊。

三月前突然眩晕欲倒吐涎沫，血压高达 180/120 毫米汞柱，约半小时清醒，四肢活动无力，经过治疗，四肢活动恢复，血压正常，但说话不清楚，面红色光亮，脉右寸沉滑，右关尺浮弦兼滑，左寸弦滑，左关尺浮弦软，**此为阴虚肝旺气滞挟痰**，法以理气祛痰抑肝育阴。予以枳壳 10 g、桔梗 6 g、川贝母 10 g、杏仁 10 g、竹叶 10 g、茯苓 10 g、元参 60 g、白芍 12 g、枸杞 20 g、煅石决明 30 g、炒川楝子 10 g 三剂，水煎服。

再诊吐白色痰块少许，稍带黄色，说话稍清楚，四肢稍有力。脉左寸弦滑，左关尺浮弦，右寸沉洪滑，右关尺浮弦。以杏仁 10 g、冬瓜子 30 g、生薏仁 30 g、芦根 30 g、川贝母 10 g、紫菀 10 g、桔梗 6 g、竹叶 10 g、连翘 12 g、双花 15 g、桑叶 10 g、菊花 10 g、生枇叶 30 g、竹茹 10 g、滑石 12 g、木通 6 g、佩兰叶 12 g 六剂。

三诊大便一次，稀而热，小便频不热，胸闷稍轻，四肢有力，走上坡不感吃力，说话较清楚，近两天自觉感冒不适，脉左寸浮濡洪滑，左关尺弦软，右寸浮洪弦，右关浮弦。以牛蒡子 10 g、薄荷 10 g、竹叶 10 g、双花 20 g、滑石 12 g、连翘 12 g、竹茹 10 g、芦根 30 g、桔梗 6 g 三剂。

四诊吐痰块少量，胸闷已减，说话已清，大便以前为黑色，很费力，逐渐变稠变黄，体力较好，面部光亮浮红已消，脉左寸濡，左关浮弦，右寸濡洪滑。以生石膏 30 g、竹叶 10 g、花粉 20 g、半夏 10 g、沙参 12 g、桑叶 10 g、菊花 10 g、元参 30 g、知母 10 g、麦冬 10 g 三剂。

五诊有时胸闷，脉左寸浮弦，右寸洪滑，右关浮弦。以桑叶 10 g、菊花 10 g、竹叶 10 g、连翘 12 g、姜半夏 10 g、黄连 6 g、栝楼 30 g、芦根 30 g、竹茹 10 g、茯苓 10 g、生石膏 20 g 三剂。

六诊胸闷减，说话稍好，脉左寸浮弦洪滑，左关浮弦滑，右寸浮洪滑，右关偏沉弦滑。以姜半夏 10 g、黄连 6 g、栝楼 30 g、厚朴 6 g、陈皮 10 g、黄芩 10 g、杏仁 g。十剂后说话较清晰。

按语： 眩晕，言语不清，面色红光亮，其脉左寸弦滑，左关尺浮弦软为阴虚肝旺，右寸沉滑，右关尺浮弦兼滑为气滞挟痰。阴虚肝旺，虚火上浮而现面色红亮，虚火上扰头窍而致眩晕不适。气滞挟痰阻滞窍道，故言语不清。以川贝母、枳壳、桔梗、杏仁理气祛痰；重剂元参滋水以镇阳光；白芍、枸杞滋补肝肾，石决明、川楝子清肝抑肝；竹叶、茯苓清心安神。再诊咳出黄白色痰，四肢有力，言语稍清楚，其脉右寸沉洪滑，**此为肺内湿热**，以千金苇茎汤加川贝母、紫苑、桔梗宽胸祛痰肃肺，加以清宣之品。继以清热祛痰理气之剂症状明显好转。

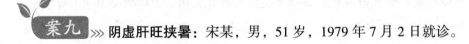

案九 ≫ **阴虚肝旺挟暑：** 宋某，男，51 岁，1979 年 7 月 2 日就诊。

三月前患蛛网膜下腔出血，经医院救治病情稳定，但血压不稳定，易激动，烦躁，感疲劳，口渴欲饮，面红。脉左寸虚大，左关尺弦软，右寸虚大，沉取洪，**此为阴虚肝旺挟暑**，法以清热育阴。予以生石膏 30 g、知母 10 g、麦冬 10 g、沙参 12 g、煅石决明 30 g、炒川楝子 10 g、竹叶 10 g、女贞子 30 g、枸杞 20 g、生地 20 g、元参 30 g 六剂，水煎服。

再诊自觉烦躁，易疲劳。脉左寸虚大，左关浮弦细，左尺弦大沉滑，右寸洪，右关尺弦细。以生石膏 25 g、知母 20 g、沙参 20 g、花粉 20 g、煅石决明 30 g、炒川楝子 10 g、女贞子 30 g、旱莲草 30 g、生地 25 g、元参 25 g、白芍 20 g、泽泻 12 g 六剂。

三诊一般情况好，血压稳定，仍感心烦，情绪抑郁，口干欲饮。脉左寸弦洪，左关弦细，右寸偏沉洪滑，右关浮弦，**此为阴虚火盛，心火旺，气分滞**。予以生石膏 25 g、知母 12 g、花粉 20 g、桔梗 6 g、枳壳 6 g、竹叶 10 g、连翘 12 g、元参 60 g、女贞子 30 g、旱莲草 30 g、白芍 20 g、茯苓 20 g、煅石决明 30 g、炒川楝子 10 g 六剂。

四诊烦躁，口干欲饮，右肩关节痛。脉左寸洪滑，两关尺弦细，右寸沉洪滑。以桔核 10 g、青皮 6 g、栝楼 30 g、元参 60 g、枳壳 6 g、桔梗 6 g、竹叶 10 g、连翘 12 g、女贞子 30 g、旱莲草 30 g、白芍 25 g、茯苓 20 g、姜半夏 6 g、黄连 6 g、煅石决明 30 g 六剂。

五诊血压不稳，胸不闷，口渴欲饮。脉右寸滑大，左关尺无力。以生石膏 25 g、麦冬 10 g、熟地 20 g、沙参 12 g、牛膝 6 g、元参 20 g、枸杞 10 g、川楝子 6 g、女贞子 30 g、知母 10 g 三剂。

六诊烦躁，睡眠差，今晨腹泻水样便，脉两寸濡滑，**此为脾湿盛**。以车前子 6 g、茯苓 25 g、白术 10 g、陈皮 10 g、白芍 12 g、防风 6 g 三剂。

七诊腹泻停，烦躁减，血压稳定。脉左寸弦大，左关尺弦大无力，右寸滑大沉洪，右关浮弦。以熟地 25 g、枸杞 25 g、牛膝 6 g、沙参 30 g、麦冬 10 g、生石膏 25 g、元参 30 g。继以滋阴清热，病情稳定。

按语： 患蛛网膜下腔出血，经医院救治后血压不稳定，易烦躁及疲劳，口渴欲饮，面红。其脉左关尺弦软为阴虚肝旺，右寸虚大，沉取洪为感受暑热。阴虚肝旺，其虚阳上扰，合暑热其热盛故烦躁，面赤，热耗气阴则感疲劳乏力，口渴欲饮。以白虎汤清暑热；元参、生地、枸杞、女贞子滋补肝肾；沙参、麦冬补心肺之阴；竹叶清心；石决明、川楝子清肝抑肝。循以清热祛痰、滋补肝肾使病情稳定。

案十 >>> **气阴两虚:** 于某, 男, 64 岁, 1979 年 7 月 2 日就诊。

三月前突感右侧上下肢无力, 麻木头晕, 搀扶时尚可走路, 在北京某医院诊断为脑血栓形成, 经用罂粟碱、肉桂嗪、抗栓丸等药治疗好转出院, 既往有类似发作二次。现感下肢无力, 嗜睡, 但睡眠需用安眠药维持, 大便干, 近日服用长效硝酸甘油, 阿司匹林, 中药活血化瘀, 后用滋阴药物, 三七粉 2 g, 每日二次, 舌干缺津液。脉左寸虚大, 左关尺弦大, 右寸虚大而散, 右关浮弦, **此为气阴两虚**, 法以益气养阴。予以党参 30 g、麦冬 10 g、五味子 10 g、沙参 30 g、枸杞子 30 g、元参 20 g、女贞子 30 g、生地 20 g、牛膝 6 g、炒川楝子 10 g、竹叶 10 g、炒枣仁 12 g。带药回北京服用, 连续服用一月余, 自觉肢体有力, 睡眠好。

按语: 中风经过治疗后感肢体无力, 嗜睡, 舌干无津。其脉寸虚大为气虚, 左关尺弦大为阴虚。老年患者久病, 肝肾阴虚, 其气血无以化生以致气不足, 故现无力。阴液无以滋养脑髓则嗜睡, 阴津不足无以润燥故舌干无津, 大便干。此例舌脉无瘀血之象, 前医以活血化瘀, 三七粉之类, 自然疗效不好。以生脉散加沙参以补气; 元参、枸杞、女贞子、生地以顾阴; 枣仁补肝胆, 宁心安神; 竹叶清心; 川楝子清肝, 牛膝补肝肾引药下行。

案十一 >>> **气阴两虚:** 曹某, 女, 50 岁, 1979 年 5 月 16 日就诊。

一月前突然口角歪斜, 右侧肢体活动不灵, 血压 170/100 毫米汞柱, 到医院检查诊断为高血压病, 卒中, 约四五天肢体恢复正常活动, 自觉胸闷心慌, 睡眠不好。脉左寸虚大, 左关浮弦软, 右寸滑大, **此为气阴两虚肝旺**。予以沙参 12 g、麦冬 10 g、知母 10 g、元参 20 g、当归 6 g、白芍 6 g、生地 20 g、女贞子 30 g、枸杞 30 g、炒川楝子 10 g、煅石决明 30 g、菊花 10 g、桑叶 10 g 六剂, 水煎服。

再诊未再胸闷心慌, 食欲好, 睡眠改善。脉两寸虚大, 左关尺弦细, **此为气阴两虚**。党参 30 g、麦冬 10 g、五味子 10 g、黄芪 30 g、竹叶 10 g、炒枣仁 12 g、元参 20 g、枸杞 30 g、女贞子 30 g、白芍 10 g、当归 10 g、炙甘草 3 g、大枣 3 枚三剂。

三诊停药半月，最近又犯病，感全身无力，说话不成句，吐字不清，仍在右侧肢体失灵后又恢复正常活动。脉右寸濡，右关沉，**此为湿热**。予以茯苓 10 g、竹叶 10 g、杏仁 10 g、生薏仁 30 g、半夏 10 g、陈皮 10 g、通草 6 g、滑石 12 g、白豆蔻 10 g、川朴 10 g 四剂。

四诊精神萎靡，说话欠清晰，神志迟钝，嗜睡。脉左寸沉滑，左关沉，右寸濡滑，右关沉滑，**此为湿热气滞**。以三仁汤加减加桑叶 10 g、菊花 10 g、竹叶 10 g、茯苓 10 g 四剂。

五诊自觉全身无力，嗜睡轻，说话稍清晰，身上发凉，怕风，头不晕，视物不清，下腹部疼。脉左寸虚大兼弦，左关浮弦，右寸濡虚大，右关浮弦滑，**此为气虚肝旺**。予以煅石决明 30 g、炒川楝子 6 g、竹叶 10 g、茯苓 20 g、炒元胡 6 g、党参 20 g、麦冬 10 g、五味子 10 g、芦根 30 g、竹茹 10 g、桑叶 10 g、菊花 10 g 四剂。

六诊感全身无力，说话稍清，脉两寸虚大兼弦，关尺弦大，**此为气阴不足**。以党参 30 g、麦冬 10 g、五味子 10 g、沙参 30 g、生地 20 g、元参 20 g、女贞子 30 g、枸杞 20 g、白芍 10 g、当归 10 g、炒川楝子 6 g 六剂。

七诊说话稍清，体力稍好，脉两寸洪滑，左关浮弦，右关偏沉，**此为肝旺痰火气滞**。予以陈皮 10 g、姜半夏 10 g、竹茹 10 g、天竺黄 12 g、旋覆花 10 g、黄连 6 g、栝楼 30 g、芦根 30 g、枳壳 6 g、茯苓 10 g、煅石决明 30 g、川楝子 6 g、白芍 20 g、杏仁 10 g、川贝母 10 g。服药十余剂后，说话大有改善。

按语：此例患卒中，胸闷心慌，其脉右寸滑大为肺气阴虚，左关尺浮弦软为肝肾阴虚肝旺。与上例同为气阴两虚，后者沙参代替党参，加用当归、白芍以养血，石决明清肝抑肝。再诊两寸脉虚大，关尺弦细，**此为气阴虚**，方剂中用生脉散加黄芪以补气。三诊全身无力，说话不请，其脉濡为湿热，右关沉为气滞，以三仁汤加减清热利湿理气。五诊患者感乏力，下腹痛，其脉寸脉虚大为气虚，左关浮弦为肝旺，以生脉散加镇肝息风之品。七诊脉象寸现洪滑为痰火，左关浮弦为肝旺，右关偏沉为气滞，以小陷胸汤加天竺黄、陈皮、旋覆花祛痰清热降逆；川贝、杏仁、枳壳肃肺理气解郁；加镇肝之品。脉理清晰，<u>丝丝相扣</u>，疗效明显。

案十二 >>> 肝热痰火误治：李某，男，50岁，1950年4月5日出诊。

突感周身麻木，即卧床休息半小时，出现四肢瘫痪，胸闷口苦，渴欲热饮，二便热灼，屡治无效已四月余，邀我诊治，胸闷腹胀较难忍受，舌质绛，黄白厚苔，脉两寸沉而滑数，左关浮弦数，翻阅前医多用益气活血、温通之品，**此为肝热痰火受补锢过甚**，法以理气清热豁痰。方以半夏12g、栝楼30g、黄连9g、黄芩12g、旋覆花9g、知母12g、花粉24g、川贝母24g、枳壳6g、生栀子12g、石菖蒲9g、竹茹9g、蛤壳12g、桑枝30g、川楝子9g、羚羊角12g、桔皮9g、莱菔半斤煎汤代水煎药六剂，水煎服。

再诊胸闷腹胀消失，舌苔薄白微黄，脉仍数，两寸浮洪，左关尺浮弦。方以生栀12g、竹茹9g、石斛24g、花粉30g、知母12g、桑枝30g、蛤壳12g、丝瓜络12g、菊花18g、青果二枚、羚羊角12g、海蜇洗净120g、地栗十枚劈四开、竹叶9g、莱菔半斤煎汤代水煎药，送服当归龙荟丸三丸十六剂。

三诊能起床，可扶持行动，口渴大减，二便不热，舌薄白苔似干，脉右寸滑大，左关尺弦大，**此为肝旺气阴两虚**。法以养气阴柔肝脏。以沙参24g、知母12g、石斛24g、花粉24g、麦冬12g、桑枝30g、女贞子30g、生地30g、白芍18g、苁蓉9g，服二十剂，脉和证除。

按语：四肢瘫痪，胸闷腹胀较难忍受，舌质绛，黄白厚苔，脉两寸沉而滑数为痰火气滞，左关浮弦数为肝热。此例本是肝热痰火盛之体，经诸医以温热之药使肝热愈盛，热痰补锢于胸，壅塞气机不得条达，因此出现胸闷腹胀难忍，先以清热豁痰之法，以川贝母、枳壳理气宽胸；小陷胸汤合泻心汤清热豁痰；羚羊角清心肝肺之热息风；栀子、蛤粉、川楝子清肝热；知母、花粉清热生津；莱菔理气化痰，解人参之药力。再诊胸闷腹胀已除，脉数，左关尺浮弦为肝热，两寸浮洪为心肺皆热，去小陷胸汤及泻心汤，继续清心肝热，加用雪羹：地栗、海蜇以清热痰，加当归龙荟丸清肝热。三诊口渴大减，二便不热，舌苔似干，右寸滑大为肺气阴虚，左关尺弦大肝旺阴虚。以沙参、麦冬滋补肺气阴；白芍、知母、女贞、生地、石斛、苁蓉滋补肝肾，花粉清热生津；桑枝清热通络。

案十三 >>> **痰火阻络：** 于某，男，76岁，1979年6月2日就诊。

失语已十月余，曾在某医院检查诊断为假性球麻痹，脑动脉硬化，目前说话费力，讲不清楚，四肢活动可，平时痰多，口干不欲饮。脉左寸洪滑，右寸浮洪滑，关弦滑，**此为痰火阻络**，法以清热祛痰通络。予以姜半夏10 g、栝楼30 g、黄连6 g、旋覆花10 g、丝瓜络6 g、桑枝15 g、天竺黄10 g、桑叶10 g、菊花10 g、竹茹10 g、陈皮10 g、枳壳6 g、芦根30 g、滑石12 g、佩兰叶12 g、茯苓12 g、竹叶10 g、连翘12 g六剂，水煎服。

再诊曾咳出大块黏痰，说话较前明显好转，仍感胸膈闷。脉左寸沉洪滑，左关弦细，右寸洪滑，右关弦滑。以姜半夏10 g、黄连10 g、栝楼30 g、旋覆花10 g、茯苓10 g、煅石决明30 g、炒川楝子10 g、桑叶10 g、菊花10 g、芦根30 g、竹茹10 g、竹叶10 g、石菖蒲10 g、远志10 g、天竺黄10 g。服用镇肝祛痰之剂几十剂后，说话较流利，胸闷消失。

按语： 失语痰多，其脉两寸洪为心肺热，滑为痰火。心肺火旺，燔津为痰，痰火上阻经络，阻滞窍道而致失语。以小陷胸汤豁痰清热；天竺黄清热祛风豁痰；竹叶、连翘清心热；滑石清热除湿；枳壳理气；桑叶、菊花、芦根、竹茹清热祛风；丝瓜络清热通络。再诊左寸沉为心气不畅，左关弦细为肝旺。以石决明、川楝子清肝镇肝；石菖蒲、远志理气解郁，仍以祛痰清热宣风之剂病情好转。

案十四 >>> **肝旺气郁：** 张某，男，54岁，1974年5月15日会诊。

半月前因生气突感头晕，右侧肢体麻木，活动失灵，面部向左侧歪斜，血压偏高，在某医院检查以"脑血栓形成"住院治疗，血压稳定，肢体活动尚好，但吞咽困难，喝水打呛，采用鼻饲以及静脉点滴药物，持续十余天要求中医会诊。查病人左侧面部出汗多，右侧少，无明显不适，脉左寸沉，左关浮弦，右寸沉弦滑，右关弦，**此为肝旺气郁挟痰**，法以理气疏肝豁痰。以川贝母9 g、枳壳9 g、杏仁9 g、桔梗6 g、柴胡6 g、当归9 g、白芍24 g、茯苓18 g、炒白术9 g、甘草3 g、薄荷3 g、陈皮9 g、半夏9 g、菊花9 g、郁金9 g、石菖蒲9 g、珍珠母30 g三剂，水煎服。

再诊右寸脉沉减，左寸脉浮，上方川贝母 6 g，去石菖蒲、郁金五剂。

三诊左上肢酸疼，肢体有时抖动，痰多，脉左浮弦，右寸浮弦滑。以煅石决明 30 g、白芍 18 g、桑叶 9 g、菊花 9 g、柴胡 6 g、当归 9 g、茯苓 18 g、炒白术 9 g、甘草 3 g、姜半夏 9 g、栝楼 30 g、炒桑枝 15 g 六剂。

四诊肢体已不痛，口干欲饮，痰多，面部汗出仍多，以左侧明显，自觉腹部气向上顶达咽喉甚至嗳气，脉两寸浮洪弦滑，两关浮弦洪滑。以姜半夏 9 g、黄连 6 g、黄芩 9 g、生石膏 30 g、生枇叶 30 g、竹茹 10 g、芦根 30 g、白芍 18 g、炒川楝子 9 g、旋复花 9 g、生赭石 9 g 三剂。

五诊自觉咀嚼东西时，尤其是水果之类在咽喉以及食道上段有凉爽的感觉，服六剂后当晚可以口服苹果一只，第二天清晨可以喝米粥一碗，油条一根。继续服用二十余剂后可以正常吞咽食物。

按语：此例脑血栓形成住院治疗后，感吞咽困难，只能靠鼻饲维持生命，同上例也属于假性球麻痹。此例患者脉象左寸沉为心气郁，左关浮弦为肝旺，右寸沉为气郁，弦滑为痰饮，**此为肝旺气郁挟痰**。肝旺其疏泄失司，气血不行，脑髓失养，气机郁滞挟痰阻滞经络故吞咽困难。以川贝母、枳壳、杏仁通达气机；桔梗引药上行；逍遥散疏肝解郁；陈皮、半夏祛痰；郁金、石菖蒲以理气宣窍；珍珠母平肝潜阳。三诊继以煅石决明、白芍、桑叶、菊花养阴息风镇肝；旋复花、姜半夏、栝楼、黄连祛痰火；炒桑枝通络。四诊患者口干欲饮，痰多，自觉腹部气向上顶，嗳气，脉两寸浮洪滑，两关浮弦洪滑，**此为肺胃肝皆热**，以泻心汤：姜半夏、黄连、黄芩清心热祛热痰；生石膏清肺胃之热；白芍、川楝子抑肝清热；代赭石、旋覆花以降逆化痰；芦根、竹茹、生枇叶清胃热降逆。以清热祛痰降逆之剂使症状明显改善。

案十五 ≫ **肝旺气郁痰湿：**马某，男，58 岁，1979 年 3 月 12 日会诊。

头晕痛，左侧肢体无力沉重已六天住院，某医院诊断为脑供血不足，冠心病，予以改善心脑血管供血药物。有时感胸闷，腹胀痛，下肢疼痛。脉缓，左寸浮弦，左关尺弦滑，右寸偏沉濡滑，右关弦滑，**此为肝旺气郁痰湿盛**，法以理气平肝祛痰湿。方以川贝母 10 g、枳壳 6 g、桔梗 6 g、陈皮 10 g、姜半夏 10 g、茯苓 10 g、桑叶 10 g、菊花 25 g、炒川楝子 6 g、炒元胡 6 g、广木香 6 g、香附 6 g、栝楼 30 g、杏仁 10 g、车前子 6 g、丹皮 10 g、栀子 10 g 二剂，水煎服。

再诊头晕胀痛，痰多，胸闷腹胀，肢体麻木，脉缓，左寸濡洪滑，左关浮弦，左尺弦滑，右寸浮洪滑，右关偏沉弦滑，予以平肝息风和胃。姜半夏 10 g、杏仁 10 g、薏仁 30 g、通草 6 g、滑石 12 g、茯苓 25 g、白豆蔻 6 g、厚朴 6 g、连翘 12 g、桑叶 10 g、菊花 10 g、秦艽 10 g、钩藤 12 g、芦根 30 g、白芍 30 g 三剂。

三诊肢体麻木减，仍感头晕胀痛，胸闷腹胀，大便不畅，烦躁，梦多痰多。脉左寸浮洪弦滑，左关浮弦滑，左尺浮弦滑，右寸濡洪滑，右关偏沉弦滑。予以陈皮 10 g、姜半夏 10 g、杏仁 10 g、薏仁 30 g、连翘 12 g、菊花 25 g、桑叶 10 g、白芍 30 g、秦艽 10 g、钩藤 12 g、厚朴 6 g、广木香 6 g、槟榔 6 g、白豆蔻 10 g、滑石 12 g、通草 6 g、茯苓 12 g、竹叶 10 g、桑枝 15 g、煅石决明 30 g、炒川楝子 6 g、竹茹 10 g、生杷叶 30 g、佩兰叶 12 g 三剂。

四诊四肢麻木已消失，仍有胸闷腹胀，烦躁，头晕，大便不畅。脉左寸浮濡滑，左关浮弦，右寸濡洪滑，右关偏沉弦滑。以煅石决明 30 g、炒川楝子 10 g、钩藤 12 g、菊花 25 g、秦艽 10 g、杏仁 10 g、厚朴 10 g、半夏 10 g、黄连 6 g、栝楼 30 g、茯苓 25 g、豨莶草 12 g 四剂。

五诊胸闷减轻，稍有腹胀，头晕，皮肤有小红色皮疹，痒甚（药物过敏所致）。左寸浮洪弦滑，左关浮弦滑，右脉浮弦滑。以防风 6 g、荆芥 6 g、竹叶 10 g、连翘 12 g、桑叶 10 g、菊花 12 g、陈皮 10 g、茯苓 12 g、煅石决明 30 g、炒川楝子 10 g、芦根 30 g、竹茹 10 g、秦艽 10 g、地肤子 30 g 三剂。

六诊皮疹已退，稍有头晕腹胀，大便尚可。脉左寸濡，右寸濡弦滑，关弦滑，尺弦滑，以镇肝息风祛痰湿。煅石决明 30 g、炒川楝子 10 g、菊花 25 g、秦艽 10 g、白芍 25 g、苍术 10 g、豨莶草 20 g、泽泻 12 g、白术 10 g、茯苓 25 g、厚朴 10 g、陈皮 10 g、半夏 10 g、车前子 10 g、丹皮 10 g 六剂。

七诊自觉身上有力，稍有头晕。脉左关浮弦，右关弦滑。以白术 10 g、苍术 10 g、厚朴 6 g、陈皮 10 g、半夏 10 g、茯苓 25 g、泽泻 12 g、豨莶草 10 g、秦艽 10 g。服六剂后，基本无明显不适。

按语：头晕痛，左侧肢体无力沉重。其脉缓为湿，左寸浮弦为肝旺，右寸偏沉濡滑，右关弦滑，为气郁痰湿盛。肝旺上扰头窍，痰湿邪蒙蔽清阳皆可引起头晕痛。肝经络于下腹而感疼痛。痰湿郁滞于胸感胸闷，水湿郁滞故感肢体沉重。以川贝母、枳壳、桔梗、木香、香附理气解郁；川楝子、元胡平肝止痛；丹皮、栀子清肝热；半夏、陈皮、栝楼祛除痰湿；车前子清肝热，淡渗利湿；桑叶、菊花平肝宣风。继以理气平肝去痰湿而愈。

消化系统病症

医者读书有眼
病人才能活命
——张国屏

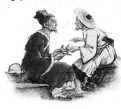

消化性溃疡

消化性溃疡是指胃肠黏膜被自身消化而形成溃疡，可发生于食管、胃、十二指肠、胃与空肠吻合部，胃及十二指肠球部溃疡最为常见。十二指肠溃疡多见于青壮年，而胃溃疡则多见于中老年，二者皆以男性多见。它属于祖国医学"胃脘痛"证的范畴，此病程长，合并症多，以致严重影响人们的身体健康，其病多与精神因素及饮食因素有关。

一、分型及治疗

（一）中焦虚寒型：其症状上腹部隐痛，喜按喜暖，纳食减少，呕吐清涎，大便稀薄，倦怠无力，畏寒肢冷。其脉浮紧、弦大无力迟缓，法以温中，以理中汤：党参20~25 g、炒白术10 g、炙甘草0.3~6 g、炮姜6 g。若中焦虚较轻，其脉浮弦而缓，可用桂枝10 g、白芍20 g、炙甘草6 g、生姜两片、大枣2枚、饴糖30 g。

⌇随证加减

1. 寒重，脉迟，加附子6~10 g。

2. 腹痛，脉弦迟而紧，加良姜6 g。

3. 泛酸，加生牡蛎30 g。

4. 饭后腹部不舒或胀，右关脉滑，加神曲10~12 g、麦芽10~12 g。右关沉，加厚朴10 g、陈皮10 g。饭后腹胀痛除加上药外，再加广木香10 g、香附12 g。

5. 寒湿，大便稀或便频者，加毕拔6 g、茯苓10 g。

6. 大便干燥，加火麻仁30~90 g。

7. 胸闷或有痰，或虽无痰而右寸脉滑，加陈皮、半夏各10 g。

8. 大便潜血，加乌贼骨30 g、白芨6~10 g。乌贼骨有宣血脉的作用，对溃疡病既能保护溃疡面及止血的功能，而且能制酸止痛，因此于理中汤中多加乌贼骨其效果好。

（二）气郁肝旺肝胃不和型：其症状胃脘胀满作痛，嗳气则舒，脘痛连胁，吐酸水，胸闷喜叹息，情志不舒加重，其脉浮弦，法以疏肝理气，以逍遥散加减：柴胡6 g、炒白芍20 g、当归10 g、炒白术10 g、炙甘草3 g、茯苓10 g、炮姜6 g、蒲公英炭10 g。

🌀 随证加减

1. 气郁：右寸脉沉，加广木香10 g、香附10 g。

2. 兼气虚倦怠无力：右寸脉虚而无力，加党参12~15 g。

3. 恶心加生姜二片，如右寸脉滑，加二陈。

4. 口渴喜饮：去炮姜，加天花粉。

5. 腹痛延及下腹部：左关尺浮弦，加白芍20 g、炒川楝子、元胡各10 g。

（三）中焦热盛型：其症状胃脘灼痛，病势急迫，食入则痛，泛酸，嘈杂不适，口干，烦躁易怒，大便干结。其脉右关浮弦洪或弦大有力而数，法以清热止痛。以蒲公英汤：蒲公英30 g、蒲公英炭30 g、竹茹10 g、白芍10 g、甘草3 g、生牡蛎30 g。蒲公英清胃热凉肝血，对溃疡有止血止痛止呕及消除腹胀增加食欲的作用。

🌀 随证加减

1. 热重：脉数，加双花30 g、双花炭15 g。

2. 气郁滞：右寸脉沉，加广木香10 g、香附10 g、枳壳6~10 g。

3. 胸部痞闷：右寸脉浮洪滑，加半夏6 g、黄芩10 g、黄连6 g; 脉沉洪滑，加枳壳6~10 g、桔梗10 g。

（四）中焦湿盛型：其症状胸闷，腹胀痛，倦怠身重，足跗时肿，四肢不温。其脉右关濡滑或缓，法以燥湿健脾。以术苓苡仁汤：白术10 g、茯苓12 g、炒薏仁30 g、甘草3 g、乌贼骨30 g。亦可用平胃散加减：苍术、陈皮、厚朴、木香、香附、建曲、砂仁、紫豆蔻、炮姜、乌贼骨、良姜。

（五）中焦湿热盛型：其症状脘腹痞满，身倦体重，大便溏泄，身热口苦，口渴不欲饮，尿少而黄。其脉滑数或弦滑，法以清热利湿。以芦根滑石汤：芦根30 g、滑石12 g、佩兰12 g、炒薏仁30 g、蒲公英30 g、蒲公英炭30 g、白芍 10 g。

二、溃疡病常见症状处理

1. 出血：三七粉效果较好，亦可用地榆炭。中焦虚寒加乌贼骨、白芨。中焦热盛或湿盛，加蒲公英炭、白芨、地榆炭、血见愁。

2. 吐酸：用生牡蛎较好，生牡蛎加红糖（过街笑）解酸止痛作用。煅瓦楞子制酸止痛，和胃消痰，消涎沫。胃热泛酸，法以左金丸：黄连、吴茱萸。姜汁炒栀子、吴茱萸水炒黄连。

3. 恶心：一般用二陈、生姜。胃热加竹茹、陈皮。

4. 腹痛：饭后腹痛者，为消化不良，用陈曲、麦芽、陈皮。脉沉，用广木香、炒莱菔子。

临床以中焦虚寒及肝胃不和多见。如香燥之品伤胃阴，可用清液汤：麦冬、沙参、玉竹、扁豆、石斛、生杷叶、竹茹、芦根。

功能性胃肠病

　　功能性胃肠病是一组表现为慢性或反复发作的胃肠道症状，而无器质性改变的胃肠功能性疾病，临床表现主要是胃肠道（包括咽、食管、胃、小肠、大肠、肛门）的相关症状，因症状特征而有不同命名，临床上以功能性消化不良和肠易激综合征为多见。功能性消化不良是指胃及十二指肠的功能紊乱引起的症状，而无器质性病变的一组临床综合征，是临床最常见的一种功能性胃肠病，我国调查资料显示该病占胃肠病专科门诊患者约50% 左右。肠易激综合征是以腹痛或腹部不适伴有排便习惯改变为特点，我国患病率约为 10% 左右，患者多为中年人居多。其发病机制至今尚未清楚，可能与胃肠动力障碍，内脏感觉过敏或异常，胃底对食物容受性舒张功能下降，肠道感染愈合后，还有与精神及社会等因素有关。

祖国医学对胃肠病的认识早已描述，《内经》"以水谷为本""人以胃气为本"，《脾胃论》阐明"内伤脾胃，百病由生""脾胃虚则九窍不通"，可见胃肠病也会影响其他脏器，继而引发相关病症。根据临床多年治疗经验有以下分型及治疗。

分型及治疗

（一）气郁型：精神郁闷，全身不适，胃部不适，腹痛、腹胀、嗳气、烧心或腹泻。其脉沉，法以理气舒郁调胃肠。方以苍术9g、香附9g、陈曲9g、广木香6g、砂仁6g、陈皮9g、麦芽9g、炒莱菔子9g。

随证加减

1. 头痛，加荷叶9g、川芎3g。
2. 心烦、烧心，加炒栀子9g。
3. 心悸，加茯苓24~30g。
4. 胸闷，加桔梗6g、枳壳6g。

（二）胃郁挟痰型：腹胀、腹痛、餐后胀满、胸闷、恶心呕吐，其脉右寸滑、右关沉，法以调胃除痰、降逆和中，方以厚朴9g、陈皮9g、枳实6g、藿香9g、姜半夏9g、苍术9g。

随证加减

腹痛甚，加广木香9g、香附9g、砂仁9g。恶心加生姜3g。

（三）气郁肝旺型：胸痞，腹部闷痛、小腹及脐部痛或胀痛。其脉右寸沉、关尺浮弦，此为气郁肝胆乘胃肠，腹胀宜厚朴散之，腹部闷，脉弦为肝脉，气耗散宜白芍收之，小腹是肠的区域，也是厥阴肝经所在。法以疏肝理气，以香附9g、广木香9g、白芍24g、炒元胡9g、炒川楝子9g、青皮9g、厚朴9g。

（四）胃肠气郁日久型：胃肠功能障碍，使胃肠机能衰弱，全身疲劳无力，精神涣散，腹痛、腹胀、胸闷、恶心、呕吐。其脉右寸关虚弱，沉取显滑，右关显沉，法以健脾理气。以党参18g、白术9g、茯苓18g、陈皮9g、木香6g、砂仁9g、姜半夏9g、生姜一片。

（五）气郁胃热型：腹胀痛、呃逆、厌食、反酸、烧心、嗳气、恶心呕吐、腹泻。其脉右寸洪数，右关弦数，法以清热调胃，理气降逆。方以黄连 6 g、吴茱萸 1.5 g、炒栀子 6 g、陈皮 9 g、陈曲 9 g、麦芽 9 g、芦根 30 g、竹茹 9 g、香附 9 g、枳实 6 g、生杷叶 30 g。

（六）胃热型：食之即吐。其脉右关洪实数，舌苔色黄，法以清胃腑之热。方以大黄 9 g、甘草 3 g。

（七）胃郁吐清水型：其脉右关濡或沉，法以燥湿和胃，方以苍术 9 g、白术 9 g、陈皮 9 g、茯苓 18 g、滑石 12 g、神曲 9 g。

（八）暴饮暴食不按时进餐型：暴饮暴食影响胃肠机能，可出现呕吐、大便泄下等胃肠机能紊乱，皆是身体本身的调整。呕吐腹泻排除腐败物质是为佳象，如不识这种情况，呕吐止吐，便泄止泄，将腐败物质滞留于体内，必然发生病变，多有腹胀胸闷，暴饮暴食可引起厌食、嗳气、烧心、吐酸、餐后饱胀、上腹部疼痛、身体困倦、精神不振或便秘。其脉右关弦滑或沉滑、有时出现弦紧而滑。法以消导和胃。方以炒槟榔 9 g、神曲 9 g、陈皮 9 g、麦芽 9 g、焦山楂 9 g、炒莱菔子 9 g。

（九）胃肠衰弱型：因暴饮暴食使胃肠功能紊乱，积年累月逐渐使胃肠功能衰弱，出现疲乏无力、精神不振、不欲纳食、恶心、流涎、心悸、气促或腹泻等症。其脉右寸濡滑，右关弦软或沉。法以理气调胃肠，恢复胃肠功能。方以姜半夏 9 g、陈皮 9 g、广木香 6 g、砂仁 6 g、党参 12 g、白术 6 g、茯苓 24 g、神曲 6 g、甘草 3 g、麦芽 6 g、炒莱菔子 9 g、鸡内金 12 g、藿香 6 g、乌药 6 g、黄连 3 g、吴茱萸 1 g。

（十）吐酸用药：胃郁消化不良，吐酸，以神曲、麦芽、陈皮为主；肝火吐酸以黄连、吴茱萸为主；心火旺以栀子姜汁炒；胃有痰涎吐酸，以煅瓦楞子、陈皮为主。

（十一）肠道症状：多有胸痞腹痛、腹胀肠鸣，腹泻或便秘。舌苔黄色，其脉右寸滑数，右关弦，法以理气清热。方以姜半夏 9 g、黄连 6 g、黄芩 9 g、厚朴 9 g、枳实 6 g、陈皮 9 g。

（十二）气秘型：患者感腹痛不适，大便不畅，但粪不干系气秘，此为肠气机不得流畅，可因情绪思虑、情志不舒或久坐不动等因素使气机郁滞不能宣达，于是通降失常，传导失职。其脉沉，法以调气行滞。方以槟榔 9~12 g、广木香 9 g、陈皮 9 g、青皮 9 g、枳壳 9 g、杏仁 9 g、郁李仁 9~12 g。

（十三）便秘型：便秘为结肠机能障碍，患者常表现顽固性腹部疼痛，主要位于左下腹部或有便秘粪呈坚粒，状若羊粪，亦可出现腹泻内含黏液。

1. 腹痛，便秘粪若羊粪状，为肠分泌功能障碍，气滞血虚则津液枯，不能滋润肠道以致便秘。其脉弦大或弦细，法以理气润肠。方以当归6 g、生地18 g、白芍9 g、青皮9 g、炒川楝子9 g、炒元胡9 g、火麻仁60 g、桃仁6 g、杏仁9 g、栝楼仁30 g、冬瓜子30 g、阿胶6 g。舌苔黄色加大黄6~9 g。

2. 出现腹泻含黏液，其脉弦，法以调气清热。方以白芍18 g、广木香9 g、枳壳9 g、青皮9 g、炒川楝子9 g、黄连9 g。

（十四）失眠型：为胃肠功能障碍，分泌痰涎阻滞气机，阳气升降失调，以致失眠。其脉右寸滑，法以祛痰理气安神。方以陈皮9 g、半夏9 g、茯苓12 g、竹茹12 g、枳壳6 g、竹叶9 g、炒酸枣仁12 g。脉寸数，加黄连6~9 g。

（十五）记忆力减退，多忘事，胃生痰邪，使精神不振，法以健脾祛痰安神。方用：陈皮9 g、姜半夏9 g、茯苓18 g、益智仁9 g、香附9 g、党参9 g、甘草3 g。

（十六）临事不宁、眩晕、槽杂者，方以滋阴健脾汤：当归6 g、川芎3 g、生地3 g、党参3 g、白术9 g、茯苓12 g、陈皮6 g、姜半夏6 g、麦冬3 g、远志3 g、甘草1.5 g、生姜一片、大枣1枚。

（十七）盗汗，因胃肠热及阴不足出现盗汗，方以芦根30 g、竹茹9 g、知母9 g、地骨皮12 g、麦冬9 g、浮小麦30 g。

（十八）反复呕吐：患者主要表现为反复地餐后呕吐，以致营养不良而消瘦。

1. 痰湿郁滞使胃气不能下降出现反复餐后呕吐，其脉滑，法以健胃利湿祛痰降逆。方以炒白术9 g、泽泻12 g、茯苓24 g、姜半夏9 g、陈皮9 g、旋覆花9 g。

2. 胃热挟痰，胃清和之气下降受碍，其脉右关浮弦数，右寸滑数，法以清胃热和胃。以芦根30 g、竹茹9 g、生杷叶30 g、陈皮9 g、半夏9 g、黄连9 g、黄芩9 g、茯苓24 g。

 案一 >>> 肝旺胃热伤阴：王某，女，48岁，1979年7月10日就诊。

三年前劳累后感上腹部疼痛，喜暖，泛酸，上腹部烧灼感，钡餐透视诊断为慢性胃炎。现食欲不振，言语无力，饭后上腹胀，大便干燥成球状，小便黄，有时背部亦感疼痛。舌白厚苔而干，脉右寸滑大，右关浮弦，左寸浮弦大，左关浮弦，**此为肝旺胃热伤阴，镇肝清胃热。**沙参 30 g、佩兰叶 12 g、生杷叶 30 g、郁李仁 6 g、生牡蛎 25 g、芦根 30 g、竹茹 10 g、麦芽 10 g 三剂，水煎服。

再诊上腹部略胀，食欲增加，大便干。舌白厚苔而干，扪之湿，脉左浮弦，右寸滑，右关浮弦滑。以芦根 30 g、竹茹 10 g、生杷叶 30 g、滑石 12 g、佩兰叶 12 g、麦芽 10 g、桑叶 10 g、菊花 10 g 六剂。

三诊上腹部胀闷，偶有微痛，未有烧灼感，不吐酸，口干欲饮。舌黄而厚腻苔，脉两寸浮洪，左关浮弦，**此为肝旺心肺热。**以半夏 10 g、黄连 6 g、黄芩 10 g、煅石决明 30 g、炒川楝子 10 g、芦根 30 g、竹茹 10 g、佩兰叶 12 g、滑石 12 g、竹叶 10 g、连翘 12 g 四剂。

四诊上腹部饱胀感，全身无力，食欲差，大便稀。脉右寸浮弦虚大，右关浮弦滑，左寸濡弦。以党参 12 g、五味子 6 g、麦冬 10 g、山楂 6 g、麦芽 10 g、建曲 6 g、槟榔 6 g、桑叶 10 g、菊花 10 g、陈皮 6 g、竹叶 10 g 四剂。

五诊腹胀闷轻，头胀闷不适，右胁疼，大便稍干不畅。左寸浮弦，左关尺弦大，右寸滑，右关偏沉。予以桑叶 10 g、女贞子 30 g、菊花 10 g、建曲 6 g、麦芽 10 g、芦根 30 g、竹茹 10 g、广木香 6 g、陈皮 10 g、姜半夏 6 g、炒槟榔 6 g、炒莱菔子 10 g 六剂。

六诊又感头痛，脉左浮弦，右寸弦滑。以桑叶 10 g、菊花 10 g、薄荷 6 g、竹叶 10 g、连翘 12 g、双花 12 g、桔梗 6 g、牛蒡子 6 g。二剂后无不适。

按语：此例肝旺胃热，其脉为左浮弦，右关浮弦。肝木火旺，肝木克土，脾胃也热，肝旺失于条达，脾胃受困失于升降，以致腹痛，腹胀。热邪耗津使阴分不足，则食欲差，大便干燥，故脉象现右寸滑大。以芦根、竹茹、生杷叶清胃热降逆；生牡蛎镇肝清热；沙参育阴，郁李仁润燥下气，通大便；麦芽健胃消食。三诊上腹部胀闷，微痛，舌黄腻厚苔，两寸浮洪为心肺热，左关浮弦为肝旺，以半夏、黄连、黄芩清心肺之热，竹叶、连翘清心热；石决明、川楝子清肝热镇肝；芦根、竹茹清胃；滑石清热利湿，使热下行；佩兰芳香去污秽之浊。四诊全身乏力，大便稀，脉右寸浮弦虚大，此为气阴虚，以生脉散以补气生津，右关弦滑为消化不良，以建曲、麦芽、山楂、槟榔、陈皮消食和胃；桑叶、菊花清肝宣风。五诊腹胀轻，右胁痛，大便不畅，左寸浮弦，左关尺弦大，此为肝旺，肝肾阴不足；右寸滑为痰饮，右关偏沉为气滞。方剂中加二陈祛痰饮；木香、槟榔以理气止痛；女贞子补肝肾阴而不滋湿。

案二 ≫ **肝旺气郁**：王某，男，49岁，1979年6月12日就诊。

上腹部不适已二十余年，曾在某医院做胃镜诊断为胃窦炎，自觉上腹部烧灼感，嗳气，不吐酸水，无明显腹胀。脉两寸沉，关尺浮弦，**此为肝旺气郁**，法以抑肝解郁。以白芍12 g、炒川楝子10 g、元胡10 g、石菖蒲10 g、远志10 g、芦根30 g、竹茹10 g、生杷叶30 g、佩兰叶12 g、滑石12 g、广木香10 g、香附10 g三剂，水煎服。

再诊饭前上腹部烧灼感，有时嗳气。脉右寸偏沉滑大，右关浮弦洪大，左寸偏沉，左关弦。以芦根30 g、枳壳10 g、广木香10 g、麦芽10 g、生杷叶30 g、竹茹10 g、白芍20 g、石菖蒲10 g六剂。

三诊仍有烧灼感，肝区胀痛，脉左浮弦，右寸沉，右关浮弦滑。以柴胡6 g、黄芩10 g、白芍20 g、芦根30 g、竹茹10 g、生杷叶30 g、麦芽10 g、广木香6 g、香附6 g六剂。

四诊腹痛腹胀已减，有时腹泻，消化不好，食欲可，脉左寸浮洪，左关浮弦，右寸沉弦滑，右关浮弦洪。以广木香6 g、香附10 g、芦根30 g、枳壳6 g、滑石12 g、生杷叶30 g、竹茹10 g、麦芽10 g、柴胡6 g、黄芩10 g、白芍30 g、佩兰叶12 g。六剂后，腹部无不适。

按语：此例脉两寸沉为气滞，左关尺浮弦为肝旺，**此为肝旺气滞**。肝旺使其疏泄机能失利，气机郁滞，心气亦不畅。肝阳乘脾胃，胃也热，胃热其气不降，因而出现上腹部烧灼感，嗳气。以白芍泻肝热；金铃子散清热疏肝止痛；石菖蒲、远志解心气郁滞安神；芦根、竹茹、生杷叶清胃热降逆；滑石清热使热下行；广木香、香附行气止痛。

案三 >>> **肝热腑实**：朱太太，38 岁，1951 年 7 月 27 日就诊。

心口痛向两胁串痛，痛则小便，数日未大便。舌苔黄、尖赤，脉左寸关浮数，右脉强实，**此为热甚作痛，以肠胃肝胆皆热盛**，法以清热调气。予以川连 9 g、黄芩 9 g、生栀子 9 g、双花 24 g、蒲公英 24 g、生军 9 g、栝楼 24 g、枳实 6 g、厚朴 6 g 一剂，水煎服。

再诊腹痛减，次日大便二次，恶心，脉同前。以半夏 6 g、川连 9 g、黄芩 9 g、生军 15 g、双花 24 g、枳实 6 g、生栀子 9 g、厚朴 6 g、竹茹 9 g、蒲公英 24 g、紫花地丁 18 g 一剂。

三诊按之则痛，晨起大便一次，脉数已减。以生军 15 g、半夏 6 g、陈皮 6 g、川连 6 g、蒲公英 24 g、黄芩 9 g、生栀子 9 g、双花 24 g、地丁 24 g、竹茹 9 g。

四诊一周后，诸证皆无，自觉身热而倦，口渴喜凉，恶心，舌后白苔，舌尖赤，脉左寸数。**此为中暑**。予以香豆豉 9 g、薄荷 9 g、桑叶 9 g、牛蒡子 9 g、知母 12 g、生石膏 30 g、麦冬 15 g、沙参 15 g、竹茹 9 g、竹叶 9 g、寒水石 30 g、连翘 12 g、双花 18 g、天花粉 24 g、鲜芦根 30 g、菊花 9 g。二剂后症消失。

按语：此例左寸关浮数，右脉强实，**为肝热腑实，故名肝胆胃肠皆热，热甚作痛**。肝胆热，脾胃亦热，胃气上逆故心口痛两肋串痛，肝热心宫也热，故小便热痛，舌尖赤，胃肠热阳明腑实故大便数日未解。以黄连、黄芩、栀子清心肝之热；生军、枳实、厚朴为小承气汤以轻下热结去腑实；蒲公英清脾胃之热；双花清热散结；栝楼清热祛痰，宽胸散结，润燥滑肠。大便畅通后热减，腑实已消失。四诊出现口渴喜凉，身热而倦，**为中暑**。清理暑热的同时，加沙参、麦冬育阴之药，以补充热邪消耗的阴津。

 案四 >>> **中寒脾虚**：史某，女，39 岁，1968 年 1 月 11 日就诊。

饭后一二小时上腹痛，饥饿时亦痛，痛重时恶心呕吐，遇凉时亦痛，曾在医院检查诊断为胃溃疡。脉右部缓，右寸滑，右关弦无力，**此为中寒脾虚**，法以暖胃健脾。予以半夏曲 6 g、陈皮 6 g、炒白术 9 g、炙甘草 6 g、炮姜6g、良姜3g、大枣肉12g、玉竹12g。十剂后腹痛已消。

按语： 该例诊断为胃溃疡，饭后上腹痛，饥饿时痛，怕凉，脉右缓，右关弦无力，**此为中寒脾虚**。脾为阴土，胃为阳土，阴阳相济，乃得脾胃气机和谐而不发病。脾气虚，寒邪内生，或感受寒凉使络脉拘急故腹痛。以炒白术健脾燥湿；炙甘草补脾胃，和中止痛；大枣肉补土益气，滋脾土；炮姜、良姜散寒，行气止痛；玉竹甘温，补中益气；陈皮理气健脾快膈；半夏曲降逆止呕。以暖胃健脾之法而愈。

 >>> 脾虚气郁： 韩某，男，33岁，1967年12月17日就诊。

二月前因十二指肠溃疡做胃大部切除术，术后仍感腹痛，曾呕吐一次，食欲不振，并感咽有痰，吐白色黏痰，大便干。脉右寸沉，关浮弦无力，**此为脾虚气郁**，法以调脾解郁养血。予以玉竹18g、炒白术9g、甘草3g、陈皮6g、半夏6g、广木香6g、香附9g、当归12g、炒白芍12g、炒枳壳6g。五剂腹痛减轻，痰少。继以健脾养血法症状皆无。

按语： 以上两例皆为脾虚，上例是以中寒为主，予以散寒温胃健脾即可，后者为脾虚痰湿血不足明显。此因脾虚其运化水谷之功能受限，转化气血之不足，故痰湿重，血不足。痰湿阻滞气机畅通而致腹痛、呕吐。以二陈祛痰和胃；玉竹、白术、甘草益补脾气；当归、白芍养血和血；广木香、香附、枳壳理气解郁止痛。

 >>> 肝脾不和： 谭某，男，39岁，1967年11月22日就诊。

饭后一小时腹胀疼痛，烧心泛酸，小腹下坠，失眠多梦，易怒，医院确诊为十二指肠溃疡。脉关尺浮弦，寸虚大，**此为肝脾不和**，法以疏肝和胃。予以柴胡6g、炒白芍18g、当归9g、乌贼骨12g、甘草6g、炒白术9g、玉竹18g、大枣肉3枚、生牡蛎30g五剂，水煎服。

再诊感症状明显减轻，仍以调和肝脾法症状消失，未再犯病。

按语： 肝失疏泄使脾胃之气升降失调，胃失和降，故泛酸烧心，肝经循下腹部，故小腹痛，肝藏魂，其失条达则心神不宁，易怒，失眠多梦。

以逍遥散加减以疏肝和营：当归、白芍补肝养心血；甘草、炒白术健脾和中；柴胡疏肝解郁；玉竹补中益气；大枣肉健脾养血；乌贼骨温和入肝肾，通血脉；生牡蛎肝肾血分药，敛阴潜阳，安神。

案七 ⟫⟫ **肝胃不和**：朱某，男，43岁，1979年7月5日就诊。

十余年前因上腹胀闷吐酸水，曾做过两次钡餐透视诊为十二指肠球部溃疡，以进食半小时后腹部胀满，睡觉后好转，大便数日不行，喜冷饮，口干不欲饮。脉缓，左浮弦，右寸无力，右关濡沉弦，**此为肝胃不和**，法以疏肝和胃。以柴胡5g、当归6g、白芍12g、茯苓10g、白术9g、甘草3g、生牡蛎30g、火麻仁30g、蒲公英炭15g、乌贼骨30g六剂，水煎服。

再诊上方缺蒲公英炭，自觉午后夜间下腹胀闷痛，大便干，三四天一次。脉左浮弦软，左尺弦，右寸弦软，右关濡弦大，**此为肝旺气郁**。以柴胡5g、当归6g、白芍12g、茯苓9g、白术9g、甘草3g、广木香6g、香附9g、青皮6g、炒川楝子9g、炒元胡9g、火麻仁60g、栝楼30g、乌贼骨30g、生牡蛎30g、蒲公英15g。继以疏肝理气之剂，未再发作。

按语：以上两例皆为肝脾（胃）不和，前者以脾气不足，用药以疏肝加用健脾益气之剂；而后者喜冷饮，口干不欲饮，此为胃热，其脉缓，右关濡沉弦此为胃气滞，气滞使大便不行。以逍遥散疏肝；蒲公英清胃热；生牡蛎潜阳补阴；乌贼骨入肝肾之血药以疏肝；火麻仁润肠通便；以木香、香附理气止痛；金铃子散合青皮疏肝理气。

案八 ⟫⟫ **气郁湿热**：赵某，女，62岁，1967年11月24岁就诊。

上腹部疼痛，以左上腹明显，左腹部不痛时左胸或左胁痛，饭前后皆痛，便后痛较重，不痛则烧心，不烧心则痛，病已五十余天。腹部糟杂重则稍泛酸水，口干欲饮水，但不敢饮水，饮水后腹胀，有时不欲饮水，大便不干，但不畅快。舌苔白厚腻，脉濡，右寸濡滑，右关沉滑，**此为胃气郁湿热**，法以理气清利湿热。予以佩兰叶12g、杏仁9g、通草6g、滑石12g、广木香9g、半夏6g、陈皮6g、炒薏仁30g、芦根30g、槟榔9g、炒枳壳6g、陈曲9g、麦芽9g、煅瓦楞子12g三剂，水煎服。

再诊腹痛减轻，左胸胁痛亦减，但左胸下尚痛，烧心不吐酸水，饭后腹胀减轻，心烦。舌白腻苔，脉濡，两寸洪滑，右关沉弦滑。上方加黄芩6g、炒栀子6g三剂。

三诊失眠头痛，目发胀，食欲不振，感胸中有气向上顶，有时手足发紫，发紫则胸闷气少，有时鼻稍衄血。脉右部沉，左关尺浮弦硬，**此为气郁，肝旺阴虚火盛**。予以炒枳壳6g、佩兰叶12g、陈皮6g、陈曲6g、麦芽9g、芦根30g、竹茹9g、生香附9g、生白芍9g、桑叶9g、女贞子18g、旱莲草18g、元参9g、生牡蛎18g、广木香6g二剂。

四诊头痛减轻，精神好，易怒，胸有气上顶减轻，无胸闷，鼻咽干，不衄血。脉右寸沉，关尺浮弦，**此为肝脾不舒，阴虚气郁**。以炒枳壳6g、广木香9g、香附9g、炒白术9g、甘草3g、生白芍18g、当归9g、柴胡6g、旱莲草18g、女贞子18g、元参12g、竹茹9g。继以舒肝益脾法而愈。

按语：此例上腹痛，饮水腹胀，舌苔白厚腻。其脉濡，右寸濡滑为湿热，右关沉滑为胃气郁。脾为湿脏，喜燥恶湿，胃为燥腑，喜湿恶燥，湿热致病其因素为热邪和湿邪，热耗气伤阴，燔津为痰，痰湿邪黏腻秽污，阻滞气机使脾胃升降失衡，胃热内炽，胃络脉气血壅滞，气火上逆故腹部烧心明显，泛酸水，口干欲饮。湿盛气郁时感腹痛，腹胀不敢饮水，大便不畅，热邪与湿邪轻重之交替，使病情缠绵变化反复。以滑石、薏仁、芦根、通草清热去湿；杏仁、枳壳理气解气郁；广木香、槟榔理气止痛治气秘；陈皮、半夏祛痰和胃理气；瓦楞子制酸。三诊感头痛，胸中气向上顶，手足发紫，时有鼻衄。其脉右寸沉为气郁，左关尺浮弦硬为肝旺阴虚火盛。热邪耗肝阴，肝热火盛，热犯肺络而鼻衄。肺热气则逆行故感胸中之气向上顶。以白芍泻肝热，女贞子、旱莲草育阴清热凉血；元参育阴制火；牡蛎清肝热镇肝；枳壳、木香、香附理气止痛；桑叶甘寒凉血明目；以理气疏肝育阴而愈。

 案九 ≫ **久病痰饮：**冯某，男，39岁，1967年11月3日就诊。

胃大部切除后一月，又患胆道感染，右上腹痛，有时发热，恶心呕吐，吐黄绿水，睡眠少，梦多，头昏，目感疲劳，耳鸣，口干不欲饮。舌白薄苔，脉右寸沉滑，关浮弦，**此为久病痰饮**，仿温胆兼以安神。炒枳实6g、半夏6g、陈皮6g、竹茹9g、炒枣仁12g、生牡蛎30g、生龙骨30g三剂，水煎服。

再诊耳鸣不明显，睡三四小时即寤，右腹痛减轻，仅夜间有隐痛，不恶心呕吐，仍感头昏口苦心烦。脉右寸浮滑洪数，关浮弦，上方加黄芩6g、炒栀子6g。五剂后腹痛基本消失，睡眠好。

按语：此例右上腹痛，发热，恶心呕吐，睡眠差，口干不欲饮。舌白薄苔，脉右寸沉滑为痰饮气郁，关浮弦为肝旺。**此例痰湿重，热不重。**肝与胆相表里，其经脉属胆络肝，肝旺肝失条达，以致出现胆实之症：腹痛，发热，恶心吐黄绿水，睡眠差，眩晕。痰湿重阻滞气机故出现腹痛头昏，恶心，睡眠少。仿温胆汤以清热祛痰理气；加牡蛎、龙骨镇肝利胆；酸枣仁以安神。再诊其脉右寸浮滑洪数，**显出热像**，加黄芩、栀子清热。热清痰出，气机畅达而愈。

案十 >> **气虚肝旺：**杨某，男，59岁，1979年2月19日就诊。

患胃窦炎已五年余，今感上腹部疼痛已半月，既往患冠心病已三年。脉两寸虚大无力，左关浮弦，**此为气虚肝旺**，予以益气镇肝。以黄芪20g、党参20g、茯苓10g、炒白术10g、甘草3g、陈皮6g、砂仁6g、广木香6g、香附6g、煅石决明25g、炒川楝子10g、柴胡6g、当归6g、白芍12g、半夏6g六剂，水煎服。

再诊胃不适，有时胀气。右寸濡滑，左关浮弦，**此为肝旺湿热**。以生白芍12g、甘草3g、茯苓10g、炒白术10g、芦根30g、竹茹10g、滑石12g、佩兰叶12g、建曲6g、麦芽10g六剂。

三诊胃部不痛，有时嗳气。左寸虚，关尺弦软无力，右寸虚大，右关浮弦，沉取弦滑，右尺无力，**此为气阴皆虚**。生白芍12g、甘草3g、枸杞20g、元参20g、女贞子30g、党参10g、麦冬12g、五味子10g、芦根30g、竹茹10g、生杷叶30g、滑石12g、佩兰叶12g、建曲6g、麦芽10g六剂。

四诊空腹时舒适，大便日二次，不干。脉左寸虚，左关浮弦，左尺无力，右寸虚大稍敛，右关沉弦滑，右尺无力。党参20g、五味子6g、麦冬

12g、女贞子30g、黄芪20g、建曲6g、麦芽10g、陈皮6g、生白芍12g、枸杞12g、茯苓10g、竹叶10g。十余剂后，腹部舒适，无不适。

按语：此例上腹痛，其脉两寸虚大无力为心肺气虚，左关浮弦为肝旺。肝木性喜条达，疏胃土以助消化，脾主运化，与胃相为表里，肝旺其条达失调，脾胃升降机能不利，气机不畅以致出现胃痛，气虚使水谷之气运行失调，故病人可以出现乏力。以石决明、川楝子清热镇肝；柴胡、当归、白芍以疏肝；黄芪加四君子汤：党参、茯苓、白术、甘草以补气；广木香、香附、砂仁理气止痛；其脉象宜滑，可加二陈。再诊胃不适，时有腹胀，右寸濡滑，左关浮弦，**此为湿热肝旺**。方剂中减黄芪、党参，仍用茯苓、白术以健脾，加用生白芍清肝敛阴；芦根、滑石清湿热；建曲、麦芽消食去满。三诊胃不痛，有时嗳气，脉两寸虚，左尺无力，**此为气阴两虚**，右关浮弦为胃热气不降。以党参、麦冬、五味子以补气生津；白芍、枸杞、元参、女贞子以顾阴；以芦根、竹茹、杷叶、滑石、佩兰清胃热降逆。其病情根据脉象的变化，药物也随之调整，疾病得以痊愈。

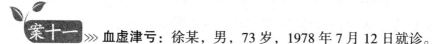

案十一 >>> **血虚津亏：**徐某，男，73岁，1978年7月12日就诊。

大便秘结已一年余，起始大便困难，需用开塞露可便出，逐渐用此药不效，几天不得大便，腹胀，不敢饮食，进食即感腹胀不适，每四五天只能靠灌肠才能排出大便，便后感舒畅。近一个月感明显消瘦，曾在某医院住院进行多种检查，排除器质性病变。脉左弦软，右寸滑大无力，**此为血虚津亏**，法以养血生津润肠。以当归12g、白芍12g、生地24g、熟地24g、桃仁9g、沙参12g、麦冬12g、杏仁9g、柏子仁9g、栝蒌仁24g、肉苁蓉12g、郁李仁9g、陈皮9g、阿胶9g烊化。以养血生津润肠之品连续服药月余而愈。

按语：此例便秘已一年余，其脉左弦软为血虚，右寸滑大无力为肺阴津不足。长年思虑过度，耗阴血津液。《血证论》："肺移热于大肠，则便结，肺津不润则便结，肺气不降则便结。"阴血不足以润燥，导致大肠传导无力，故大便秘结。以当归、白芍、生地、熟地、阿胶养血润燥；沙参、麦冬育肺阴以润肠；桃仁活血润肠通便；杏仁利肺通肠；郁李仁润燥通肠下气；

肉苁蓉滋润五脏；栝蒌仁清热生津润肠。

 案十二 ≫ **暑热伏于肺胃**：王某，女，28岁，1968年11月6日出诊。

一月前夜间夫妇争吵，次晨偶发脘痛，恶心呕吐、口渴欲饮，医谓中寒，以理中汤加半夏服一剂，脘痛加重，口渴益甚，四肢沉重如痿，二便不行，带下黄白淋漓。邀我视之，其舌白苔而干，脉右寸关沉，滑大有力而数，**此为暑热伏於肺胃气滞**，法以清调疏解。方以生石膏30g、知母12g、川贝母15g、杏仁9g、枳实6g、厚朴9g、竹茹9g、桔皮9g、花粉18g、炒莱菔子9g、桑枝12g、丝瓜络12g二帖，水煎服。

再诊脘不痛，恶心呕吐减轻，四肢较能活动，小便二次。脉右寸关浮洪，按之滑，**气郁已畅**，去枳实、厚朴、川贝母、杏仁，桑枝改用30g服一剂。

三诊大便行，四肢灵活，恶心呕吐皆除，仍有黄白带。脉两关浮弦兼滑，尺部滑数。予以龟板18g、生白芍18g、炒薏仁30g、车前子6g、扁豆9g、石斛12g、黄柏炒褐色6g、砂仁3g、茅根30g、芦根30g。服四帖而愈。

按语：暑伏肺胃，误於温补其气益滞，气滞则脘痛。辛温助热，其热益盛，热壅不宣，溢于奇经，以致黄白带下。其脉右寸关沉滑大而数，**此例呕吐为暑热在肺胃**，失於清降。以白虎汤清暑热，川贝母、杏仁、枳实、厚朴理肺脘之气；竹茹、桔皮、花粉、炒莱菔子涤涎沫以止恶心呕吐；桑枝、丝瓜络行津通络。三诊暑热清除后，其脉两关浮弦兼滑，尺滑数。**为热溢于奇经**，以和肝脾调奇经治之，龟板补心滋阴；白芍入肝脾血分，泻肝火，安脾肺固腠理，和血脉；黄柏清肾热润燥；砂仁暖胃健脾；石斛平补脾肾；车前子清肺肝热，渗膀胱湿热，强阴益精；扁豆调脾胃，通利三焦，降浊升清，清暑除湿；炒薏仁利湿健脾；芦根、白茅根清心胃热，奇经之热得以清除而愈。

 案十三 ≫ **脾胃热**：李某，女，45岁，1982年5月18日就诊。

患者因上腹部热灼感，饥饿感明显但不欲饮食二个月，曾在某医院住院检查胃镜，B超，CT均无异常发现，其住院费用花销不少，出院后家属埋怨，不理解，病人很痛苦，全身无力，饥饿但无食欲，恶心，前来就诊。舌有淡黄苔，其脉右寸洪滑，右关浮弦滑，左寸沉，左关弦软，**此为脾胃热，心肝气郁**，法以清理胃热解郁。方以芦根30 g、竹茹10 g、生杷叶30 g、黄芩10 g、蒲公英15 g、陈皮10 g、半夏10 g、石斛12 g、石菖蒲10 g、郁金10 g、荷梗10 g、炒麦芽10 g、柴胡3 g、当归10 g、白芍10 g二剂，水煎服。

再诊自觉饥饿感稍减，不恶心，感烦躁明显。其左关浮弦，左寸洪**此为心热肝旺**。上方加石决明30 g、丹皮10 g、川楝子10 g、黄连6 g、栀子10 g三剂。

三诊患者饥饿感不明显，有食欲，情绪好，继服三剂后，病人来门诊答谢大夫，自述病情全部消失。

按语：患者感上腹部热灼，易饥不欲饮食。其脉右寸洪滑，右关浮弦滑为脾胃热盛痰生，左寸沉，左关弦软为心气郁，肝郁不畅。脾胃热盛要求食物以救之，因此易饥，而心肝气郁使脾胃运化失司，故不欲饮食。脾胃热痰生，则恶心，热耗重，故全身无力。以黄芩、蒲公英、竹茹、杷叶、芦根清胃热；石斛育阴；陈皮、半夏以祛痰；石菖蒲、郁金解郁；柴胡、当归、白芍以疏肝解郁；麦芽、荷梗宽中和胃。再诊易饥症状减轻，烦躁。脉左寸洪，左关浮弦为心肝热，予以黄连、丹皮、栀子清心肝之热，石决明、川楝子、当归、白芍清肝热。热清气畅病除。

细菌性痢疾

细菌性痢疾是由于痢疾杆菌所引起的常见肠道传染病，临床上以发热、腹痛、腹泻、里急后重感及黏液脓血便为特征，其基本病理损害为结肠黏膜充血、水肿、出血等渗出性炎性改变。因各型菌痢毒力不同，临床表现轻重各异。祖国医学对于痢疾古时称为"肠癖"，汉朝时称"下痢""赤白痢""血痢""脓血痢""热痢"等，宋朝以前方书还有称为"滞下"，以病情较久的称谓"久痢"，时愈时止的称谓"休息痢"，痢不纳食者谓之"禁口痢"。金元时期《丹溪心法》明确指出痢疾具有流行性、传染性，称为"时疫痢"即菌痢。菌痢可分为急性及慢性。

急性菌痢主要症状有全身中毒与肠道症状，根据症状严重程度可分为轻型、普通型、中毒性（重型）三种类型。轻型患者多无全身中毒症状，体温正常或稍升高，腹痛不著，腹泻每日不过 3~5 次，粪便含少量黏液，无脓血，病程持续 3~6 天。普通型有中等全身中毒现象，起病多急，体温可高达 39℃，儿童可发生惊厥，早期可有口渴、头痛、恶心、呕吐后继以腹泻，腹泻最初尚有粪便排出，后则排出的是纯白色胶液状黏液，粘有血丝，以后则转为鲜红胶冻状物，每日多至 15~20 次，伴有腹痛、里急后重，病程持续 10~14 天。重型患者多有严重的中毒症状，发病急骤，体温升高，伴有恶心、呕吐或伴有口渴、头痛、烦躁，大便每日可达 20~40 次带脓血，腹痛剧烈，里急后重感明显，甚至出现脱肛，患者极度衰弱，四肢厥冷，虚脱，意识不清，多见儿童、抵抗力薄弱者，预后不良。慢性菌痢患者反复发作或迁延不愈达二月以上者，部分病例可能因急性期治疗不当或致病菌种类有关，也可能与全身状况差，肠道局部有慢性疾患有关。

一、轻型的治疗：其脉沉弦，舌苔白黄。

治疗：法以清热杀菌调气通肠，方以黄连6g、黄芩10g、白芍10g、广木香6g、甘草3g、枳壳6g

二、普通型的治疗：其脉弦数，舌苔黄色或黄白色。

治疗：法以清热杀菌解毒，宣表行血调气，方以当归10g、白芍20g、苦桔梗10g、枳壳6g、黄连10g、黄芩12g、广木香6g、银花60g、防风6g、芦根30g、竹茹10g、香豆豉6g。

随证加减

1. 头痛，加桑叶10g、菊花20g。

2. 口渴欲饮水，加生石膏25~30g、知母10g，口渴不欲饮水，加滑石12g、佩兰12g。

三、重型的治疗：其脉弦洪数，多浮弦数或沉弦数，舌黄厚苔或白厚苔。

治疗：法以清热解毒，杀菌调气，方以白头翁汤加味：白头翁10g、黄连10g、黄柏10g、秦皮10g、黄芩10g、白芍20g、银花60g、连翘12g、枳壳6g、广木香6g、苦桔梗10g、芦根30g、竹茹10g、陈皮6g。

随证加减

1. 身热无汗，脉浮，加防风6g、香豆豉10g。不恶心呕吐，加葛根3g。发热有汗，口渴不欲饮水，舌苔现腻，加滑石12~20g、佩兰12~20g。口渴欲多饮水，头痛烦躁，加生石膏20~30g、知母10g。

2. 腹痛剧烈，加白芍25g。

3. 里急后重，加枳壳10g、广木香10g、苦桔梗12g。

4. 粪便带血多，加当归10g、槐花12g。

5. 舌质红绛，毒热营血，加丹皮10g、元参20g。

6. 谵妄惊厥，意识不清是热毒深入心营，热极生风，脉左寸洪实数，左关尺弦细数或弦大而数，以白头翁加味中加广犀角10~12g（水牛角20~30g）、羚羊角10~12g、桑叶10g、菊花10~25g。

7. 四肢厥冷是热毒深厥亦深，中毒热炽盛，以白头翁汤加广犀角10~12g（水牛角20~30g）、羚羊角10~12g，调入紫雪丹6~10g。患者因毒热消耗，向恶化方向发展，使患者极度衰竭，四肢厥冷，循环虚脱，身凉汗出，脉微，暂服补气扶阳固脱之药：党参25~30g、附子10g、生牡蛎粉30 g、五味子10 g，服一、二剂后衰竭恢复，肢温身热，脉弦有力，不可再服补气固脱之剂，宜清热解毒之药，方以白芍12 g、甘草3 g、银花30 g、黄芩10~12 g。因毒热消耗患者极度衰弱，四肢厥逆，循环虚脱这种情况比较少见。

8.菌痢的预后。发热渐减，小便渐多，能食者轻，不能食者重。痢下有粪者轻，无粪者重，能食者宜节制饮食，不宜过食，以免消化不良引起菌痢加重或病程延长。如发热不退，皮肤干热，无汗，过于消瘦，腹部平扁，脉洪大数，为预后不良。

四、休息痢：痢疾时好时坏，称为休息痢。

菌痢轻型者初期治疗宜用清热杀菌疏导肠道，如用人参、黄芪、山药、熟地、乌梅补滞堵塞肠道之流通气机使病菌热毒留滞于肠间。其脉弦滑，浮沉不定。

治疗：按治轻型菌痢方药加炒莱菔子10~15 g、槟榔12 g、陈皮10 g、砂仁6 g、建曲10 g、荸荠六枚带皮洗净切四块、青萝菔皮榨汁一茶杯调入药汁。

五、禁口痢：主要由菌痢毒热伤胃演变而来的症状，属于凶险。主要表现饮食不进，下痢、恶心、呕吐、肌肉瘦削、精神疲乏，其脉濡数。

治疗：法以清热杀菌，健胃降逆，方以石莲子10 g、黄连3 g、芦根30 g、竹茹10 g、大米炒焦黄色30 g、生杷叶30 g、佩兰12 g、沙参12~20 g、荷梗6 g。如胃阴大伤，舌红绛而干，口渴脉细数，前方加麦冬12 g、沙参20 g、石斛12 g、天花粉12 g、玉竹12 g。

六、五色痢：系指便下呈五种颜色混合的粪便，多因痢脓血之际，用补固堵塞之药或误用升提辛温药物，将毒热滞留于肠间而转变为五色痢。毒热滞留肠间，使毒热益加炽盛，故发热加剧，其脉沉弦滑数。

治疗：法以清热解毒，调气涤肠，方以白头翁汤加药：白头翁10 g、黄连10 g、黄柏10 g、秦皮10 g、大栝楼黄皮者佳一个、黄芩10 g、枳壳10 g、银花30 g、海蛤壳12 g、当归10 g、槟榔10 g、广木香10 g。

七、慢性菌痢：平时腹泻与便秘交替出现，粪便可带有少许黏液，有时消化不良、不定位的腹痛、气胀等症，也可能急性发作，发作时，腹痛腹泻等症状加剧，大便可有脓血，但转为急性菌痢发作症状较轻。其脉右寸洪滑，关尺沉弦滑。

治疗： 法以调肠和胃，清热杀菌，方以广木香 6 g、砂仁 6 g、黄连 10 g、黄芩 10 g、陈皮 10 g、麦芽 10 g、神曲 10 g、焦山楂 10 g、当归 10 g、白芍 10 g、槟榔 6 g、葛根 1.5 g。

慢性菌痢便秘属气秘，方中用广木香、槟榔调理肠气、理气秘。消化不良则以砂仁、陈皮、麦芽、神曲、焦山楂和胃肠，胃肠气调，气胀自消。黄连、黄芩清热杀菌，当归、白芍和血润肠，排除肠间腐浊。少用葛根升胃清阳，使清气升浊气降，恢复胃肠的机能。

 案一 ≫ **胃弱湿盛：** 梁先生，36 岁，1950 年 12 月 1 日就诊。

泄泻半载，饱则更泄，脉两浮弦，**此为胃弱湿盛**，所谓肝木侮胃之象，法以抑肝健脾祛湿。多服以下方剂可自愈。於术 9 g、茯苓 9 g、扁豆 6 g、党参 9 g、炒山药 12 g、泽泻 6 g、炒白芍 9 g、炙鸡内金 9 g、甘草 3 g 十剂，水煎服。

再诊腹泻已止，身热而倦，脉两寸沉，两关浮数，**此为冬温气滞。** 方以佩兰叶 9 g、枳壳 6 g、川贝母 9 g、鲜芦根 18 g、竹茹 9 g、滑石 6 g、炒薏仁 24 g、桑叶 9 g、香豆豉 9 g、菊花 9 g、连翘 12 g、双花 18 g、鲜菖蒲 9 g 三剂。

三诊身轻，脉左关浮数，右寸浮滑，**此为气机已畅，瘦邪未尽。** 桑叶 9 g、半夏 6 g、陈皮 6 g、鲜芦根 18 g、滑石 6 g、炒薏仁 30 g、扁豆 6 g、香豆豉 9 g、薄荷 9 g、竹叶 9 g、连翘 12 g、双花 18 g、菊花 9 g。

四诊又腹痛作泄，觉肛门处热，脉左关浮弦数，右寸沉数，右关浮弦数滑，**此为肠气滞，肝胃火盛。** 以枳壳 9 g、广木香 6 g、黄芩 9 g、六一散 9 g、川连 6 g、生白芍 9 g、槟榔 6 g。三剂后症状消失。

按语： 此例泄泻半载，其脉为两浮弦，**此为肝木乘土之势。** 名医叶天士曰"肝性刚暴而易亢，脾性柔缓而易衰"，肝木乘土，脾受肝制，脾之运化水湿失司，肠道传化失司故泄泻。脾胃受伤故饱则更泄。以白芍抑肝；四君子汤：党参、茯苓、甘草、於术补气健脾胃；山药、扁豆补脾养胃生津；泽泻利湿行水；鸡内金消水谷健脾。再诊身热而倦，脉数，两寸沉，**此为**

三 脾胃肝病症

感受热邪气滞。以桑叶、菊花、双花、连翘、豆豉清宣；芦根、竹茹、滑石、薏仁清热利湿；川贝母、枳壳、石菖蒲调气解郁。以清热理气利湿而愈。

 案二 >>> **肠风湿盛：**吕某，男，49 岁，1978 年 6 月 10 日就诊。

反复泄泻已七年余，每当饮食不当即腹泻，近三月腹泻腹胀，腹痛后即腹泻，呈水样深褐色便，日三四次无后重感，既往患有冠心病、神经衰弱。其脉左寸濡，左关浮弦，右寸濡滑，右关沉弦滑，**此为肠风，脾湿盛气滞，**法以痛泻要方与平胃散加减。予以苍术 10 g、陈皮 10 g、厚朴 6 g、防风 6 g、白芍 12 g、车前子 6 g、建曲 10 g。嘱其忌用豆制品、茶水、水果及辛辣之品三剂，水煎服。

再诊不腹泻，大便稀，有气泡，色黄。昨喝冷开水，又感不适，消化差。舌白湿腻，脉右寸沉，右关沉弦滑，左关浮弦，左尺滑，**此为湿郁，**以平胃散加减。方以苍术 10 g、厚朴 6 g、陈皮 10 g、炒槟榔 10 g、陈曲 10 g、麦芽 10 g、焦山楂 10 g。三剂后腹泻止。

按语：《内经》："久风入中，则为肠风飧泄。"风从经脉而入里，侵入肠胃，或肝风木之邪，内入肠胃所致肠鸣明显，气体较多的泄泻，也有便时见血。此例反复腹泻已达七年，腹痛即泻，必有肠鸣，而且气体多。左寸脉濡，左关浮弦为肝旺下乘；右寸濡滑，右关沉脾湿盛，此为脾湿盛气滞。肝木乘脾土，脾湿盛气滞，其运化失常，故腹痛腹泻。以痛泻要方以去肠风，平胃散祛湿郁气滞。建曲健脾和胃化食。

 案三 >>> **湿热误补：**王某，男，52 岁，1950 年 10 月 17 日就诊。

半月前患白痢，日便数十次，所下白痢似不黏，医者以为气虚下痢，用补中益气汤三剂后，痢下五色，肢冷自汗，胸闷腹胀，口渴不欲饮，小便赤少，下痢坚涩而量少，绕脐部疼痛，欲大便不能，困窘已甚，患者神倦无力，自述平素痰多，自服药后，病势虽然加重，但不吐痰，药对治痰是有效的。舌尖赤，白黄厚腻苔，脉右寸关浮取大似无力，按之良久则右寸滑数，右关弦数。以舌尖赤，白黄厚腻苔，小便赤少，**此属湿热，**法以行气祛痰清热，予以黄连6g、黄芩9g、半夏9g、栝楼30g、陈桔皮6g、枳壳9g、苦桔梗12g、砂仁6g、神曲9g、焦山楂9g、广木香9g、滑石12g、佩兰叶12g、芦根30g，以莱菔120g煎汤代水煎药三剂。

再诊肢温汗少，吐痰甚多，二便较通畅，下痢次数减少，脉右寸浮洪滑数，右关沉弦，方中加厚朴6g，服三剂病痊愈。

按语： 患白痢半月，医者以气虚用温补之剂，以致痢下五色，症状加重，患者舌尖赤，白黄腻苔，小便赤少，**此属湿热实证**。五色痢多是热邪误补而造成的，或热邪伤於气血较重，血热滞留於肠间，辗转日久则五色痢。其脉浮大无力，是温补之剂使热邪被锢，外呈假虚之象，沉取滑数，弦数，是实邪征象。湿热被锢，腑气不畅，故肢冷自汗，腹胀腹痛，下痢艰涩量少。素为痰湿被补锢，肺气不畅，痰邪不易吐出，故胸闷。内留湿滞则口渴不欲饮。湿热熏蒸，使心宫热盛，故舌尖赤。以枳壳、桔梗行气宽胸；广木香、砂仁理气止痛；半夏、黄连、黄芩清心祛痰饮；半夏、黄连、栝楼祛痰清热解胸结；二陈祛痰和胃；芦根、滑石清湿热，使热邪下行；山楂、神曲消导和胃健脾；佩兰叶芳香化浊祛污秽；莱菔理气和胃祛痰，以解人参药性。

 案四 >>>伏热挟滞：李某，男，25岁，1951年6月3日就诊。

二天前忽腹痛，大便稀泄四五次，逐渐粪便量少，里急后重，五六次后便赤痢，脐部硬痛，每次腹部剧痛一阵则下痢，日便二十余次，四肢发凉，腹部扪之很热，小便赤涩而尿量少，口干不欲饮水，面色赤。舌前部深红，中后部黄厚苔，脉右寸关沉弦滑数，左关尺弦数，**此为伏热挟滞赤痢**，法以清热理气凉血。方以黄连9g、黄芩9g、赤芍18g、丹皮9g、银花30g、川楝子9g、元胡9g、滑石12g、枳壳9g、广木香6g、砂仁6g、焦山楂12g、红曲9g一剂，水煎服。

再诊四肢温暖，遍身出现散在粟大红脓疱疹，胸背部较多，脉右寸浮数，左寸较前有力，**此为热邪向外透散**，前方银花60g，加广犀角9g（水牛角20g）先煎、鲜白菊连根代叶一株切六剂。

三诊腹痛大减，舌黄苔减、质赤，口渴欲饮，脓疱见消，赤痢减少，夹杂白痢，右关浮，**胃滞除**，去砂仁、山楂、川楝子、元胡二剂。

四诊赤痢消失，转为白痢，便泄次数减少，稍有后重感，小便量较多，赤痢除，不需清营，去赤芍、丹皮、红曲二剂。

五诊后重减轻，去木香，枳壳用量减半三剂。

六诊夜间忽口渴，两腿沉重抽筋，疱疹尚有斑痕。脉两寸数，右关浮弦大，沉取现滑。去枳壳、木香、犀角、鲜菊，加生薏仁60 g、石斛18 g二剂。

七诊腿舒，大便正常，纳食少，行走感腓肠肌紧缩不适，脉右寸滑大，右关弦大。方以沙参12 g、麦冬12 g、玉竹12 g、石斛12 g、白芍18 g、花粉18 g、水炒枇杷叶12 g、生薏仁30 g、桑叶9 g。服四帖腿瘳。

按语：《诸病源候论》："赤白痢侯：然其痢而赤白者，是热乘于血，血渗肠内则赤也，冷气入肠，搏肠间，津液滞凝则白也。冷热相交，故赤白相杂。"此例腹痛腹泻二天，即出现赤痢伴有里急后重，腹部热，小便赤涩量少，面赤。舌前深红，脉沉数，此为伏热，左关尺弦数，为肝热血热；右寸关沉弦滑为气、食滞。伏热伤血分出现赤痢，热盛而肢冷，此为"热愈深，厥益深"。以大量银花清热散结养血；丹皮、赤芍清血热；黄连、黄芩清心肝热而凉血；川楝子、元胡清肝热疏肝止痛；枳壳、木香、砂仁理气祛滞止痛；红曲、山楂化瘀，健脾消食。再诊四肢暖，遍身出现红脓疱疹，脉现浮而有力，**此为热邪向外透达**，双花加量达60 g，广犀角（水牛角）、鲜白菊花清热解毒；随之清热调气腹泻症状基本消失。六诊感口渴，两腿沉重抽筋，脉寸数，右关浮弦大沉取滑，**此为脾胃热所伤，其阴不足，湿热下趋**，去枳壳、木香、犀角、鲜菊花，加石斛育五脏之阴；薏仁清湿热。七诊腿舒，行走时感腓肠肌紧缩不适。其脉右寸滑大，右关弦大，**此为脾胃阴津被热灼伤**，腓肠肌为阳明所主，津液失润以致腓肠肌紧缩。以沙参、麦冬、石斛育阴津，玉竹养阴润燥；白芍清肝舒筋；花粉生津止渴；桑叶清肝润燥。热清津复病痊。

 案五 ≫ **胃肠火盛**：李太太，34岁，1952年8月29日就诊。

身瘦无力，昨患感胸中发热，平素日大便五六次已半年。脉数，左关浮弦，右寸关浮洪有力，**此为胃肠火盛**，**法以清胃肠**。以生栀子9g、双花18g、生白芍9g、甘草3g、川连6g、竹茹9g、鲜芦根24g、黄芩9g、炒薏仁24g、生杷叶18g二剂，水煎服。

再诊再以清胃肠。生白芍9g、川连9g、黄芩9g、甘草3g、双花6g、菊花9g二剂。

三诊大便频，粪干，脉左寸浮数，**此为胃肠仍热**。以石斛6g、川连6g、甘草3g、黄芩9g、生白芍18g、双花12g、竹茹9g二剂。

四诊素有胃气痛，脉右寸沉，以理气清热。生白芍18g、枳壳8g、广木香6g、川连6g、生香附8g、双花18g、甘草3g、黄芩9g三剂。

五诊脊骨痛，仍泄，以清热养阴。石斛6g、茯苓9g、泽泻9g、生白芍18g、川连6g、双花18g、龟板18g、黄芩9g、炒薏仁30g、甘草3g、炒黄柏6g。

按语：胸中发热，大便次数多。脉数，左关弦为肝热，右寸关浮洪有力为胃肠火盛。肝热其疏泄脾土机能失司，而致脾胃运化功能不调，脾胃热其胃肠火盛，肠道传化失常故大便次数多，肝木生火，肝热心宫亦热，故感胸中发热。以黄芩汤清肠热止泻；栀子、黄连清心肝之热；芦根、竹茹、杷叶清胃热降逆；薏仁清热扶土抑肝；双花清心胃肺之热。四诊素有胃气痛，方剂中加用理气之品。五诊脊骨痛，仍泄，脉宜左关尺弦软，沉取滑，右寸关浮洪，**为胃肠热**，**肝肾不足挟湿热**。以龟板、白芍、石斛育阴，茯苓、泽泻、黄柏、黄芩、薏仁清热利湿。

胰腺炎

胰腺炎是胰腺因胰蛋白酶的自身消化而引起的疾病。胰腺有水肿、充血、或出血、坏死。临床表现腹痛、腹胀、恶心呕吐、发热等症状。化验尿及血淀粉酶升高。其病因可因胆系感染、酗酒、暴饮暴食、手术损伤、以及感染等使胰胆管压力增加，或胆汁反流等因素。根据临床表现和病程可分急性慢性二种，急性胰腺炎以突然发作的急性上腹部疼痛为主，严重时可伴有休克、腹膜炎等。慢性胰腺炎由于急性胰腺炎反复发作所造成的，早期可有急性发作，后期除腹痛、脂肪泻及一般消化不良外，尚有因胰腺内分泌不足所致的糖尿病，本病并不少见，近年发病率有增高趋势，多见于中年。

胰腺炎属于祖国医学"腹痛"证的范畴，根据临床辨证论治本病属于湿邪为病，湿郁则气必壅滞，临床一般分为湿郁、湿郁化热、湿热火盛等三型，前二者相当于本病初起，急性胰腺炎的轻型和慢性胰腺炎，湿热火盛相当于急性胰腺炎和慢性胰腺炎之较重型。

一、湿郁型：腹部胀满不适，不思饮食，大便较稀，全身沉重，舌苔白腻，其脉右关多沉，治以燥湿理气健脾，方以加减平胃散：苍术9 g、厚朴6~9 g、陈皮6 g、茯苓12~18 g、陈曲9 g、佩兰12 g。

🌀随证加减

1.腹痛较重者，脉寸关沉，加广木香、枳实、香附、炒莱菔子、白豆蔻。

2.恶心、呕吐者，加半夏、藿香。

3.胸闷，脉左寸沉，加石菖蒲，右寸沉，加枳壳。

二、湿郁化热型：腹痛、口苦、口渴欲饮、小便短赤、舌苔白腻偏黄，其脉濡滑，治以清化湿热、理气宣中，方以加减平胃散加入清热化湿之品：

苍术 6 g、厚朴 6 g、陈皮 6 g、茯苓 12 g、芦根 30 g、滑石 12 g、佩兰 12 g、竹叶 10 g、连翘 12 g。

随证加减

若胸腹痞闷轻者，加白豆蔻、薤白、半夏、杏仁；重者加黄连、黄芩、枳实、栝楼。

三、湿热火盛型：发热腹痛较重，甚者拒按，恶心，口渴欲饮，小便短赤，大便或秘结或溏，舌苔白厚腻或黄腻，脉象洪滑数或弦滑，此为湿遏热伏，湿热交蒸，法以辛开苦降加清热利湿芳香化浊之品，方以半夏 9 g、黄芩 9 g、黄连 9 g、厚朴 6 g、陈皮 6 g、芦根 30 g、滑石 12 g、佩兰 12 g、茵陈 18~20 g、木通 3 g、白豆蔻 6 g、石菖蒲 9 g、竹叶 9 g、连翘 12 g。

随证加减

1. 腹痛、气郁、脉沉者，加广木香、香附，甚者加厚朴、枳实。

2. 腹胀不欲饮食，脉右关沉或沉弦滑，加枳实、槟榔、陈曲、麦芽。

3. 大便秘结如不属腹中结实者，服用上方两三剂大便即行，如仍不行或证见腹胀满痛拒按，舌苔干燥属中焦热结实者，应加大黄、芒硝。

4. 发热、舌质绛者，加丹皮、栀子、赤芍。

5. 黄疸为湿热交蒸、病情恶化之象，方以茵陈加量 30~60 g、栀子、黄柏。

6. 腹水，加射干、扁蓄、生薏米、泽泻、茯苓、猪苓。

7. 小便短赤量少，加扁蓄 60~90 g（新鲜尤佳）、生栀子。

 案一 >>> **肝火气滞**：唐某，男，45 岁，1951 年 12 月 17 日就诊。

右腹部疼痛，或串痛于胁、胸、小腹部，心烦一周。既往有类似发作，某医院诊断为胰腺炎。其脉左寸浮数，左关浮弦数，右寸沉数滑，右关浮弦数，**此为肝火气滞**，法以抑肝理气。方以广木香 6 g、枳壳 9 g、桔梗 9 g、生香附 9 g、栝楼 30 g、生白芍 24 g、生栀子 6 g、丹皮 6 g、楝实 9 g、香橼皮 9 g、甘草 3 g、青皮 9 g、竹茹 9 g、桔叶 9 g 二剂，水煎服。

再诊唯胁痛。脉左关尺浮弦数，右寸滑，右关浮弦。方以旋覆花 9 g、半夏 6 g、栝楼 15 g、新绛 1.5 g、归须 3 g、丹皮 9 g、生栀子 9 g、生白芍 18 g、青皮9 g、桔叶9 g、楝实9 g、甘草3 g、广木香6 g、生香附9 g三剂。

三诊胁痛已减轻，食欲差，脉左浮弦，右寸偏滑，右关浮弦软，**此为肝火已减，热伤胃之清和之气**，以白芍12 g、甘草3 g、丹皮6 g、栀子6 g、半夏6 g、栝楼12 g、芦根15 g、竹茹9 g、生杷叶15 g、荷梗9 g、麦芽9 g、香附9 g、川楝子9 g。五剂后症状消失。

按语：此例腹痛并串痛，心烦。其脉左寸浮数，左关浮弦数，此为心肝火旺，右寸沉滑数，右关浮弦数，**此为肺胃热气滞痰生**。肝火旺其疏泄过度，而致循经之处：胁肋、胸、小腹部串痛，肝木生心火，心火盛故心烦。心肝火盛，火克金，木克土，以致肺胃皆热。热火生痰，痰滞气机，腑气不畅则腹痛。以丹皮、栀子清心肝之热；白芍合甘草抑肝和土；川楝子、青皮清热疏肝；木香、枳壳、香附、香橼皮理气止痛；竹茹清胃热；桔叶疏肝行气，化痰散结；栝楼清热祛痰柔肝。再诊唯胁痛，脉左关尺浮弦数，右寸滑，右关浮弦，**此为肝着**。《金匮要略》："肝着其人常欲蹈其胸上，先未苦时，但欲饮热，旋覆花汤主之。"肝着为肝气血郁滞，气注于肺中，肝气横厥，其病在肺。以上方甘润柔肝、辛散疏气之法加旋覆花、新绛降逆活血通络；半夏、栝楼祛痰宽胸；新绛即为茜草根，味苦寒，归心肝经，行血止血，通经活络，止咳祛痰。

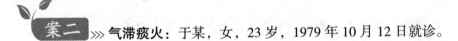 **案二** >>>**气滞痰火**：于某，女，23岁，1979年10月12日就诊。

上腹部胀痛放射于背部，嗳气，已二年余，颈部发热，头发胀，恶心，食欲尚可，烦躁，口中无味，胸闷，手足无力。患胰腺炎经治疗好转。脉左寸洪滑，左关沉弦，右寸沉洪滑，右关浮弦，**此为气滞痰火为病**，以清热祛痰。半夏10 g、黄连10 g、黄芩10 g、枳壳10 g、桔梗10 g、竹茹10 g、生杷叶30 g、陈皮10 g、旋覆花10 g、麦芽10 g、神曲10 g。

再诊自觉上腹痛减，仍感头项部疼痛。脉右寸沉洪滑，右关沉弦滑，左寸沉滑，左关尺浮弦。以杏仁10 g、枳壳10 g、广木香10 g、香附10 g、芦根30 g、竹茹10 g、生杷叶30 g、竹叶10 g、连翘12 g、双花20 g、葛根3 g三剂。

三诊右季肋疼痛，经常嗳气，有时头项痛，食欲可。脉右寸滑，右关尺沉，左寸弦滑，左关尺沉弦。以姜半夏10g、陈皮10g、旋覆花10g、广木香10g、香附10g、茯苓10g、红花6g、香橼皮10g六剂。

四诊嗳气减轻，右季肋部及少腹隐痛，大便尚可，口苦，口干不欲饮，背部酸痛，心烦，食欲可。脉右寸滑，右关沉，左寸弦滑，左关尺弦。以炒川楝子10g、元胡10g、柴胡6g、半夏10g、黄芩10g、竹叶10g、茯苓30g、栀子10g、芦根30g、竹茹10g、旋覆花10g、红花6g、广木香10g、香附12g。六剂后，嗳气消失，不感腹痛。

按语： 上腹胀痛放射背部，嗳气伴有发热，头胀，恶心，烦躁，胸闷，乏力。其脉两寸洪为心肺热，滑为痰，右寸沉为气滞。心肺感受热邪，故感发热，烦躁，热邪燔津为痰，痰火盛阻滞气机，上逆于头脑致头胀，阻滞于肺气感胸闷心肺热盛脾胃受克，脾胃热使其升降失常而致腹痛、恶心。以半夏、黄连、黄芩清热祛痰；枳壳、桔梗宽胸解郁；竹茹、杷叶清胃热降逆除痰；旋覆花消痰降逆，陈皮理气和胃；陈曲、麦芽和胃消导。继以清热理气祛痰之剂而愈。

肠结核

肠结核多发生在肺结核基础上，经常吞咽有大量结核杆菌的痰液，或常与开放性肺结核患者共餐忽视餐具消毒而被感染，也有部分人因饮用未经严格消毒的奶制品感染牛型结核杆菌而致病。临床表现有消化不良症状，如食欲不振、反胃、恶心、呕吐，及胃肠气体多、体重减轻、消瘦、腹部不适、疼痛等，主要表现为腹泻与便秘交替。有的病人，肠内有显著溃疡病变，而临床无表现。早期症状有发热，体重减轻，消化不良，胃纳不佳，精神过敏，腹痛与腹泻为溃疡型的特征，但不一定是早期症状。腹痛多发生在右下腹部，有脐周围疼痛，亦有全腹疼痛。往往食物进入胃后引起腹痛，所以这种病最怕饮食。溃疡型肠结核，腹泻与便秘呈交替性，以腹泻为常见，而增生型肠结核多便秘。

一、脾虚：其脉左浮弦，右虚而滑。

治疗：法以健脾敛肠，解除肠运动机能障碍。方以党参 18 g、炒白术 9 g、茯苓 9 g、山药 12 g、甘草 3 g、白芍 24 g、砂仁 6 g、木瓜 9 g、陈皮 6 g、姜半夏 6 g、焦鸡内金 12 g、黄精 18 g、广木香 6 g。

二、便秘：服以上用方，去木香，加天冬 18 g、麦冬 18 g、冬瓜子 30 g、火麻仁 30 g、阿胶 9 g。

三、重型肠结核，因有广泛溃疡，大便次数频繁，每日可达十余次，每次排出大量恶臭、甚至含有黏液、脓和血的液体粪便，患者可能在排便时发生晕厥。其脉弦细滑。

治疗：法以健脾调胃肠。方以乌贼骨 24 g、党参 18 g、炒白术 9 g、茯苓 12 g、甘草 3 g、生牡蛎 30 g、黄精 18 g、白芍 24 g、山药 12 g、广木香 6 g、砂仁 6 g。便秘时，加天冬 18 g、麦冬 18 g、阿胶 9 g、王瓜子 3 g焙研面冲药汁中。

 案一 >>> **湿热证**：赵某，女，25 岁，1952 年 5 月 19 日就诊。

腹痛一月余，曾在某医院内科住院，诊断为结核性腹膜炎，注射链霉素十余瓶，因缺药要求用中药治疗。脉两寸浮数，左关滑，右关浮数滑，**此为湿热证**，法以清利湿热。方以佩兰叶 9 g、枳壳 6 g、黄芩 6 g、滑石 9 g、双花 18 g、鲜芦根 24 g、茯苓 9 g、连翘 12 g、竹叶 3 g、紫豆蔻 3 g、木通 3 g三剂，水煎服。

再诊舌尖赤，舌中黄白苔，脉左寸浮数，左关滑，右寸弦滑，**此为湿热弥漫**。予以清热消炎理气。以佩兰叶 9 g、枳壳 6 g、黄芩 6 g、滑石 9 g、双花 24 g、鲜芦根 30 g、茯苓 9 g、连翘 12 g、竹叶 3 g、生栀子 6 g、蒲公英 15 g、炒薏仁 30 g、木通 5 g。分二次服用五剂。

三诊欲食，食则腹胀痛。脉左寸浮数，左关滑，右寸浮数滑。予以清导湿热，疏和胃气。以佩兰叶 9 g、枳壳 6 g、黄芩 9 g、滑石 9 g、双花 24 g、鲜芦根 30 g、茯苓 9 g、连翘 12 g、竹叶 3 g、生栀子 9 g、蒲公英 18 g、木通 6 g、炒薏仁 30 g、陈皮 6 g、神曲 6 g、麦芽 6 g。分二次服用五剂。

四诊手心发热感减，舌苔亦减，脉左寸浮数，予以疏调中焦，清导湿热。以黄芩 9 g、木通 6 g、鲜芦根 30 g、枳实 5 g、神曲 6 g、麦芽 6 g、茯苓 9 g、蒲公英 12 g、滑石 9 g、生栀子 9 g、陈皮 6 g、竹叶 3 g、厚朴 3 g、连翘 12 g、双花 18 g、炒薏仁 30 g、石决明 18 g 五剂。

五诊舌苔黄退变浅白色，大便虽行，干燥，**此为湿中挟燥热**，以清导湿热。上方去枳实、神曲、麦芽，加冬瓜子 12 g。坚以清导湿热而愈。

按语： 患者患结核性腹膜炎，其脉两寸浮数，左关滑，右关浮数滑，**此为湿热证**。湿与热邪交蒸气机不畅则腹痛。以黄芩、滑石、茯苓清热利湿；竹叶、连翘、双花、芦根清热散结；木通合栀子清热利水使热邪下行；枳壳、豆蔻行气消痞；佩兰清除污秽之气。再诊舌尖赤，舌中黄白苔，**显出湿热弥漫之象**。方剂中加栀子、蒲公英清心胃之热；薏仁清热利湿；双花加量。三诊食后腹胀痛，**此为湿热充斥脾胃**，以致脾胃运化不能，方剂中加陈皮、神曲、麦芽以和胃消导。继续清利湿热而愈。

 案二 ≫ **脾虚：** 李某，女，35 岁，1958 年 9 月 15 日会诊。

反复腹泻腹痛一年余，半月前因病情加重在某医院住院，经医院检查诊断为肠结核，虽经抗结核治疗，症状不见改善。大便每日多达十余次，粪恶臭而黏，有时有少量黏液及脓血。伴有腹痛不适，进食后腹痛明显。其脉右寸沉虚，右关弦细滑，左弦细，**此为脾虚肝旺**，法以健脾调胃肠。予以乌贼骨 24 g、党参 30 g、炒白术 9 g、茯苓 12 g、甘草 6 g、生牡蛎 30 g、黄精 18 g、白芍 24 g、山药 12 g、广木香 9 g、炒香附 9 g、砂仁 6 g、王瓜子 3 g 焙研面冲药汁三剂。

再诊大便次数减少，腹痛轻，粪恶臭消失，食欲差，脉右虚，左浮弦。以党参 24 g、炒白术 9 g、茯苓 9 g、山药 12 g、甘草 6 g、白芍 24 g、砂仁 6 g、木瓜 9 g、陈皮 6 g、半夏 6 g、焦鸡内金 12 g、黄精 24 g、广木香 6 g 七剂。

三诊大便明显减少，基本成形，患者感无力稍改善，进食后腹痛不甚明显，继续服用上方。

四诊患者大便干结费力，上方去木香，加天冬18 g、麦冬18 g、冬瓜子30 g、火麻仁30 g、阿胶9 g十剂。

五诊症状明显改善，继以益气养阴之法二月后而痊。

按语：患者曾为肺结核病人，经过抗痨药物治疗症状改善后停止治疗已经二年余，近一年出现反复腹泻。其脉右寸沉虚，右关弦细滑，为脾气虚气滞；左弦细，为肝旺。脾虚不能交纳水谷，不能运化精微，反聚水成湿，积谷为滞，致脾胃升降失司，清浊不分，混杂而下，遂成泄泻。脾气不运，土虚肝木乘，升降失职故泄泻、腹痛。以四君子汤：党参、白术、茯苓、甘草合山药以益气健脾；乌贼骨咸涩，收敛止血。白芍敛阴平肝，合甘草缓急止痛；生牡蛎镇肝补阴，黄精益气养精补脾；木香、香附理气止痛；砂仁温脾理气；少量王瓜子味酸苦平，归肺大肠经，清湿热，止血凉血。四诊大便干结费力，**此为阴液不足**，以麦冬益胃生津；天冬清金降火益水之上源，养阴润燥；冬瓜子消痈排脓；火麻仁润肠通便。继以益气养阴法病痊。

肝病

肝病是一种统称，包括肝炎、肝硬化及肝脏本身发生的其他病变。其病因甚多，中医对肝病的认识则是肝受病邪后的反映，以及与其他脏器的关系的病情变化。中医根据这些变化摸清规律，进行辨证施治，恰当用药以达治疗奏效。

一、肝病的症状

肝病的症状甚多，各有不同，根据脏器之间关系等因素，表现的症状常见有以下几种

（一）胁痛：肝脏受邪之后可出现胁痛，不仅可在肝区部位，而且可以在左胁下，以经络学解释，是由于肝经是通过两胁部位的，当肝病时，可以通过经络表现各种不同症状，胁部疼痛仅是其中的一种表现。肝病的病情可受情绪影响，如情志不畅，肝条达功能减弱，肝气郁积，发怒使肝燥，胁痛明显，也有胁痛久痛不止，久痛为病在肝络，气机不畅所致。

（二）脾胃症状：肝病首先反应消化道症状，如恶心、食欲差、厌腻油食、疲乏无力、腹胀、消化不良等，这是"木克土"现象，反之消化道的病变加重，也能影响肝病的加剧，肝脏性条达，消化道病变阻碍条达的功能，因此肝病加重，这表现肝脾之间的恶性循环。

肝木侵土，脾主湿，水湿阻碍气机的条达，痰湿也可以出现相应的表现：恶心、乏力、四肢沉重、胸闷等。肝病阳旺乘胃，胃气失去清降，而发生呕吐。其舌多呈干状，或有裂纹。

（三）肝主疏泄，肝病的人可出现小便频或小便量少，有时大便稀溏或不畅。

（四）与肾脏的关系：肝体阴而阳用，肝病必须吸收肾阴液以滋养肝脏，肝病耗肾液更多，肾阴消耗，肝阴亏，病人出现疲乏无力，精神不振。

肾司二便，肾津液涸，尿量必然减少，况且肝病阴液不足育养则疏泄失职，肝肾阴液涸竭，严重出现无尿。

（五）对心脏的影响：肝本性属将军，其志在怒，肝病病人很易恼怒，肝藏魂，心主神明，肝为心之母，母病累及子，肝病患者可有精神症状如心烦、失眠等，肝阴不足制其相火，相火势欲自焚，引动心火，二火合并，精气困乏则嗜睡，心肝火炽使神明乱，则发生谵语，肝热风动，最易抽搐，心肝火盛易发生惊厥，厥则呈昏迷状态。

（六）当肝火与心火盛侵及脾土，脾主湿，热与湿而合蒸腾为湿热，可出现黄疸，多有皮肤瘙痒如虫爬状，热盛于湿，常有鼻衄。黄疸多属于阳黄，以热为主。少数属于阴黄，其原因：

1. 本属于阳黄，湿热较轻，医者用药不当，重用苦寒药物，伤脾胃阳气，所谓"苦寒败胃"而转为阴黄。.

2. 患者体质素弱，脾胃阳气衰弱感受湿热变为阴黄，阴黄的症状皮肤黄色发灰，面色尤为明显，但如果黄疸黄色兼黑色，有光泽者，也属阳黄。

（七）对肺脏的影响：肝病阳盛，肝包藏相火，肝火易盛，心为君火，当相火动时，君火亦动，二火克金，肺脏受克，肺为热所困，失去了金克木的作用，即是肺脏对于肝脏的制约能力，患者感到口渴、喜冷饮等，重则表现肺阴亏的病症。

二、治疗

（一）胁痛：一般采用疏和肝脏，调气郁其痛自愈。

1.柴胡、白芍、当归、木香、香附、川楝子、元胡、枳壳等。

2.怒气伤肝所致肝燥，宜用甘润肝脏胁痛自愈，其脉宜右寸弦滑，左浮弦，以栝楼汤：大栝楼一个、红花1.5g、甘草3g。

3.胁痛在肝络久痛不止，需通肝络法：旋覆花、降香、红花、玫瑰花、当归须、赤芍、川楝子、元胡。

4.气机不畅者，应疏肝调达气机，如疏肝散郁等药。

（二）消化道症状：一般治疗采用疏肝补脾法（如逍遥散）。古人曰"见肝之病，当先实脾"，不仅是补脾，应将"实"字认为调脾胃。在调脾胃的同时，还应根据湿痰的有无加以调整，否则肝病不易好转，在疏肝调脾胃药物中应酌加祛痰药物，如二陈汤、温胆汤，痰火重者可用小陷胸汤。

（三）肝病肾阴不足：肝旺乘肾，其脉宜左弦大无力，或弦细无力，右寸滑大，治疗法以滋阴养液，可采用一贯煎加减：以麦冬12g、沙参12g、石斛12g、生地24g、元参24g、知母12g、花粉18g、天冬12g、竹茹9g、生枇杷叶30g、玉竹12g、当归9g。口干无味加乌梅3g。左寸脉洪滑，酌加竹叶、栀子、灯心草。阴液涸，禁用渗利小便药物，因津液涸无水可利，渗利愈伤其阴分。如需用柴胡时，应考虑柴胡固然有疏肝功能，但它耗伤阴分，因此阴虚养阴药物中不宜用柴胡，如果为了引入肝经需用柴胡只用0.6~0.9g即可。

（四）肝火旺"相火盛"应用丹栀逍遥散，肝火重者，可用当归龙荟丸，或龙胆泻肝汤。

（五）肝心火重出现谵语及抽搐，宜清心息风安神，舌绛，脉弦数者，法以凉营清心肝：广犀角9g（水牛角15~30g）、羚羊角9g、丹皮9g、栀子9g、元参30g、生地24g、赤芍9g、银花24g、桑叶9g、菊花9g、竹叶9g、连翘12g、芦根30g、竹茹9g。药汁调入安宫牛黄丸二九或万氏牛黄清心丸二丸。

随证加减

1. 若左寸脉沉，可加入石菖蒲 9 g、郁金 9 g，调入至宝丹一至二丸以开心窍。

2. 舌苔黄挟黑者为热极，应加黄芩 12 g、黄连 9 g、栀子 12 g。

3. 舌黄黑燥裂，胃肠热结，加大黄 12~18 g 导热下行。

4. 舌黄黑黏腻苔，属湿热，应加滑石 12~18 g、佩兰 12~18 g、茵陈 12~18 g。

（六）黄疸的治疗

1. 一般治疗应清理湿热，以生栀黄柏茵陈汤。

2. 黄疸伴有腹胀满宜用茵陈汤。茵陈苦辛微寒清热利湿，通关节，去滞热，为治黄疸之要药，但有人服后食欲差，所以治黄疸时，单方用茵陈 30 g、麦芽 12 g，麦芽助消化，促进食欲，茵陈是清热去湿的主要药物。热盛于湿时酌加栀子、黄柏、黄芩、大黄等药，湿胜于热者，除用茵陈清热利湿，酌用滑石、木通、茯苓、泽泻、猪苓、金钱草等药。

3. 湿热伤胃之清和之气，纳食差，宜用自制清和汤：芦根 30 g、竹茹 10 g、生杷叶 30 g、麦芽 10 g、荷梗 10 g。湿热胜者，可加滑石 12 g、佩兰叶 12 g。

4. 久患肝病者，发生黄疸，属于肝病加剧，治疗仍需按湿热黄疸治法，以清肝胆之热以免相火自焚，肝阴耗尽肝脏衰弱。当肝阴耗竭，病人危象出现苔黑，口腔肝臭味时，可用辛开苦降清热利湿之法。

5. 湿热热盛于湿、有鼻衄时，治疗用栀子加量、加茅根 90 g。

6. 阴黄，脉象迟缓而滑，应扶阳利湿，茵陈、干姜、附子。

（七）清肺热养肺阴，肺为热所困时，表现右寸浮洪数，应采用清肺制肝应用白虎汤，如热重耗肺阴应加养肺阴的药物，白虎汤加麦冬、沙参、花粉等药。

三、肝硬化治疗

肝硬化病人治疗原则主要是柔肝，但是如有湿热或有火，应先清湿热清火，而后柔肝。

（一）肝藏血，以当归、白芍养肝和血以柔肝。

（二）鳖甲、牡蛎清热补阴、化硬软坚。

（三）肝硬化久郁则热生，热生血易瘀，以丹皮治血中伏火而消瘀血，丹皮气味辛寒，主治和血、生血、凉血，治血中之伏火，除症坚消瘀血。

射干味苦辛，有小毒，入肺肝脾经，通二便，消腹大腹水。射干入肺散胸中热气，消结胸膈满腹胀，肺气利，热气消，肺气清肃，能通条水道下输膀胱，所以小便利而使腹水消，肺与大肠相表里，肺气畅大便而自行，肝病相火易盛，射干清肝，肝火不盛，肝脏病易恢复。

山豆根苦寒，有毒，归肺胃经，清热解毒，治急黄、腹胀喘满、大腹腹水。

四、肝硬化合并腹水有三种情况

（一）肝病疏泄无力，肝病必侵脾脏，脾主运化，脾受肝侮运化功能减退，脾运化水湿，排泄赖肾脏的开合，所谓肾为脾之关，脾虽能运化，而肾关不开，水湿无从泄出，但腹水排泄关键在使肝脏功能恢复，不调治肝脾之功能，专利小便，虽然能使腹水暂时减少，利水后，腹水又重生。如专利小便，初步利之有效，但愈利小便，小便愈闭。

1. 其脉弦，弦主肝病，主水饮。

2. 治疗：法以和肝补脾开肾关，以逍遥散加猪苓、泽泻以开肾关，以柴胡6g、白芍18g、当归9g、炒白术9g、茯苓30g、甘草3g、猪苓9g、泽泻18g。若尺脉数加黄柏6g、知母6g、肉桂0.9g清热化气以开肾关（滋肾通关丸）。尺脉弱无力为肾虚，加菟丝子12g、楮实子12g以补肾开肾关。凡腹水大便干结者可加郁李仁9~12g。

（二）肝热腹水，所谓诸腹胀大皆属于热，诊时注意问患者口渴否，如口渴欲饮水，但不敢喝水怕腹胀，小便热灼或小便色赤，触诊扪腹部热，皆属于热的表现。

1. 其脉弦数。

2治疗：宜用丹栀逍遥散加味，柴胡6g、当归9g、白芍18g、竹叶9g、丹皮9g、栀子9g、炒白术9g、茯苓30g、泽泻18g、猪苓9g、甘草3g、射干9g。若右寸脉沉，用广木香9g、香附9g、枳壳9g、杏仁9g、紫菀9g以开气机，通调水道，下输膀胱。

（三）湿热壅滞，口渴不欲饮水，舌苔黄厚腻，腹部扪之热甚，小便量少，色赤黄或热灼，湿热壅滞最易使肝脏向不良发展。

1 其脉洪数，寸浮洪滑数，右寸沉弦滑，左部弦数。

2 治疗：法以辛开苦降分消法，以黄连9g、半夏9g、黄芩9g、射干9g、陈皮9g、厚朴9g、茯苓30g、猪苓9g、泽泻18g、栀子9g、茵陈18g、木通6g、滑石18g、佩兰18g。

五、腹水攻法

如用甘遂、芫花、商陆、牵牛易伤正气，用缓逐水法较好。

缓逐水法：郁李仁30g研面用白面30g和调作饼食之，十五岁以下用郁李仁9~12g白面等量作饼食之，事后大便多呈白色水样物。单方治腹水：荠菜根、甜葶苈炒等分，研面炼蜜丸6g，陈皮9~12g煎水送服三丸。

六、亚急性黄色肝萎缩腹水

（一）湿热盛，舌黄厚腻苔，黄染色光亮。

1. 其脉洪滑数。

2 治疗用治湿热壅滞辛开苦降分消法，方中加茵陈60~120g、栀子12~18g、山豆根9g。

（二）湿胜于热，舌白苔似腻。

1. 脉象弦滑。

2. 治疗法以调和肝脾，清利湿热。柴胡6g、白芍12g、当归9g、栀子9g、竹叶9g、连翘12g、郁李仁9g、炒白术9g、茯苓30g、泽泻18g、猪苓9g、茵陈30g、车前子6g。

（三）亚急性黄色肝萎缩腹水禁忌豆类、豆腐、豆浆，因为豆类壅滞中焦气机，促使肝脏向不良发展。肝病病重已过，至恢复期，多有疲乏无力，肝区隐隐作痛。

1. 脉象左关弦软，右寸虚。

2. 治疗宜健脾养肝，用归芍四君子汤，促进肝脏的恢复，以当归9g、白芍18g、党参18g、白术9g、茯苓9g、甘草3g，若肝脾大加鳖甲、生牡蛎，舌色绛加丹皮、元参。

七、肝硬化上消化道出血

1. 其脉弦数，因肝热盛，血被热迫而溢。

2. 治疗宜用局方犀角地黄汤加栀子、茅根。以广犀角9g（水牛角15~30g）、生地18g、白芍12~18g、丹皮9~12g、栀子12g、茅根60g、藕节9g、侧柏叶12g。寸洪数，加竹叶9g、连翘12~18g、莲子心9g、小蓟180~240g煎汤代水煎药。

凡肝脏病人面色青绿，脉左部弦数，或有鼻衄，为肝火旺，宜用丹栀逍遥散。以小蓟120~180g煎汤代水煎药，鲜小蓟最佳需带根用，小蓟甘凉治热毒，胸膈烦闷，开胃下降，退热补阴，养精保血，破瘀血，生新血，治出血、呕血，患肝病用鲜小蓟煎水常服，对肝病是有益的。总之，治疗病因与脏腑之间联系，病情是互相转化，不能执成方不变，需要观察病情转化，恰与其分地治疗，也要注意患者情绪对疾病的影响，更要注意患者感受外邪，风寒暑湿热，必须先去其外感，外感不除，向脏腑内侵，增加本病的病势，甚至不良的变化。

 案一 》》**肝旺温热纠缠：** 岳某，男，28岁，1967年10月20日就诊。

半年前感食欲不振，疲乏无力，鼻衄口干，大便有时干，腹胀目黄，厌肉类，在医院确诊为肝炎活动期。脉浮弦洪滑，**此为肝旺温热纠缠**，先治温热以清肝。予以菊花9g、香豆豉9g、炒栀子9g、竹叶9g、桑叶9g、薄荷9g、益元散12g、黄芩12g、芦根30g、竹茹9g、连翘12g、双花24g、生石膏18g、绿豆皮24g、陈曲9g、麦芽9g、茅根30g。

再诊腹胀减轻，大便不干，鼻不衄血，口干不欲饮水，目微黄，脉浮弦洪。以菊花9g、桑叶9g、薄荷6g、竹叶9g、益元散12g、连翘12g、双花24g、黄芩6g、生栀子9g、生石膏18g、茅根30g、芦根30g、竹茹9g、麦芽9g、绿豆皮24g。

三诊腹痛，食欲不振，口干不欲饮水，舌黄白腻苔，前部有小红点，脉浮弦洪滑数。以竹叶9g、连翘12g、生炒栀子各6g、黄芩9g、桑叶9g、菊花9g、芦根30g、竹茹9g、陈皮6g、茵陈9g、麦芽9g、生白芍9g、佛手花6g、佩兰叶12g。

四诊腹胀恶心，痰多，头发胀，口干不欲饮水，心烦，大便干。舌中有两条似黄腻苔，脉左浮弦滑数，右寸浮洪滑，右关沉。予以半夏 6 g、陈皮 6 g、枳壳 6 g、竹茹 9 g、陈曲 9 g、广木香 6 g、麦芽 9 g、黄芩 9 g、炒栀子 6 g、桑叶 9 g、菊花 9 g、竹叶 9 g、连翘 12 g、佩兰叶 12 g、芦根 30 g、莱菔子 6 g。

五诊服药后腹不胀，痰多，头不胀，口干不欲饮，鼻干心烦，大便畅快，两天一次，较干。舌前部白黄滑腻苔，有小红点，尖赤，脉左浮弦洪，右脉偏数，右寸浮洪滑。以半夏 6 g、黄芩 6 g、炒栀子 6 g、枳壳 6 g、陈皮 6 g、佩兰叶 12 g、竹茹 9 g、陈曲 9 g、麦芽 9 g、竹叶 9 g、连翘 12 g、滑石 12 g、芦根 30 g、桑叶 9 g、菊花 9 g。

六诊昨日感鼻塞流涕，身疼咳嗽，口干不欲饮。脉左寸浮洪大，右寸沉，关尺浮弦，**此为感冒气郁挟湿**。以苏叶 9 g、薄荷 9 g、桔梗 6 g、杏仁 9 g、竹叶 9 g、连翘 12 g、双花 12 g、益元散 12 g、桔红 6 g、前胡 6 g、枳壳 6 g、芦根 30 g、竹茹 9 g、桑叶 9 g、菊花 9 g。

七诊痰多，有黄痰，咳不爽快，食欲不振，鼻干，心烦减轻，胸闷头痛，大便日两次，复查肝功，肝功接近正常。脉左浮弦，右寸沉洪滑，右关浮弦，舌白腻苔，前部有小红点。继用桔梗 6 g、炒枳壳 6 g、栝楼 30 g、黄芩 6 g、半夏 6 g、陈皮 6 g、竹茹 9 g、芦根 30 g、滑石 12 g、佩兰叶 12 g、荷梗 6 g、生杷叶 30 g、麦芽 9 g、桑叶 9 g、菊花 9 g、竹叶 9 g、连翘 12 g。继以清湿热祛痰热而愈。

按语：名医吴鞠通："温者火之气，风者火之母"，温邪首先犯肺，火必先克金。肺气热则口渴，鼻衄。肺与大肠相表里，肺气热，肠亦热，故便干。《素问》："五脏所恶，肝恶风，……""肝为风脏而即恶风，血得和气则沉畅，血得邪气则灼凝"，左脉浮弦，为肝得风邪而肝旺，肝旺其疏泄脾土之能力失调，故腹胀，食欲差，厌肉类。以先治温热以清肝。以桑叶、菊花、竹叶、连翘、双花以清宣；栀子清心肝之热；合香豆豉以清久郁之热；益元散、生石膏清温邪；芦根、竹茹清胃热；茅根清肺热止血；绿豆皮清风热；黄芩清心及中焦之热，薄荷辛散解表，搜肝气。三诊口干不欲饮水，舌黄白腻苔，前部有小红点，脉浮弦洪滑数，**此为肝旺湿热相火盛**。以黄芩、茵陈清湿热；竹叶、连翘、栀子清君相之火；白芍泻肝火；佛手花疏肝理气。四诊出现腹胀恶心，痰多，头胀，心烦，口干不欲饮水，舌中有两条似黄腻苔，脉左浮弦滑数，右寸浮洪滑，右关沉，**此为肝旺胃郁湿热挟痰**，以二陈祛痰和胃；枳壳、木香理气解郁；加以清热利湿之品。六、七诊病人感受风热咳嗽，以清宣之品而解除外感，继以清湿热祛痰热病情稳定而愈。

 案二 >>> **肝郁君相火盛：**夏某，女，26岁，1967年11月6日就诊。

八年前患过黄疸型肝炎，已治愈；去年八月又发生黄疸型肝炎，住院三个月见好；今年3月医院诊为无黄疸型肝炎，住院七个月；出院二十天复查肝功异常，转氨酶260U，自觉疲劳无力，腹胀，手心发热，食欲差，厌肉腻，两胁交替作疼，睡眠少，小便浑黄，大便干燥，有时恶心呕吐，肌肉不定处跳动，心烦急躁。脉左寸浮洪滑数，左关尺沉，右寸濡洪滑，右关沉，**此为肝郁君相火盛**，法以清疏。予以竹叶9 g、炒栀子6 g、黄芩6 g、连翘12 g、炒枳壳6 g、半夏6 g、陈皮6 g、竹茹9 g、芦根30 g、茵陈12 g、陈曲9 g、麦芽9 g、杏仁9 g、香附9 g、广木香6 g六剂，水煎服。

再诊腹胀减轻，手心有时发热，恶心减，厌肉食亦见好，小便浑黄减少，两胁仍疼，腹部难受，大便不干，脉偏数。上方加滑石12 g、佩兰叶12 g六剂。

三诊腹胀不明显，纳食较好，不厌肉类，小便不混，仅晨起色黄，两胁交替作疼，有时手心发热。脉濡，右寸浮洪滑，右关沉。仍以上方六剂。

四诊食欲好，胁疼减，肌肉不抖动，腹不胀，睡眠少，易寤，小便深黄，夜间肠鸣，左手心发热。脉濡，右寸洪滑，右关浮弦软。以温胆汤加减：炒枳实3 g、半夏6 g、陈皮6 g、竹茹9 g、黄芩6 g、炒栀子6 g、芦根30 g、陈曲9 g、麦芽9 g、佩兰叶12 g、滑石12 g、竹叶9 g六剂。

五诊复查肝功正常，右胁疼，夜间肠鸣不适，左手心热，纳食好，食粗糙的食物感向上顶，易怒激动。舌白苔，质胖，脉关尺浮濡弦软。以柴胡6 g、炒白芍18 g、当归9 g、半夏6 g、茯苓9 g、炒白术9 g、甘草3 g、炒薏仁15 g、陈皮6 g、竹茹9 g、滑石12 g、陈曲9 g、麦芽9 g、炒枳壳6 g六剂。

六诊手心热减轻，两胁阵痛，纳食好，有时气向上顶，心烦。脉右寸沉，关尺浮弦，左寸浮洪滑。去炒薏仁、竹茹、滑石、陈皮、半夏。继服六剂，无明显不适，建议劳逸结合，定期复查肝功。

按语： 名医朱丹溪曰"肝肾二脏皆有相火，而其系上属于心，心，君火也，为物所感则易动，心动则相火易动。……"患者反复出现肝功异常，两胁痛，腹胀，疲劳无力。其脉左寸浮洪滑数为心火盛，左关尺沉为肝气郁。心火盛，其相火亦盛，相火盛故感两胁痛、心烦急躁。二火盛，燔津为痰，痰热风动，故肌肉不定时跳动。君相火盛，脾胃肠皆受累，亦热，脾主四肢，故手心热，脾胃主升降，故感腹胀，食欲差，恶心呕吐，厌肉腻。肠热其传送失司则大便干燥。以竹叶、栀子、连翘、黄芩清君相之火；茵陈苦燥湿，寒清脾胃之热；枳壳、木香、香附、杏仁理气解郁；二陈祛痰和胃；芦根、竹茹清胃热；陈曲、麦芽健脾化食。再诊脉偏数**为湿热盛**，加用滑石、佩兰清热利湿使热下行。四诊症状明显改善，但睡眠少，小便深黄。脉濡，右寸洪滑，右关浮弦软，**为湿热，心肺热**。以温胆汤燥湿化痰，安神易眠；芦根、滑石清湿热；黄芩、栀子清心肺之热。五诊复查肝功正常，但右胁痛，易怒，脉关尺浮濡弦软，**此为脾湿肝旺**。以逍遥散疏肝和营健脾；滑石、薏仁清热祛湿；二陈祛痰饮；枳壳理气行痰。以疏肝调脾胃之剂病情稳定，未再复发。

案三 >>> **肝脾不舒湿热盛：** 徐某，男，38岁，1967年11月3日就诊。

患者于五年前患黄疸型肝炎，现在肝功正常，查肝脾未扪及，肝区超声为密集回声，自觉两胁处胀痛，腹胀，饮食不香，小便发黄，有时心跳不适。舌黄白腻苔，前部有小红点，脉左浮弦滑数，右部濡滑，**此为肝脾不舒，湿热盛**，法以疏肝清湿热。以柴胡6g、生白芍18g、当归9g、车前子9g、杏仁9g、通草6g、竹叶9g、炒栀子6g、连翘12g、滑石12g、半夏6g、陈皮6g、炒薏仁15g、陈曲9g、麦芽9g、佩兰叶12g、茵陈12g、黄芩6g三剂，水煎服。

再诊腹胀减，纳食较好，小便黄色减少，心跳不明显，心烦。舌同前，舌尖赤，脉右寸沉洪滑，关浮弦。上方加香附9g、广木香6g、炒青皮6g三剂。

三 脾胃肝病症

三诊服药后，排气多，腹舒，胸不闷，睡眠好，夜间发冷，额部两侧胀痛，视物不清。舌后部白厚似腻苔，脉浮弦，右寸洪滑偏数。去青皮、香附、广木香，加薄荷9g、桑叶9g、菊花9g三剂。

四诊额部舒，视物清楚，有时右胁隐胀，小腹稍胀。舌薄白苔，根部白挟黄厚苔，脉左关尺浮弦，右濡沉取弦滑。去薄荷、桑叶、菊花，加炒枳壳6g、泽泻9g三剂。

五诊腹部稍胀，腿轻快。舌后部白厚苔已化，脉平，左关尺浮弦滑，右寸沉取滑，关尺濡，继以和肝脾。柴胡6g、炒白芍18g、当归9g、车前子9g、半夏6g、炒枳壳6g、陈皮6g、炒白术9g、甘草3g、茵陈12g、炒薏仁15g、陈曲9g、麦芽9g。病情稳定可以带药回青海服用。

按语： 此例患过黄疸型肝炎，虽然肝功恢复正常，仍感两胁痛，腹胀，饮食差，体现肝脾不舒之症状。其脉左浮弦滑数为心肝热，右部濡滑为脾胃湿热。肝热其疏泄能力失常故两胁痛；心热而致心跳不适，舌尖可有小红点；脾胃湿热，使其升降机能失调，故腹胀，饮食不香，小便发黄，舌有黄白腻苔。以柴胡、当归、白芍疏肝；栀子、竹叶、连翘、黄芩清心肝之热，茵陈、滑石、薏仁清利湿热；车前子清肝利湿热；二陈祛痰饮；佩兰芳香化污浊；杏仁理肺气行痰饮；通草利湿行水。再诊右寸脉沉洪滑，关浮弦，**此为气滞，肝旺**。加用香附、木香，青皮疏肝理气。继以疏肝清利湿热之法而病愈。

案四 ≫ **肝脾两虚：** 王某，男，20岁，1967年11月20日就诊。

在某医院检查诊断为慢性肝炎肝功不良三天，自觉胁痛，心烦，全身无力，夜间汗出，食欲差。脉左寸浮虚，左关弦软，右寸虚大，右关弦无力，**此为肝脾两虚相火盛**，法以养血健脾清心。予以玉竹30g、大枣4枚、炒白术9g、甘草3g、当归9g、炒白芍9g、童参9g、竹叶9g、陈皮6g、连翘12g、炒栀子6g十二剂，水煎服。

再诊心烦轻，体力稍好。脉左弦细无力，右寸滑大，**此为肝旺乘肾**，治以滋阴养液，宜用一贯煎加减：麦冬12g、沙参12g、石斛12g、生地24g、枸杞12g、元参24g、知母12g、花粉18g、天冬12g、竹茹9g、生杷叶 30 g、玉竹 12 g、当归 9 g 二十剂。

三诊自觉体力恢复，肝功正常。

按语：此例慢性肝炎，肝功不良，胁痛，心烦。其脉左寸浮虚，左关弦软，为肝血虚而相火盛，右寸虚大，右关弦而无力，为脾气虚。肝藏血，血虚使肝体失于滋养，肝络不荣则痛，表现两胁痛。血虚使相火偏盛故心烦。脾气虚其运化功能不利则食欲差，乏力。用大量玉竹不寒不燥补中益气，润心肺；童参补肺健脾；白术健脾燥湿；甘草和中；陈皮理气；当归、白芍养血和血；竹叶、连翘、栀子清心火，以清相火。再诊其脉左弦细无力，为肝旺乘肾，右寸滑大为肺阴虚，肝旺耗阴，肝肾同源，肾阴亦不足。以一贯煎中沙参、麦冬滋养心肺以金生水，当归、生地、枸杞合元参滋养肝肾；天冬、知母清金滋肾；竹茹、杷叶清胃热；花粉清热生津、玉竹益气润肺。

 案五 》》》 **肝热腹水：**于某，男，48 岁，1967 年 12 月 11 日内科会诊。

腹胀呃气，两胁胀疼不欲纳食，口干不敢喝水，痰多，恶心，腿沉重，心烦，大便干若羊屎，在某医院检查诊断为肝硬化并腹水（＋）住院治疗，经西医治疗效果不理想，要求中医会诊治疗。舌赤，舌中有多裂纹，脉左部弦数，尺滑，**此为肝热腹水**，宜用丹栀逍遥散加味，柴胡 6 g、当归 9 g、白芍 18 g、竹叶 9 g、丹皮 9 g、栀子 9 g、炒白术 9 g、茯苓 30 g、泽泻 18 g、猪苓 9 g、甘草 3 g、射干 9 g、芦根 30 g、竹茹 9 g、郁李仁 9 g 五剂，水煎服。

再诊恶心减，仍腹胀，右寸脉沉，上方加用广木香 9 g、香附 9 g、枳壳 9 g、杏仁 9 g、紫苑 9 g 七剂。

三诊胁痛消，脉弦软，**此为肝脾虚，阴不足**。予以当归 9 g、炒白芍 9 g、玉竹 9 g、炒白术 9 g、甘草 3 g、陈皮 6 g、竹茹 9 g、元参 18 g、女贞子 18 g、旱莲草 18 g、石斛 9 g、麦芽 9 g 七剂。

四诊小便量稍多，腹胀稍减，两胁胀痛已轻。脉数，左部浮弦，右寸沉弦滑，**此为湿热**，法以辛开苦降分消法。黄连 9 g、半夏 9 g、黄芩 9 g、射干 9 g、陈皮 9 g、厚朴 9 g、茯苓 30 g、猪苓 9 g、泽泻 18 g、栀子 9 g、茵陈 18 g、木通 6 g、滑石 18 g、佩兰 18 g 七剂。

五诊腹胀基本消失，小便量多，腿轻，腹水征（－）。继服用二十余剂病情稳定出院。

六诊一月后，自觉食欲差。脉右寸关浮弦软，**热邪伤胃清和之气**，服用自制清和汤：芦根30g鲜者更佳，水炒枇杷叶30g、竹茹9g、荷梗3g、麦芽6g、或用稻芽6g。六剂后食欲好。

七诊半年后，因生气感上腹部不适，恶心，烦躁不安，鼻衄，大便色黑，潜血（＋）。脉左寸洪数，左关弦数，予以局方犀角地黄汤加减：以广犀角10g、生地20g、白芍20g、丹皮9g、炒栀子9g、芦根30g、竹茹9g、茅根60g、藕节9g、侧柏叶12g、竹叶9g、连翘12g、莲子心9g，小蓟240g煎汤代水煎药七剂。

八诊服药自觉全身舒适，无鼻衄便血，稍有烦躁，食欲差。脉左弦，右浮弦软，仍以清和汤加川楝子6g治疗。六剂后无不适。

按语： 此例腹胀呃气，两胁痛，脉左弦数，为肝热。肝木生火，心火亦盛故心烦，舌赤，肝之脉络由少腹抵胁肋，故肝病时感两胁痛。肝主疏泄，肝热其脾土运化失衡，则水湿停着，腹胀腹水，故尺脉表现滑像。以丹栀逍遥散以清肝热疏肝，养血健脾；射干泻实火，火降则血散肿消，而痰结自解；合五苓散去桂枝之热：泽泻走水府而泄热邪；茯苓、猪苓淡渗通水道泄水热；合白术以健运脾土以输水；郁李仁入脾经气分，下气行水，润燥治水肿。再诊仍腹胀，右寸脉沉，**此为气郁**，加用广木香、香附、枳壳理气解郁；杏仁、紫苑利肺气开气机，以通调水道下输膀胱。三诊脉弦软**为肝脾虚，阴分不足**。以当归、白芍养血；玉竹、白术、甘草以补中气健脾土；元参、女贞子、旱莲草、石斛育阴。四诊小便量稍多，两胁痛、腹胀已轻，脉数，左浮弦，右寸沉弦滑**为湿热气滞**。以辛开苦降分消法：陈皮、厚朴、半夏辛通以开气泄浊；黄连、黄芩、栀子、茵陈苦寒清热除湿；射干苦寒，泄实火；木通上通心包降心火，清热化津液，导诸热由小便出；茯苓、泽泻、猪苓、滑石清热利湿，使热与湿得以分消。五诊腹胀消失，腹水征阴性。七诊生气后出现鼻衄，大便潜血，烦躁，上腹部不适，脉左寸洪数，左关弦数，**此为肝热盛，迫血妄行**。以犀角地黄汤清血分之热，加栀子、莲子心、竹叶、连翘清心热，此为实则泻其子，茅根清伏热消瘀血；藕节消瘀血止衄；侧柏叶清血分止血；小蓟凉血止血。热清血止，继续以清和养胃病情稳定。

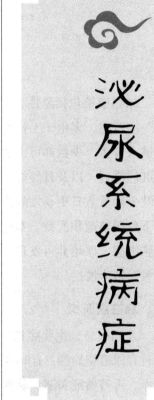

泌尿系统病症

医者读书有眼
病人才能活命
——张国屏

尿路感染

尿路感染包括急性、慢性肾盂肾炎和膀胱炎，本病属于祖国医学"淋症"的范畴，多由于上行性感染所致，致病菌由尿道入膀胱，再由膀胱逆行进入肾盂，少数亦可由血源性感染而发病。女性因尿道短，尿道口与阴道肛门靠近，以及月经妊娠等生理特点故本病多见女性，尤其在早期妊娠以及分娩后数日更易发病。祖国医学认为本病是由于心移热于小肠，或由于下焦湿热蕴积所致。本病临床特点为尿急、尿频、尿痛，尿镜检可见大量脓细胞，尿培养可发现致病菌。本病在急性阶段，如治疗不当，可迁延不愈而转为慢性。

一、急性膀胱炎

发病较急，主要症状为尿频、尿急、尿痛，尿急同时可有尿痛，或小便时有尿道烧灼感，有时可有下腹部坠痛或腰痛，一般不发热，口干欲饮，溺赤。舌苔黄或黄腻，脉两尺弦数或洪滑，此为湿热蕴积于下焦所致，法以清热燥湿。方以黄柏 9 g、知母 9 g、白芍 9 g、芦根 30 g、白薇 9 g。

⚬⚬ 随证加减

1. 血尿，加小蓟 60 g、茅根 30 g。

2. 尿道痛，加木通 6 g、竹叶 9 g、灯心草 1.5 g。

3. 恶寒发热有表症，脉左寸浮，加桑叶 9 g、菊花 9 g、竹叶 9 g、连翘 12 g、双花 15 g。

二、慢性膀胱炎

常为急性膀胱炎治疗不当迁延不愈所致，经常感到腰痛，下腹部坠痛不适，有轻度尿频、尿急、尿痛，或小便时有烧灼感，但膀胱症状较急性为轻。一般未有发烧，口干欲饮，心烦，舌尖红赤，苔黄，脉左寸洪滑，尺弦滑，治以清热利水，方以木通3~6 g、生地12~20 g、芦根30 g、白芍9 g、竹叶9 g、白薇9 g、甘草梢1.5~3 g。

⌇随证加减

1. 腰痛，其脉尺滑，加黄柏6 g、知母9 g。

2 全身无力，加玉竹15 g、黄精12~15 g。

三、急性肾盂肾炎

一般发病较急，常突然发病，常有弛张热，并有尿频、尿急、尿痛，腰痛，肾区扣击痛明显。舌质红，苔黄，脉象两寸弦数、滑数，此为心移热于小肠所致，法以清热利湿。方以生地20 g、木通6 g、栀子9 g、茅根120 g、竹叶9 g、双花30 g、连翘12 g。

⌇随证加减

1. 恶寒发热为表症未罢，加防风6 g、荆芥6 g。

2. 腰痛重者，脉两尺洪数，为下焦湿热较重，加知母、黄柏各9 g。

3. 小便混浊，加草薢6 g、泽泻12 g（服用草薢时应忌饮茶）。

4. 恶心呕吐，加陈皮9 g、芦根30 g、竹茹9 g。

5. 身倦体重，口渴欲饮，舌苔偏腻，脉濡为挟湿，加佩兰叶12 g、滑石12 g、芦根30 g、生薏米30 g。

6. 尿频，加茯苓12 g、白芍9 g、白薇9 g。

7. 下腹部痛并向腹内侧放射者，脉弦，加炒川楝子9 g、炒元胡9 g。

四、慢性肾盂肾炎

常因急性肾盂肾炎治疗不彻底迁延不愈转为慢性，此类患者常有急性发作，发作时尿频、尿急、尿痛等膀胱刺激症状明显，急性发作期可参照急性肾盂肾炎治疗。部分患者泌尿系症状较轻，主要临床表现为全身无力、低热、腰痛、尿痛，此类患者可能无明显急性肾盂肾炎病史，膀胱刺激症状轻或无，开始发现即为慢性。舌质红，苔黄偏腻，脉弦细或弦滑，治以轻清心肺养阴清热，方以生地20 g、茅根120 g、知母9 g、地骨皮9 g、白薇9 g、竹叶9 g、连翘12 g、双花20 g、芦根30 g、通草6 g、生薏米30 g、白芍9 g。

🍃 随证加减

1. 全身无力，加玉竹20 g。

2. 腰痛者，脉尺洪滑，为下焦湿热，加知母9 g、黄柏6 g。脉尺虚大或弦细，为肾虚，加杜仲30 g、菟丝子60~120 g。

3. 合并高血压者，脉左关浮弦细或弦大，加煅石决明30 g、炒川楝子6 g。

 案一 ≫ **肺脾肾虚挟热：** 殷某，男，31岁，1968年1月9日就诊。

半年前因浮肿到医院检查诊断为急性肾炎，住院治疗半月，肿消出院，出院后感恶心，食欲不振，失眠，有时腰疼，经常浮肿，以头面较明显，不欲饮水，小便频数而量少，色黄，大便日二三次，粪不成型，全身无力。舌白黄苔。尿常规示红白细胞少许，尿蛋白++，颗粒管型少许。脉虚，寸浮洪滑，较无力，**此为肺脾肾虚挟热**，法以益气健脾养肾。以茅根60 g、玉竹24 g、炒白术9 g、山药18 g、炒薏仁30 g、菟丝子12 g、茯苓9 g、陈皮6 g、竹茹9 g、制何首乌18 g、女贞子18 g、旱莲草18 g三剂，水煎服。

再诊恶心减，小便量稍多，继服上药加枸杞12 g、杜仲9 g、沙参12 g五剂。

三诊不恶心，浮肿减，身稍轻十剂。

四诊肿消，身轻，小便次数减，量多，大便日一二次，不稀。尿常规无红白细胞，尿蛋白+，无管型。脉稍虚，寸浮洪滑，力不足，仍以益气健脾养肾之法。沙参15 g、炒白术12 g、茯苓9 g、山药24 g、炒薏仁30 g、菟丝子15 g、陈皮6 g、制何首乌24 g、女贞子30 g、旱莲草30 g、枸杞12 g、杜仲9 g。继服用三十剂复查尿常规正常。

按语： 此例腰痛，浮肿，舌苔白黄，其脉虚为肺脾肾皆虚，寸脉浮洪滑，较无力为心宫有虚热。肺气不及输布水液，脾失健运津液停聚，合肾水津失于传化，三脏功能之失调，三焦气化失宣，水津不归正化，停滞为饮，流溢全身而致水肿，湿着于腰肾部而腰痛，小便频而数，小便有尿蛋白。湿郁生热，心热灼伤血脉故小便有红白细胞。热邪扰神则失眠，热邪扰胃故恶心食欲不振。以大剂茅根甘寒入手少阴心，足太阴阳明脾胃，补中益气，除伏热消瘀血；玉竹补中益气润肺；合白术、茯苓、山药、薏仁健脾利湿；何首乌、菟丝子补肝肾；二至补益肝肾滋阴止血；竹茹清胃热治恶心，陈皮健脾燥湿和胃。坚守益气健脾养肾之法病情稳定。

 案二 》》》**湿热**：蒋某，女，17岁，1968年2月1日就诊。

患肾小球肾炎已七年，反复发作，近二天尿常规有红细胞++，尿蛋白+，有时腰痛。脉右寸濡滑，右关浮弦滑，左寸浮弦滑，**此为湿热**，法以清利湿热。予以茅根120 g、芦根30 g、滑石12 g、薏仁30 g、竹茹9 g、杏仁9 g、竹叶9 g、连翘12 g、双花15 g、桑叶9 g、菊花9 g、通草6 g六剂，水煎服。

再诊尿蛋白+，红细胞少许，脉右寸浮洪滑，右关弦，左寸浮弦洪。以薄荷9 g、牛蒡子9 g、竹叶9 g、连翘12 g、双花18 g、桑叶9 g、菊花9 g、芦根30 g、茅根120 g、滑石12 g、生薏仁30 g六剂。

三诊尿常规有红细胞、尿蛋白少许，脉两寸浮洪滑，左关弦细。以牛蒡子9 g、薄荷9 g、芦根30 g、茅根120 g、地骨皮30 g、竹叶9 g、连翘12 g、双花15 g、生地9 g、白芍9 g、小蓟9 g六剂。

四诊有时腰痛，尿常规同上次，右寸洪滑，左关尺弦大。上方加女贞子30 g、旱莲草30 g、玉竹9 g六剂。

五诊舌质红，苔白，尖赤，尿蛋白微量，红细胞少许，脉左寸浮洪，左关浮弦，右寸濡洪，右关浮弦。以双花18 g、竹叶9 g、连翘12 g、茅根120 g、薄荷9 g、牛蒡子9 g、桑叶9 g、菊花9 g、桔梗3 g、丹皮9 g、元参9 g、赤芍9 g、生地9 g六剂。

六诊面部稍肿，腰痛。左寸浮洪，左关尺弦大，右寸濡洪，右关浮弦，右尺弦大。上方赤芍改白芍9 g、女贞子30 g、旱莲草30 g。十五剂后，病情稳定，尿常规正常，无不适。停药观察，嘱其适当休息，避免感冒。

按语：腰痛，尿中有红细胞及尿蛋白，其脉右寸濡滑为肺有湿热，右关浮弦滑为胃热，左寸浮弦滑心宫热挟风，**此为湿热证**。湿热互结使脾胃之升清降浊的功能失调，肺气输布水液失司，湿热使三焦壅滞，气化不通，水道不畅，故出现水肿。湿热使心、胃皆热，因而患者可有烦热口渴，胸闷心慌等症状，蕴热久之损伤肾络，故现腰痛，尿血及蛋白尿。以大剂茅根甘寒入手少阴心，足太阴阳明脾胃，除伏热消瘀血；滑石、薏仁清热利湿；竹叶、连翘清心热；芦根、竹茹清胃热；桑叶、菊花清宣；芦根、杏仁、薏仁肃肺；通草清热行水。再诊两寸浮，**此为病邪欲向外表散**，方剂中去通草之清利，加辛凉解表之品。三诊尿常规中仍有红细胞，左关弦细为肝热耗阴，加白芍抑肝敛阴；地骨皮泻肝热，凉血；小蓟凉肝止血。四诊左关尺弦大，**此为肝肾阴分不足**，方剂中加女贞子、旱莲草、玉竹以顾阴。五诊舌质红，尖赤，脉寸洪，**为湿热邪侵营**，应以泄营透卫。方剂中清宣之品加清营药，元参、丹皮、赤芍、生地。六诊腰痛面肿，左关尺弦大为肝肾阴不足，方剂中加二至补肝肾，以赤芍改白芍，以去散泻之力，加强泻肝益脾之功。用药得力，病邪得以清除。

 案三 ≫ **湿热**：姜某，男，36 岁，1967 年 11 月 30 日就诊。

一年前左腰疼在烟台某医院拍片检查，左肾大，右肾不规则，诊断为左肾积水，右肾功能不全，尿常规尿蛋白＋，红细胞＋＋，白细胞＋，肾功异常，劳动时小腹痛，尿血，服药休息二十余天尿常规正常。现感腰疼，腿发麻沉重，右半身痛，右侧后头痛较重，目发胀，有时小便频而量少，口渴欲饮。脉濡，寸浮洪滑数，**此为湿热**，法以清热利湿宣风。予以地肤子 30 g、竹叶 9 g、连翘 12 g、半夏 6 g、炒枳壳 6 g、杏仁 9 g、通草 6 g、滑石 12 g、炒薏仁 30 g、芦根 30 g、陈皮 6 g、桑叶 9 g、菊花 9 g 二剂，水煎服。

再诊身感轻松，脉有力。以地肤子 30 g、竹叶 9 g、连翘 12 g、半夏 6 g、炒枳壳 6 g、杏仁 9 g、通草 6 g、滑石 12 g、炒薏仁 30 g、芦根 30 g、陈皮 6 g、桑叶 9 g、菊花 12 g、炒栀子 6 g、香豆豉 9 g。回烟台服药。

三诊服药一月后，复查尿常规及肾功正常。继以清利湿热之剂，病情稳定。

按语：此例腰痛腿麻，左半身痛，后头痛，小便频而量少，其脉濡，寸脉浮洪滑数，**此为湿热证，热盛于湿，热灼津液为痰生**。治疗同上例肃肺，调达气机，清热利湿，清宣之剂，又加用二陈以祛痰饮，地肤子清热利湿祛风。再诊方剂中加用栀豉以清郁热。

案四 >>> **气虚肝肾虚：**李某，男，20岁，1951年11月24日出诊。

全身浮肿，肾囊及阴器皆肿，小便量少，已四个多月，某医院诊断为肾病，曾住院治疗好转出院，但全身反复出现浮肿，服用利尿药效果差。精神萎靡，卧床不起，面色淡白，两颊隐隐似淡红，皮肤甲错不润，食欲不振，食则腹胀便溏，有时日便五六次。脉两寸虚，右关尺弦软无力，左关弦软，沉取弦滑，**此为气虚肝肾虚**，法以健脾益气补肝肾。方以党参30 g、黄芪30 g、炒白术30 g、大枣10枚、茯苓24 g、山药12 g、莲子9 g、白芍9 g、炒当归9 g、车前子6 g、楮实子9 g四剂，水煎服。

再诊纳食较好，腹不胀，便不溏，小便量逐渐增多，继服十二剂。

三诊精神见充实，颊红消失，肿消大半，见鱼际现出脱肉，去车前子，茯苓减至18 g，山药、莲子倍用，加菟丝子12 g四剂。

四诊浮肿消失，肌肉渐复，面呈红润，但手足发热，大便干呈羊屎，脉虚数有力，尺部弦大，**明显是阴虚**，白术改9 g、大枣3枚，去茯苓、山药、莲子，加入生地15 g、熟地15 g、清阿胶9 g、黑芝麻9 g五剂。

五诊大便正常，脉虚数，去阿胶、芝麻，加麦冬12 g、五味子9 g二十剂。

六诊脉缓和，皮肤甲错消退，肌肉扪之滑润，嘱其注意饮食调养，百余日后肌充，身体恢复健康。

按语：此例全身浮肿，尿量少，用利尿药效果差，腹胀便溏。其脉寸虚为脾气虚，左关弦软为血虚，右尺弦软无力为肾虚。病由脾土虚，失其运化水湿功能，血虚不足濡养肝脏，尽其疏泄之职，肾主二便，肾为脾之关，肾虚则小便不利，此时如果因虚肿小便不利，强责小便，利其小便，所谓愈利愈闭，宜用大剂参术健脾制水，使小便自利肿自消。以四君子汤加黄芪以健脾气利湿；当归、白芍养血和血；黄芪合当归为补血汤，以气能生血；山药补脾养胃，生津益肺，补肾涩经；莲子甘温而涩，补脾涩肠；车前子清肝，淡渗膀胱，强阴益精；楮实子甘寒益肾，壮筋骨，行水。三诊肿已消大半，此时须谨防肿消干瘦，去车前子，茯苓减量，山药、莲子倍用，加菟丝子以滋补肝肾固精。四诊肿消，肌肉渐复，手足心热，大便干，脉虚数，尺弦大**此为阴虚**，白术减量以减轻其燥性，去茯苓、山药、莲子，加生地、熟地滋补肝肾；阿胶补血滋阴、黑芝麻以补肝肾，益精血，润肠燥。

五诊脉虚数，**此为肺气阴虚**，去阿胶、黑芝麻，加麦冬、五味子合党参为生脉散，补气阴，以收敛耗散之气。

根据多年临床观察，凡肿病每服药后，上腹部有汗，为脾气过伤，服药治疗腹部出汗症状不消失，预后不良。

 案五 >>> **肺脾肾虚**：薛某，女，40岁，1967年11月24日就诊。

浮肿，面及指甲淡白，小便量少，腹胀，病一年余，曾在某医院确诊为慢性肾炎并腹水。脉偏缓，左关尺弦而无力，右寸虚滑，右关弦软滑，**此为肺脾肾皆虚**。法以健脾滋肾清化湿浊。方以炒白术15 g、炒薏仁30 g、甘草3 g、大腹皮9 g、山药30 g、菟丝子12 g、制何首乌18 g、茅根30 g、泽泻18 g、猪苓12 g、当归9 g、炒白芍9 g、知母9 g、石苇9 g、大枣肉15 g、女贞子18 g、旱莲草18 g、车前子9 g。因在外地，嘱其连续服用二月余再来复诊，感冒即停药。

再诊浮肿基本消失，腹胀减轻，面色稍有红润，自觉体力稍好，可以做一些家务活。脉稍有力。继以健脾滋肾法半年后，身体基本恢复。

按语：浮肿、小便量少，腹胀，脉偏缓为湿，左关尺弦无力为血虚肾虚，右寸虚滑为肺虚，右关弦软滑为脾虚。此例病因与上例类同，以脾湿肾虚为主，脾虚运化水湿失利因而浮肿，血虚而现面部淡白，其无以滋养肝肾，肾合脾虚使水湿代谢失司使小便量少而浮肿。以白术、甘草健脾燥湿利小便；薏仁淡渗健脾，益土补肺；大枣补脾土，养阴血，虚则补其母之意；山药补脾益肺，补肾固精；当归、白芍养血益肝；何首乌、女贞子、旱莲草、知母、菟丝子滋补肝肾；石苇通膀胱而利水道，益精气；车前子淡渗益精；猪苓、泽泻淡渗利湿；大腹皮味辛，微温，归脾胃、大小肠经，下气宽中，行水消肿。

 案六 >>> **暑热伤阴**：鞠某，女，45岁，1979年8月30日就诊。

患肾盂肾炎已五六年，尿检经常有红细胞，偶有管型，肾功能检查，尿素肌酐指标稍高。近一周面部浮肿，全身无力，烦躁易激动，食欲不振，五心烦热，睡眠欠佳，小便不频，膝腰无力疼痛。舌苔白腻，有裂纹，脉左部虚大，右寸濡滑，沉取洪滑兼弦，**此为暑热伤阴**，予以轻清肺气，辛凉解表。方以桑叶10g、菊花10g、竹叶10g、连翘12g、茅根120g、牛蒡子10g、芦根30g、竹茹10g、滑石12g、双花25g、薄荷10g、佩兰叶12g、陈皮10g、通草6g、薏仁30g三剂，水煎服。

再诊浮肿稍减，大便畅快，小便频数不适，四肢肿胀。脉左寸濡洪，左关浮弦细，右寸濡洪滑。予以竹叶10g、连翘12g、双花25g、茅根120g、通草6g、芦根30g、竹茹10g、滑石12g、佩兰叶12g、木通5g、薏仁30g、桑叶10g、菊花10g三剂。

三诊口干不欲饮水，关节疼，小便无疼痛感，四肢肿胀已减。脉左寸濡滑，右寸濡滑。予以茅根120g、滑石12g、芦根30g、佩兰叶12g、竹叶10g、连翘12g、双花25g、通草6g、桑叶10g、丝瓜络10g、薏仁30g、竹茹10g。继以清利湿热三十余剂，尿常规及肾功能恢复正常，随访几年未再发作。

按语： 面部浮肿，乏力，烦躁，舌苔白腻。其脉左部虚大为感受暑热，右寸濡滑，沉取洪滑兼弦为肺内湿热，弦为风。暑性热，风煽热更易伤阴，肺主治节，肺为水之上源，肺通调水道，下输膀胱，肺气为湿与热所困，其通调水道之功能失利，而致面部肿胀，乏力。先以轻清肺气，辛凉解表。以桑叶、菊花、连翘、双花、竹叶、芦根、薏仁轻清；滑石、薏仁、通草清热利湿；大剂茅根甘寒补中益气，除伏热，消瘀血，利小便；薄荷、牛蒡子辛凉解表。三诊口干不欲饮，两寸濡滑，**此为湿热**，继以清利湿热之剂而愈。

案七 >>> 风热：刘某，男，50岁，1979年7月12日就诊。

尿频、尿急、腰痛一年余。一年前经常出现尿频尿急，伴有发烧，腰部疼痛，近一周明显加重，有寒热感，口渴欲饮，体温高达38度，尿检红细胞（++），白细胞（++），尿蛋白（-）。脉两寸浮洪，两尺滑，**此为风热**，法以辛凉解表，轻清心肺。方以牛蒡子10g、薄荷10g、生石膏25g、知母10g、地骨皮10g、双花20g、芦根茅根各30g、竹叶10g、连翘12g、通草6g、滑石12g、薏仁30g。六剂后症状消失，尿检正常。

按语：此例寒热，口渴欲饮，其脉两寸浮洪，浮为风，洪为心肺热。风热相搏故寒热发作，肺热，其胃亦受热，故口渴欲饮，心热灼伤血络则尿血。以薄荷、牛蒡子辛凉解表除风热；生石膏、知母清肺热解口渴；滑石、芦根、双花、通草清心肺之热；茅根清心肺热；竹叶、连翘清心热；地骨皮降肺火凉血。

 案八 ≫ **心肺热肾虚：**宋某，女，49岁，1979年6月12日就诊。

患肾盂肾炎已十余年至今不愈，反复发作，小便不畅，两下肢浮肿，以夜间小便频数，腰疼，尿常规蛋白微量，红细胞（++），白细胞少许，近几日头晕，咳嗽痰量少。其脉两寸洪弦，左关弦，左尺虚大，**此为心肺热肾虚**，法以轻清心肺，平肝敛阴。予以杏仁10 g、芦根30 g、生薏仁30 g、冬瓜子30 g、竹叶12 g、连翘12 g、双花25 g、茅根90 g、白薇10 g、白芍10 g二剂，水煎服。

再诊脉左寸沉滑，左关沉弦，右关尺弦。上方加炒川楝子10 g、炒元胡10 g、广木香6 g、香附10 g三剂。

三诊咳嗽气喘，下肢仍浮肿，腹胀，口干欲饮。尿检蛋白微量，脉左寸洪滑，左关弦，左尺洪，右寸濡洪滑，右关沉弦滑。予以杏仁10 g、厚朴10 g、冬瓜子30 g、生薏仁30 g、芦根30 g、竹叶10 g、连翘12 g、双花25 g、黄柏1.5 g、白芍10 g、白薇10 g、花粉12 g、陈皮10 g、丝瓜络10 g六剂。

四诊咳嗽肿胀已消，尿常规恢复正常。

按语：此例寸脉洪弦为心肺热，左尺虚大为肾虚，临床表现为咳嗽痰量少，头晕，腰痛，小便异常。心肺热邪燔津为痰，故咳嗽有痰，痰扰神明则头晕不适。腰为肾之府，肾虚故腰痛，小便异常。以千金苇茎汤清肃肺气以止咳祛痰，通调水道，下输膀胱；竹叶、连翘、双花清心热；茅根甘寒入手少阴心，足太阴阳明脾胃，除伏热消瘀血；白芍入肝脾血分，泻肝火，安脾肺固腠理，和血脉收阴气；白薇苦咸而寒，阳明冲任之药，利阴气下水气。再诊其脉左寸沉滑，左关沉弦**为肝旺气郁**。方剂中加金铃子散以疏肝泄热理气；广木香、香附解郁止痛。三诊咳嗽气喘，腹胀，脉左洪滑，左关弦，左尺洪，为心肝肾皆热，右寸濡洪滑，右关沉弦滑此为肺内湿热，挟气郁。以清心肃肺抑肝，加厚朴合杏仁理气止喘；黄柏清肾热，下泻膀胱相火，补肾水不足，坚肾润燥。

案九 >>> **心肾火盛：**丛某，女，27岁，1979年7月8日就诊。

尿痛一周，小便化验脓球（++++），蛋白（+），自觉腰痛，下腹部疼痛，月经尚可，时有紫色血块，白带以黄色多。脉左寸浮洪滑，左关浮弦，左尺浮洪，右寸洪，右关弦滑，右尺洪，**此为心肾火盛**，法以清心肾、健脾养血。予以生地20 g、木通6 g、竹叶10 g、甘草梢3 g、知母6 g、炒黄柏3 g、山药12 g、芡实12 g、白术10 g、白芍25 g、当归10 g。禁忌辛辣之品六剂，水煎服。

再诊尿频痛及腰痛已减，白带以黄带多，全身无力，急躁。脉左寸浮洪弦，左关浮弦，左尺洪，右寸洪，右关弦滑，右尺洪。以上方加乌贼骨60 g三剂。

三诊尿频痛及腰痛减轻，近几天头痛头晕，口干不欲饮，四肢沉重，舌鲜明，脉左寸浮弦洪滑，右寸濡滑，**此为感受风热**。以薄荷10 g、芦根30 g、竹茹10 g、滑石12 g、桑叶10 g、菊花10 g、竹叶10 g、连翘12 g、双花20 g、佩兰叶12 g三剂。

四诊尿常规正常，停药半月余，近二天头痛头晕。左浮弦，左尺滑，右尺濡洪弦。以桑叶10 g、菊花10 g、女贞子30 g、旱莲草30 g、泽泻10 g、白术10 g六剂。

五诊仅感腰痛，黄白带多，下腹疼痛，小便无不适，尿检正常。脉左寸虚大，左关濡弦软，右寸濡洪滑，右关濡弦滑，予以健脾养肝。炒白术10 g、山药12 g、芡实12 g、白芍20 g、当归10 g、炒黄柏1.5 g、川断12 g、杜仲12 g、党参20 g六剂。

六诊黄白带仍多，下腹痛，烦躁，腰痛。左寸滑大，左关弦，左尺革脉，右寸关虚，右尺革脉，**此为气血俱伤**，法以健脾养肝。炒白术10 g、山药12 g、芡实12 g、当归10 g、白芍20 g、川断6 g、杜仲12 g、菟丝子12 g、炒黄柏1.5 g、乌贼骨15 g六剂。

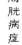

七诊黄白带减，腰疼痛亦减，继以健脾养肝之剂调服二十余剂痊愈。

按语： 此例尿痛，其脉左寸浮洪滑，左关浮弦，两尺洪，此为心肾火盛，肝易受热。右寸洪为肺热，右关弦滑为脾湿热。心经火盛热移于小肠故尿痛。肾火盛，热耗阴液，无以濡养腰络而感腰痛，心肾火盛使肝受热，肝热其经络于两胁及下腹部而现两胁疼痛及下腹痛。心肾火盛，脾受热，其运化水谷之职失调，而出现水湿之滞留，表现为浮肿或带下。以导赤散：生地、竹叶、木通、甘草梢以凉血清心热利水；知母、黄柏滋肾阴清热；当归、白芍养血和血脉敛阴；白术补脾燥湿利小便；芡实益肾固精止带；山药补脾肾涩经。

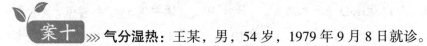

案十 >>> **气分湿热：** 王某，男，54岁，1979年9月8日就诊。

四年前因过度疲劳测血压高，腰背痛，面部肿胀，尿中有少许白细胞，医院诊断为肾盂肾炎，此后每年均发病。十余天前因劳累血压达150/100毫米汞柱，腰痛面肿，下肢不肿，无尿频尿急尿痛，口干欲热饮。曾做肾盂静脉造影（－），同位素扫描提示右肾功能不全。脉左寸洪滑，左关尺弦滑，右寸濡洪滑，右关尺弦滑，**此为气分湿热，**清利湿热和胃。方以茅根120 g、芦根30 g、竹茹10 g、生杷叶30 g、滑石20 g、佩兰叶20 g、丝瓜络10 g、通草6 g、竹叶10 g、连翘12 g、双花25 g、桑叶10 g、麦芽10 g、生薏仁30 g六剂，水煎服。禁忌茶和酒。

再诊浮肿已消，腰不痛，背部发酸，舌苔白黄腻，脉左寸洪弦滑，左关浮弦，右寸濡滑，右关弦滑。以牛蒡子3 g、薄荷10 g、通草6 g、桑叶10 g、菊花10 g、竹叶10 g、连翘12 g、双花20 g、薏仁30 g、佩兰叶12 g、滑石12 g、茅根120 g、芦根30 g. 三剂。

三诊大便稀有泡沫，日1~2次，有气体，热灼感明显，面部发木发胀，下午较好，背部腰部不痛，背部有小红点痒，口干不欲饮。以桑叶10 g、菊花10 g、竹叶10 g、连翘12 g、牛蒡子10 g、薄荷10 g、通草6 g、薏仁30 g、双花20 g、芦根30 g、茅根120 g、滑石12 g、佩兰叶12 g。六剂后症状消失。

按语： 腰痛面肿，口干欲热饮。其脉右寸濡洪滑，**此为气分湿热，**关弦滑，此为湿热伤胃之清和之气，病人可有食欲不振的症状。湿与热邪在气分使肺之通调水道能力失利，故出现浮肿，湿热痹阻经络而致腰痛。以大剂茅根除热解瘀；芦根、滑石、薏仁、通草清心肺热利湿；芦根、竹茹、生杷叶、麦芽清胃热和胃；竹叶、连翘、双花清心肺热；佩兰叶芳香祛浊；桑叶燥湿宣风；丝瓜络通络。再诊左寸弦洪滑，左关浮弦，右寸濡滑，**此为湿热夹风**，前方中加牛蒡子、薄荷、桑叶、菊花以宣风。

血液内分泌病证

医者读书有眼
病人才能活命
——张国屏

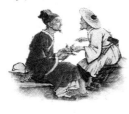

原发性血小板减小性紫癜

原发性血小板减少性紫癜（ITP）是由于血小板破坏过多，伴有血小板生成受抑，而引起血小板减少，皮肤黏膜甚至内脏出血为主要表现的一种获得性出血性疾病，又称为特发性血小板减少性紫癜。本病属于祖国医学"紫癜病""血证"等范畴。临床上最常见可分阴虚、气阴两虚两大类，以前者最为多见。

一、阴虚：分为阴虚火旺、阴虚不摄血、阴虚湿热、阴虚湿盛。

（一）阴虚火旺：阴虚不制阳火而火益旺，火旺也可以消耗阴分，火旺迫血妄行，出现皮下溢血，吐血、鼻衄、齿龈出血，月经量多，其出血量较多，火旺上浮呈现面色红光。其脉寸洪实，关尺弦洪或数。

治疗：法以清热凉血，宜用犀角地黄汤：广犀角 6~9 g（现用水牛角15~30 g 替代）、生地 15~30 g、丹皮 9 g、白芍 15~24 g 水煎两次，犀角大寒清火，水牛角清热凉血，定惊解毒；生地甘寒滋阴凉血，芍药酸寒和阴，丹皮苦寒凉血，泻血中伏火，如此诸药配伍滋阴清火，使火熄阴静，血自归经，溢血自然消失。

⌁随证加减

1. 如舌苔黄色，为气分热盛，加黄芩 6~9 g、栀子 9~12 g；舌苔黄黑色，加黄芩 12 g、栀子 12 g、生地 30 g。

2. 舌苔黑燥或黄黑燥及有裂纹，大便不行，再加大黄 9~12 g，服药至舌黄苔及黄黑苔消失则去黄芩、栀子、大黄苦寒药。

3. 服药火熄，而阴虚不恢复，皮肤仍出现紫癜，脉寸滑大，尺弦大或弦细，化验血小板未见恢复，益多服滋阴清热汤。

（二）阴虚不摄血：皮下溢血出现紫癜，或齿龈出血不多，也有的口渴，便干，心烦干咳等症。其脉寸滑大、关尺弦大或弦细。

治疗：法以滋阴摄血，宜用滋阴清热汤：麦冬9g、白芍9g、元参9g、丹皮9g、生地9g、甘草3g。

随证加减

1. 服滋阴清热药十余剂，血小板不增加，重用元参、生地、白芍用量可加二、三倍。

2. 两寸脉洪实有力，是心火仍炽，滋阴清热方中元参、生地、白芍加倍量，加水牛角30g。

3. 妇女患血小板减少症者，月经过多，于滋阴清热方中倍加小蓟60~120g、旱莲草30~60g、大便干可加阿胶9g。

（三）阴虚湿热：可有吐血、衄血、齿龈出血、皮肤出现紫癜、口臭、小便赤热，舌质嫩，或有薄白黄腻苔，脉呈弦洪滑。

治疗：法以滋阴清理湿热，宜用犀角甘露饮：犀角3~6g（水牛角15~20g）、生地12g、熟地12g、麦冬12g、天冬12g、石斛9g、黄芩9g、茵陈3~6g、甘草3g、枳壳6g、生枇杷叶12g。方中二地、二冬、甘草滋阴泄虚热；犀角（水牛角）清火止血；茵陈、黄芩苦寒清热，清利湿热；枳壳、枇杷叶利气降逆使热下行。

随证加减

1. 服犀角甘露饮，舌苔仍腻呈湿热未除，因滋阴药物恋湿的原因，可以湿热与滋阴分治，先清湿热，宜用清热利湿法，滋阴宜用滋阴清热汤。湿热口渴不欲饮水，身沉重，胸闷小便频少，舌苔白腻，或兼灰黄，治疗宜用三仁汤加味：半夏9g、杏仁9g、通草6g、滑石12g、生薏仁30g、白豆蔻9g、厚朴6g、竹叶9g、佩兰12g、茵陈18g、芦根30g。

2. 若舌苔黄腻，宜辛开苦降清理湿热，姜半夏9g、黄连9g、黄芩9g、陈皮9g、厚朴6g、茵陈30g、滑石18g、佩兰叶18g、芦根30g、木通6g。

（四）阴虚湿盛：身沉重、嗜睡、眩晕，舌白湿苔，脉濡滑，宜先治湿盛，湿除，再服养阴摄血方。湿盛治疗用四苓汤加味：炒白术9g、茯苓24g、猪苓9g、泽泻12g、炒薏米30g。湿退服滋阴清热汤，生地改用生地炭，加旱莲草60g、女贞子30g。

二、气阴两虚：指证在脉象，寸脉虚，左关尺弦大或弦细。

治疗：法以补气育阴，以黄芪 15~30 g、党参 15~30 g、女贞子 30 g、旱莲草 60 g、元参 9 g、白芍 9 g、丹皮 9 g、生地 12 g。

随证加减

1. 有痰或右寸浮虚，沉取滑，加陈皮 6 g、姜半夏 6 g、茯苓 12 g。恶心去丹皮。

2. 食欲不振，加於术 9 g、甘草 3 g、山药 12 g、焦鸡内金 12 g、茯苓 15 g。

过敏性紫癜

过敏性紫癜是一种血管的变态反应性的疾患，因机体对某些致敏物质产生变态反应，导致毛细血管脆性、通透性增强，血液外泄，产生紫癜，黏膜及某些器官出血，可同时伴发血管神经性水肿、荨麻疹及其他过敏表现，本病多发于青少年。临床表现为皮肤紫癜和黏膜出血，常有关节和腹部疼痛，过敏性紫癜诊断方面依靠体检和实验室检查不难确诊。

本病属于祖国医学"斑疹"，临床观察过敏性紫癜其脉象多见为浮弦洪滑。根据脉象分析浮弦为风，洪为热，滑为湿。浮弦病在表，宜用荆芥、防风，丘疹红斑病在血脉，宜用芍药、茅根。防风甘温，治风邪，通利五脏，治疗出血；荆芥辛温散风热，通利血脉，治出血；芍药苦辛，补阴血，通利血脉，固凑理，收阴气，治出血，有谓白芍偏于补，赤芍偏于散；茅根甘寒，除热，利小便，通血脉，能止诸出血，为治疗疹的良药，并能治虚弱补中益气。过敏性紫癜虽然表现为紫癜和黏膜出血，中医所谓斑疹发与经血脉有关，但是胃热是必有的因素，清胃热宜用芦根、竹茹，芦根甘寒清胃热，开胃止呕哕，及解食肉鱼蟹等中毒；竹茹甘微寒，清热治出血。

治疗过敏性紫癜，宜用甘寒药物，如以上茅根、芦根、竹茹，忌用苦寒。

若脉兼滑，属挟湿，加滑石 12 g。综合治疗方为荆防芍根汤：防风、荆芥各 6 g、赤芍 9 g、芦根 30 g、竹茹 9 g、茅根 30 g 水煎服。

随证加减

1. 如发热，方中荆芥、防风各 9 g。

2. 如伴有数量不等的荨麻疹，方中加蝉蜕 6 g、火麻仁 9 g。蝉蜕咸甘寒，治皮肤风热，疹痘作痒，治皮肤风痒。火麻仁甘平，逐一切风气，复血脉，润五脏，利大便，治关节不通。

3. 如伴有关节肿痛，一般方中加滑石 12 g、桑枝 15 g、秦艽 6 g，如膝踝关节疼痛可加防己、蚕砂。

4. 紫癜色深者，舌绛，左关尺脉弦大或弦细，加丹皮 6 g、元参 9 g。舌白苔者，加茅根，芦根加倍用量。如伴有恶心者，不宜用丹皮。

5. 食欲不振者，方中加生杷叶 30 g、麦芽 6 g、荷梗 6 g。

6. 腹中疼痛，方中加芍药 9 g、茅根 60 g。

再生障碍性贫血

再生性障碍性贫血（再障）是一种由不同病因和机制引起骨髓造血功能衰竭，主要表现为骨髓造血功能低下，全血细胞减少，贫血、出血、感染综合征。再障分重型、非重型。重型起病急，进展快，病情重，贫血呈进行性加重，感染出现高热不退，出现不同程度皮肤黏膜以及内脏出血，严重时危及患者生命。非重型起病进展较慢，病情较重型轻，贫血呈慢性过程，常见贫血面容，乏力、头昏、心悸，其高热少见，感染相对易控制，出血倾向较轻。其病属于祖国医学"血证""髓劳""虚劳"范畴。

中医治疗再障根据切脉辨证属于气虚不能生血，有形之血生于无形之气，气虚亦需补脾，脾气足则血易生。肝肾阴亏不能生血，肾主骨髓，肾虚骨髓造血机能停止或减低。其脉以寸虚、左关尺弦大或弦细为主。

治疗：法以补气生血，滋肾养髓，恢复造血机能。方以黄芪 60 g、当归 12 g、白芍 9 g、白术 9 g、茯苓 9 g、甘草 3 g、党参 30、熟地 24 g、何首乌 24 g、生地 24 g、枸杞子 12 g、大枣 4 枚、麦冬 12 g。重者党参改用人参 9 g 或人参研面 5 g 调入药汁冲服。

随证加减

1. 衰弱疲劳无力，可加五味子 9 g。

2. 大便秘结，加肉苁蓉 12 g。

3. 频频昏晕，加枸杞子 15 g、生牡蛎 30 g、女贞子 30 g、旱莲草 30 g。

4. 血小板减少，皮肤与黏膜出现瘀血点或大量出现瘀血斑，轻者鼻衄，加元参 18 g、丹皮 9~12 g。参考血小板减少性紫癜阴亏不摄血的治疗办法，如鼻衄重者，发生呕血、黑便、血尿，暂酌用犀角地黄汤，尿血加地骨皮 9~12 g、小蓟 60 g 至出血止。再服补气生血滋肾养髓方。

5. 本病出现出血和感染，应酌情需先治之，后服补气生血滋肾养髓方。

6. 预防感冒，饮食应增加营养食品。

血友病

血友病是一组因遗传性凝血活酶生成障碍引起的出血性疾病，包括血友病 A 和血友病 B，其中以血友病 A 较为常见。血友病以阳性家族史、幼年发病、自发或轻度外伤后出血不止、血肿形成及关节出血为特征。祖国医学认为血友病属于"血证"的范畴，通过临床治疗和观察属于阴亏阳盛，根据病情辨证施治。其脉寸洪，关尺弦细。

治疗：法以滋阴抑阳。以生地 24 g、阿胶 6 g、茜草 6 g、丹皮 6 g、地骨皮 6 g、地肤子 15 g、炒黑栀子 3 g、血余炭 9 g。小蓟 120 g 煎汤代水煎药。

随证加减

1. 口腔、鼻、齿龈出血，脉寸洪数，方中加茅根30 g、藕节9 g。

2. 关节出血后发生红肿热痛，方中加白芍12 g、茜草9 g、丹皮9 g、地骨皮9 g、丹参9 g。

3. 关节僵硬，方中加白芍60 g、当归6 g、红花3 g、丹参9 g，需多服用此药。

4. 以上方药用量系成人用量，小儿酌减分量。

 案一 >>> **风邪袭表病在血分**：刘某，男，17岁，1975年4月13日就诊。

发烧，腹痛，全身皮肤出现散在的出血点，伴有恶心、关节痛已五天，曾去某医院诊断为过敏性紫癜，给予激素及消炎药，其家长担心使用激素副作用，要求使用中药治疗。脉浮弦数，**此为风邪袭表，病在血分**，予以疏风凉血。以荆芥6 g、防风6 g、白芍12 g、茅根60 g、芦根30 g、竹茹9 g、赤芍12 g、生杷叶15 g、元参24 g、生地12 g、紫草9 g二剂，水煎服。

再诊不发烧，不感恶心，食欲差，去荆芥、防风。上方加丹皮9 g、荷梗12 g、麦稻芽各12 g五剂。

三诊食欲稍好，仍感关节痛。白芍30 g、甘草3 g、茅根芦根各30 g、竹茹9 g、赤芍12 g、生杷叶15 g、丹皮9 g、元参24 g、生地12 g、牛膝9 g七剂。

四诊未再发现新的出血点。继用凉血清热之剂十余剂而愈。

按语：发烧，腹痛，皮肤有出血点，其脉浮弦数，浮弦为风，数为热，**此为病在血分，外感风邪**。热邪迫血妄行，则出现出血点。感受风邪束表故发热，身痛，恶心。以生地、赤芍、白芍、紫草清血分之热；元参壮水制火祛斑；茅根清热消瘀血；荆芥通利血脉祛风、防风搜肝祛风；芦根、竹茹、枇杷叶清热止恶心。再诊不发烧，不恶心，食欲差，去防风、荆芥祛风之品，加麦芽、稻芽、荷梗以复胃之清和之气。丹皮以凉血，但此药恶心时不用。三诊关节痛重，重用白芍加甘草以益阴柔肝，缓急止痛。坚守清热凉血之法而愈。

》》血热挟感：张某，男，36岁，1956年10月6日就诊。

全身皮肤有出血点二月余，曾在某医院检查诊断为血小板减少性紫癜，今感寒热不适。脉左浮弦细偏数，**此为血热挟感**，法以凉血清宣。予以桑叶9g、麦冬9g、元参18g、鲜芦根30g、丹皮6g、生地18g、生白芍9g、竹茹9g、菊花9g、连翘9g、双花12g、竹叶3g、甘草3g、薄荷5g三剂，水煎服。

再诊寒热已退，脉弦细。予以麦冬12g、元参24g、丹皮6g、生地18g、生白芍18g、双花9g、芦根18g、竹茹10g、连翘12g、甘草3g。继以养阴凉血之剂二月余，皮肤未再出现出血点，去医院检查，血小板计数恢复正常。

按语：全身皮肤有出血点二月余，伴有寒热不适。脉左浮弦细偏数，浮弦为外感风热，弦细数为阴血热。阴血热迫血妄行而致皮肤有出血点，感受风热故有寒热感；风热邪促使阴血热盛，以致出血点明显。以薄荷、桑叶、菊花、竹叶、连翘、双花清宣风热；丹皮、生地、白芍清热凉血；麦冬滋育心肺之阴，以金生水之意，元参壮水制火以育阴；芦根、竹茹清肺胃之热，凉血。寒热去，继以养阴凉血法而愈。

 》》气阴两虚：陈某，男，42岁，1968年4月8日就诊。

牙龈及皮下出血已半年余，曾在当地医院住院检查诊断为再生障碍性贫血，用了多种药物，症状不缓解，来青请中医治疗。患者时感头晕乏力，活动时心悸气促，大便干。面色淡白，口唇无血色，指甲不华，全身皮下有散在出血点，舌色苍白，无苔。脉寸虚，左关尺弦大，**此为气阴两虚**，法以益气生血，滋肾养髓。方以黄芪60g、当归12g、白芍12g、炒白术9g、甘草3g、党参30g、生熟地各24g、何首乌24g、枸杞12g、大枣4枚、麦冬12g、五味子9g、天冬12g三剂，水煎服。

再诊自觉稍舒适，时有鼻衄，大便干。予上方加丹皮12g、元参18g、肉苁蓉12g三剂。

三诊鼻衄已止，感发冷咽痛，身痛，恶心，脉浮弦，**此为外感**。予以薄荷9g、牛蒡子9g、桑叶9g、菊花9g、桔梗9g、甘草3g、元参12g、双花12g、苏叶6g、芦根25g、竹茹9g、竹叶9g、连翘12g、马勃6g二剂。

四诊不冷，身不痛，咽痛减，继服一剂。

五诊自觉乏力头晕，皮下有新出血点，鼻衄量多，脉浮数，**此为热侵血分**，法以清热凉血。犀角9g、赤白芍各12g、元参24g、生牡蛎30g、女贞子30g、旱莲草30g、茅根60g、小蓟30g、生地24g、丹皮9g三剂。

六诊鼻不出血，皮下无新出血点，仍感乏力头晕，心悸，大便干，脉虚，关尺弦细。仍以补气生血，滋肾养髓法。黄芪60g、党参30g、当归12g、白芍12g、炒白术9g、茯苓9g、甘草3g、熟地24g、何首乌24g、枸杞12g、大枣4枚、麦冬12g、五味子9g、元参25g、丹皮12g、肉苁蓉12g五剂。

七诊自觉体力稍好，未再有出血之处，因工作需要返回吉林。予以处方党参30g、黄芪60g、白术9g、茯苓9g、甘草3g、熟地30g、何首乌30g、元参24g、肉苁蓉12g、枸杞12g、大枣4枚、麦冬12g、天冬12g、丹皮12g、当归9g、白芍12g、女贞子30g、旱莲草30g。研细末为蜜丸。每丸9g日二次。避免感冒，不能劳累。

八诊服药半年，自觉体力好，复查骨髓穿刺及血常规，较前好转。

按语：此例再生障碍性贫血患者，以贫血、皮下出血、头晕乏力明显，其脉寸虚为气虚，左关尺弦大为肝肾阴虚。气虚血不行而不能摄血，故皮下有出血、贫血，心悸气短，乏力头晕。肝肾阴虚，阴津匮乏而使病人症状加重，阴液不足以润便故大便干结。以四君子汤加黄芪以补气；当归补血汤：黄芪、当归以补气生血；生脉散：党参、麦冬、五味子补气，收敛耗散之气以生津；生熟地、白芍、何首乌、枸杞、天冬补肝肾育阴。三诊发冷咽痛，身痛，脉浮弦，**此为外感**，以清宣法清除外邪。五诊皮下出现新出血点，鼻衄，脉浮数，**此为热入血分**，以犀角地黄汤清热凉血养阴；元参、二至育阴清热；茅根、小蓟清热止血；生牡蛎清热补水。继以补气生血，滋肾养髓之法使病情稳定。

再障的患者机体免疫力差，经常有感染的情况，以上呼吸道感染较多见，此时需要根据病情及时调节方剂，以防病邪入里。

案四 >> **气血两燔**：陈某，男，7岁，1982年2月3日就诊。

半月前发烧，全身有出血点，鼻衄，在某医院就诊，检查对多种食品过敏，诊断为过敏性紫癜并住院治疗。出院后，继续服用激素，检查尿常规红细胞（＋＋），白细胞（＋），诊断为紫癜肾。患儿面色淡白，圆月脸，不发烧，皮肤未发现有出血点，牙龈及鼻腔皆没有出血，饥饿感很明显，到处寻食物吃。脉数，右寸浮洪滑，左部浮弦滑，**此为气血两燔**，宜清卫透营。予以广犀角3g、生地15g、丹皮15g、赤芍15g、白芍15g、芦茅根各30g、竹茹9g、生杷叶25g、生石膏9g、知母9g、小蓟30g、侧柏叶30g、元参24g、大青叶9g。水煎分两次服用，三剂。

再诊饥饿感稍减，脉同前，继服三剂。

三诊到医院复查尿常规正常，主治医生给予激素减量，患儿饮食量明显减少，面部显得收敛，脉数减，上方去侧柏叶及小蓟，继续服用上药。三月余激素停用，患儿恢复正常。

按语：患儿皮下出血，鼻衄、血尿。其脉数，右寸浮洪滑，左浮弦滑，**此为气血两燔**，邪热盛由表及里，由气分入血分。气分热，肺胃热盛出现饥饿感，邪热入血分则出现血证的现象，治宜清卫透营。以犀角地黄汤加元参清热凉血；白虎汤清肺胃气分之热；白茅根、小蓟、侧柏叶、大青叶清热凉血止血；芦根、竹茹、生杷叶清肺胃之热。热清血止。

案五 >> **阴虚火旺**：徐某，女，19岁，1967年11月2日就诊。

经常鼻衄，夜间出血时多，心烦，去年六月已确诊为血小板减少性紫癜，血小板计数为$63×10^9$/L，有时头痛，月经量多。脉两寸洪滑有力，右关弦洪，左关尺浮弦，**此为阴虚火旺**，法以养阴清热。以茅根30g、炒栀子6g、炒黑栀子6g、小蓟30g、生白芍12g、元参18g、生地12g、甘草3g、旱莲草18g、女贞子18g、炒侧柏叶12g、生地炭9g、竹茹9g四剂，水煎服。

再诊未发生鼻衄，头痛不明显，腰痛减轻，左下肢发胀，牙床痛，仍感心烦易怒。脉两寸洪滑减，左关尺无力。上方加天冬9g、沙参9g四剂。

三诊腰稍痛，头痛，心烦易怒。脉两寸浮洪数，关尺浮弦。上方生白芍、生地各 18 g 四剂。

四诊头痛易怒已减轻，继以清热养阴之剂，半年后复查血小板基本恢复正常。

按语： 鼻衄，月经量多，其脉左关尺浮弦宜软，两寸洪滑有力，**为阴虚火旺**。阴虚肾水不能制火，故阴虚火旺，火灼伤血脉，故出现鼻衄，月经量多。以元参、生地、白芍、女贞子、旱莲草、天冬、沙参滋补阴液；栀子、竹茹清热；黑栀子、茅根、小蓟、生地炭清热止血。

甲状腺机能亢进

甲状腺机能亢进是指甲状腺本身产生甲状腺激素过多而引起甲状腺毒症。其病因包括弥漫性毒性甲状腺肿、结节毒性甲状腺肿和甲状腺自主高功能腺瘤等，常见临床表现主要是由于循环总甲状腺激素过多引起的症状：易激动，烦躁，心悸，怕热、多汗，食欲亢进，身体反消瘦，大便次数多或腹泻，突眼等症状。

一、症状及机理

甲状腺机能亢进患者甲状腺肿大，虽属祖国医学"瘿瘤"范畴，但在临床见证及切脉辨证，治疗观察则不能只以单纯瘿瘤论之。患甲状腺机能亢进者，脉大多两寸滑数，关尺弦大而数或左尺弦细数。依据切脉分析：关尺弦大而数或弦细而数，皆由于肾阴液供应不足，阴液不足滋养肝脏，因而引起肝经相火炽盛，肝为将军，其志在怒，而使恚怒暴躁粗鲁，烦躁不宁，热极生风，风动则震颤及眩晕，肝开窍于目，肝阳盛则肝阴不足，易使眼痛、眼胀，肝火盛则暴涨，有眼突的表现。肝经相火盛，心为肝之子，子母同气，相火可引起心火，二火炽盛燔津为痰，痰气凝结于颈下而病，甲状腺肿大。火盛需肾阴液济之，所谓壮水之源以镇阳光，火不得水制，火盛则使心跳过速，出现心悸气短，也有心前区疼痛等症状。胃为心之子，心火传胃，则胃热，热甚则要求食物以救之，所以食欲亢进，饮食虽多，被胃火消耗，不能濡养身体，因此身体反消瘦，当心肝胃火盛，火烁肌肉也可使身体消瘦。胃火肠热，胃肠因火腹泻，此类腹泻是热邪由大便外泄，是为佳象。以腹泻而用止涩药物，使热不得外泄可使病情加重。凡火盛则易使神经过于敏感，阴亏火浮，火炽上炎，皆能使面部潮热，火盛则畏热，火盛热蒸出现多汗，热火炽盛则使体温增高；肝火盛则多怒，心火盛则喜笑，心肝火盛，以致喜怒无常，清静时言语清爽，阳火盛则言语错乱，兴奋躁狂，心肝火过于炽盛，则侵及神明，可发生谵语昏迷。女性出现月经不调，经水量少，因火耗血中之阴，阴亏不摄血，以致早期来潮，血被火伤则经水少，或因火耗血经闭或火迫血溢，可有月经不规律。男性有性欲不振，因肾阴亏于下，火浮于上，阴阳不济，肾阴肾阳皆虚而不能兴奋性欲，所以性欲不振，而出现阳痿现象。

二、治疗原则

法以滋阴壮水、息风清热、散结消痰。方以元参 30~60 g、生牡蛎 60~120 g、夏枯草 18~30 g、蛤壳 12 g、半夏 9~12 g、黄连 9~12 g、黄芩 9~12 g、连翘 12 g、川贝母 9~12 g、射干 9 g、石斛 12 g、女贞子 30 g。元参、石斛滋阴水以镇阳光，生牡蛎、夏枯草、女贞子息风镇颤，黄芩、黄连清热，半夏、射干、川贝母、连翘以散结祛痰气，消瘿瘤。

随证加减

1. 若脉右寸沉洪滑而数，加生香附 9~12 g、桔梗 9 g、枳壳 9 g 以调气郁。

2. 若震颤较重，加羚羊角粉 2.4~3 g、桑叶、菊花各 9 g、芦根 30 g、竹茹 9 g。

3. 若恚怒暴躁，烦躁不宁，加竹叶 9 g、生栀子 9 g、丹皮 9 g、白芍 12~18 g 清泄肝热。

4. 若心前区痛，加生栀子 12 g 清心热止疼痛。

5. 若喜笑无常，多语不休，加木通 9 g、竹叶 9 g、连翘 12 g 清心热引热下行。

6. 若热火侵及神明，谵语昏迷，加犀角 3~9 g（水牛角 15~30 g）、羚羊角粉2.4~3 g、竹叶9 g清心肝及复神明。

7. 男女生殖系病，需先服滋阴壮水、息风清热、散结消痰药品治之，待病情稳定后再审证切脉治疗。

8. 禁止油腻厚味辛辣之物，禁忌酒类。

单纯性甲状腺肿

单纯性甲状腺肿也称为非毒性甲状腺肿，是指非炎症和非肿瘤原因，不伴有甲状腺功能异常的良性甲状腺上皮细胞增生形成的甲状腺肿大。该病患者占人群的5%，而女性发病率是男性的3~5倍。单纯性甲状腺肿属于祖国医学"瘿瘤"之类疾患。根据多年临床观察其病因及治疗如下。

一、病因

1. 由于情绪忧郁，气不舒展，恚怒气结，而使气血凝滞结成。

2. 因湿痰淤滞，痰气壅结成病。

3. 居住地区气候关系，感受外邪使荣卫气血凝郁而病，形成甲状腺肿。或因饮水不纯洁而致。

二、治疗

（一）情绪忧郁、恚怒气结型：其脉右寸沉，治疗法以舒郁散结，方以川贝母9~15 g、桔梗9 g、生香附9 g、连翘12 g、甘草3 g。

1. 心烦，左关尺细或尺部无力，加元参18~24 g。

2. 易怒，左关浮弦或沉弦，加夏枯草18~24 g、白芍9~18 g。

3. 伴有食欲不振、消化不良，加槟榔9 g、陈皮9 g、陈曲9 g、麦芽9 g、焦山楂9 g。

4. 伴有恶心，去甘草，加陈皮9 g、竹茹9 g。

5. 左寸脉沉，加石菖蒲9 g、远志9 g。

川贝母辛平，甘苦微寒，散心胸郁结之气与连翘同服主治项下瘿瘤；香附辛微苦，甘微寒，利三焦，解六郁舒忧愁；夏枯草苦辛寒，入肝经散瘿结气。

（二）湿痰淤滞、痰气结成型：其脉右寸滑，治疗法以消痰散结。方以半夏12 g、陈皮9 g、茯苓12 g、炒白术9 g、生香附9 g、竹茹9 g、连翘12 g、桔梗6 g、枳壳6 g。

1. 右寸滑数，为痰热，加射干6~9 g、黄连6 g、黄芩9 g、木通3 g。

2. 左关尺弦大或弦细，为肝肾阴虚，加女贞子30 g、旱莲草30 g。

3. 左关浮弦为肝旺，加夏枯草18~24 g、白芍9~18 g、生牡蛎30 g。

三、居住地区气候关系感受外邪，营卫失调痰气凝滞。其脉浮弦，右寸弦滑，法以宣和荣卫，滑痰散结。方用：牛蒡子9 g、防风9 g、荆芥9 g、川贝母9 g、胆星9 g、青皮9 g、生香附9 g、沉香3 g、广木香6 g、陈皮9 g、夏枯草24 g、连翘12 g、乌贼骨18 g、半夏9 g。

四、因居住地区饮水不纯而病，需要切其脉符合以上所述病情，采取以上诸方，灵活运用治疗。

五、服药期间及服药后一个月断厚味，如油腻、辛辣、香椿、香菜，忌性生活，忌怒气忧郁，必须使情绪舒畅快乐。

 案一 ≫ **阴虚火浮**：王某，男，34岁，1982年4月7日会诊。

二年前在某医院诊断为甲状腺功能亢进，因谵语、神志恍惚二日在某医院住院，予以他巴唑、碘制剂、氢化考的松及镇静药物，疗效不明显。患者消瘦，面部潮红，神志时清，时有谵语。其脉两寸滑数，左关尺弦软数，**此为阴虚火浮，肝火盛**。予以滋阴壮水，清热息风。以元参60 g、生牡蛎60 g、蛤壳12 g、黄连9 g、黄芩12 g、半夏9 g、连翘12 g、川贝母9 g、射干9 g、石斛12 g、女贞子30 g、广犀角6 g、羚羊角粉2.4 g冲服二剂，水煎服。

再诊神情，多语不休。上方加木通9 g清心引热下行二剂。

三诊言语清，但感心慌，烦躁不宁，肌肉有时抖动，脉左寸洪，左关尺弦软。去广犀角，以元参45 g、生牡蛎45 g、蛤壳12 g、连翘12 g、川贝母9 g、射干9 g、石斛12 g、女贞子30 g、竹叶9 g、丹皮9 g、生栀子9 g、白芍 12 g、桑叶 9 g、菊花 9 g 二剂。

四诊心慌烦躁明显减轻，继以滋阴清热息风散结之剂病情稳定出院。

按语： 甲状腺机能亢进患者甲状腺肿大，虽属祖国医学'瘿瘤'范畴，但在临床见证及切脉辨证及治疗观察则不能只以单纯瘿瘤论之。此患者诊断为甲状腺机能亢进，其脉两寸滑数，左关尺弦软而数。依据切脉分析：两寸滑数，为心宫火盛，痰火盛；左关尺弦软而数是由于肾阴液供应不足，阴液不足滋养肝脏，因而引起肝经相火炽盛。肝为将军，其志在怒，相火盛易恚怒暴躁，烦躁不宁，热极生风，风动则震颤及眩晕。肝经相火盛，心为肝之子，子母同气，相火可引起心火，二火炽盛燔津为痰，痰气凝结于颈下而病，故甲状腺肿大。火盛则易使神经过于敏感，阴亏火浮，火炽上炎，皆能使面部潮热。肝火盛则多怒，心火盛则喜笑，心肝火盛，以致喜怒无常，清静时则言语清爽，阳火盛则言语错乱，兴奋躁狂。心肝火炽盛，则侵及神明，发生谵语昏迷。此例以元参、石斛滋阴水以镇阳光，生牡蛎、蛤壳、女贞子、羚羊角息风镇颤，黄芩、黄连、木通、栀子清热，半夏、射干、川贝母、连翘、夏枯草以散结祛痰气，消瘿瘤。

 案二 >>> 阴虚火盛：李某，女，38 岁，1980 年 8 月 3 日就诊。

消瘦善饥，烦躁乏力已两年余，曾在某医院检查诊断为甲状腺机能亢进，服用他巴唑症状不减。患者月经不规律，经量时多时少。其脉数，两寸滑，左关尺弦大，**此为阴虚火盛**，法以清热育阴。予以半夏 9 g、黄连 9 g、黄芩 12 g、川贝母 9 g、石斛 12 g、射干 9 g、女贞子 30 g、生牡蛎 45 g、元参 45 g、蛤壳 9 g、连翘 12 g 三剂，水煎服。

再诊烦躁善饥减轻，有时胸闷不适，其脉右寸沉洪滑，上方加生香附 12 g、枳壳 9 g、桔梗 9 g 五剂。

三诊无明显不适，坚守滋阴清热祛痰散结之法，二月后体力恢复，体重增加。

按语： 此例同上例都是阴虚心肝火盛，此例主要表现为胃火盛，以食物救之，故善饥。心肝胃火盛，火灼肌肉使身体消瘦。火耗血中之阴，阴亏不摄血，血被火伤则经水少。火迫血溢，故经血量多，因此出现月经不规律。

 案三 >> **肝郁气滞**：王某，女，29岁，1979年6月4日就诊。

发现颈前部肿块一年余，经某医院检查诊断为甲状腺肿。自觉局部发胀，烦躁易怒，食欲不振。其脉两寸沉，左关浮弦，右关尺弦大。**此为肝郁气滞**，法以疏郁散结。以川贝母15g、桔梗9g、生香附9g、连翘12g、甘草3g、夏枯草18g、白芍18g、槟榔9g、陈曲9g、麦芽9g、焦山楂9g、石菖蒲9g、远志9g、元参15g五剂，水煎服。

再诊感烦躁易怒减轻，心情好些，食欲改善。时有心烦，恶心，脉左寸平，左关尺细，力不足。予以上方去甘草，石菖蒲6g、远志6g、元参30g五剂。

三诊自觉痰多，胸闷，脉右寸偏沉滑，左关浮弦大。以陈皮9g、半夏9g、茯苓9g、枳壳9g、桔梗9g、香附9g、白芍24g、夏枯草18g、川贝母9g、女贞子30g、旱莲草30g。

四诊痰减，胸闷轻，继以祛痰清肝散结之剂，月余复查甲状腺肿消失。

按语：属于祖国医学瘿瘤之类疾患，多因情志内伤，饮食及水土失宜等而使气痰瘀三者壅结颈前，发为瘿瘤。此例两寸脉沉，左关浮弦，右关尺弦大，**此为肝郁气滞**。肝主疏泄，脾主运化，情志不遂时，肝气郁结，气机郁滞，进而影响脾，脾运化不利，湿聚成痰，痰气交结，壅于颈前而发生颈胀，颈前肿块。川贝母辛平，甘苦微寒，散心胸郁结之气，与连翘同服主治项下瘿瘤；香附辛微苦，甘微寒，利三焦，解六郁，舒忧愁不乐；夏枯草苦辛寒，入肝经，散瘿结气；石菖蒲辛苦而温，芳香而散开心孔，利九窍；远志苦辛微温，入心肾肺经，安神益智祛痰消肿；白芍抑肝敛阴；桔梗宣畅三焦，载药上浮；元参壮水制火，以补热耗之阴。三诊痰多，胸闷，右寸偏沉滑，左关浮弦大，**此为痰饮郁滞**，**肝肾阴虚**。予以川贝母、枳壳、桔梗理气，二陈祛痰，女贞子、旱莲草滋补肝肾。继以祛痰清肝散结之剂而痊。

案四 ≫ **痰火气滞**：崔某，女，31 岁，1980 年 11 月 3 日就诊。

查体发现甲状腺有数个结节，大的有 2cm，局部不适，自觉胸闷，烦躁，恶心，时有心慌。脉数，右寸沉洪滑，右关弦滑，左寸沉滑，左关浮弦，**此为痰火气滞**，法以清豁理气。以川贝母 9 g、枳壳 9 g、黄连 6 g、黄芩 10 g、木通 3 g、夏枯草 24 g、白芍 24 g、生牡蛎 30 g、桔梗 9 g、连翘 12 g、桔红 9 g、半夏 9 g、生香附 9 g、射干 6 g 三剂，水煎服。

再诊自觉胸闷及恶心减轻，心慌，烦躁，脉数减，继用上方，川贝母 6 g、黄芩 6 g。

三诊胸闷消失，烦躁心慌减轻，身重，头晕。脉右寸沉滑，左关尺弦大，**此为痰湿气滞**。以半夏 9 g、桔红 9 g、茯苓 12 g、炒白术 9 g、生香附 9 g、竹茹 9 g、连翘 12 g、桔梗 9 g、枳壳 9 g、女贞子 30 g、旱莲草 30 g 五剂。

四诊身轻，头晕减，继以消痰散结之剂二月后，复查结节消失。

按语：痰火其气凝滞，日久血阻，痰气壅滞结于颈前故颈前肿块偏硬，也可出现声音嘶哑，呼吸吞咽不利。以川贝母、枳壳、桔梗、香附理气；夏枯草、连翘清热散结；半夏、桔红祛痰；黄连、黄芩、木通清热；白芍、生牡蛎抑肝清热；射干清热祛痰。三诊患者身重，头晕，其脉右寸沉滑为痰湿郁滞，左关尺弦大为肝肾阴虚。法以消痰散结。以茯苓、白术以健脾；半夏、桔红祛痰；枳壳、桔梗、香附理气；二至以补肝肾。继以消痰散结之剂而病愈。

糖尿病

糖尿病是一组由多病因引起的以慢性高血糖为特征的代谢性疾病，是由于胰岛素分泌和（或）作用缺陷而引起。长期碳水化合物以及脂肪、蛋白质代谢紊乱可引起多系统损害，导致心脏、血管、神经、肾脏、眼睛等组织器官进行性病变。临床表现为多食、多饮、多尿，消瘦，严重时可出现酮症、酸中毒、昏迷甚至死亡。

该病属于祖国医学"消渴"范畴，"内经"书中已有关消渴症的记载，"多饮而渴不止为上消""多食而因不止为中消""多溲而膏浊不止为下消"并认为糖尿病与思虑过度、精神刺激或多年膏粱肥甘之品、饮酒无度等不适当的生活方式有关。这些不良因素皆可以造成肾阴不足，"肾主五液"使心肺因失去润养，上焦火盛出现口渴欲饮为上消，胃内津液不足，胃热盛而消食善饥是中消，肾阴不足多尿为下消，对本病治疗除辨证论治服用中药外，仍应当适当控制饮食。

（一）上消：表现口干燥渴、多饮，其脉右寸洪数，法以甘寒润濡、养阴清肺，方以加味玉女煎：生石膏 25~30 g、知母 10 g、花粉 12~25 g、石斛 12 g、沙参 25~30 g、麦冬 10 g。

（二）中消：口渴腹饥、善饥多食、日益消瘦、自汗。其脉右寸关浮洪数，法以清热生津，用上方重用石斛、花粉。

（三）下消：烦渴引饮、溲多、小便混浊、沉淀很多、腰膝无力。下消一般病情较重。其脉左尺虚，法以滋补肾阴，方以加减地黄丸：熟地 30 g、丹皮 10 g、山药 10 g、山萸肉 20 g、菟丝子 120~150 g。山萸肉辛温酸清补肾、缩小便，山药益肾强阴性涩敛精气，菟丝子甘平、平补三阴、益阴清热。

🌾随证加减

1. 嗜睡、尿多、恶心、口干，可见酮中毒病人，可重用花粉、生石膏、竹茹、陈皮。

2. 火盛津液不足，多食善饥，消瘦明显，面红烦躁，火眼，其脉右寸洪而有力，左关尺弦大或弦细，治以甘寒苦寒并用，加生地20g、黄连6g。

3. 脾虚食欲不振，右关无力，加山药12g、莲子12g，熟地改生地。

4. 呃逆，加生杷叶30g、柿蒂6g。

5. 面浮红，重用元参90~120g。

6. 全身无力，脉右寸虚大，加黄芪20g。

 案一 >>> **气阴两虚兼胃热：** 高某，男，64岁，1978年7月20日就诊。

口干欲饮水，全身无力，食欲尚可，尿糖（++），在某医院诊断为糖尿病已半年，服用优糖宁，六味地黄丸等药，效果不著。脉两寸虚大，右关浮弦，左关尺弦大，**此为气阴两虚兼胃热**，予以益气养阴清胃热。以党参30g、麦冬10g、五味子10g、沙参30g、熟地30g、生地30g、元参25g、生石膏30g、花粉25g、石斛12g、牛膝6g、黄芪30g、女贞子30g、枸杞子12g、菟丝子60g六剂，水煎服。

再诊夜间口干，饮水量稍减，饥饿感较减，尿糖(+)。脉左寸虚大兼滑大，左关浮弦，右寸滑大，右关浮弦，右尺滑大。以沙参30g、麦冬10g、熟地30g、元参25g、生地30g、石斛12g、花粉25g、玉竹12g、山药30g、菟丝子120g、五味子10g、枸杞12g、女贞子30g、生石膏30g、知母12g、牛膝6g六剂。

三诊口干较轻，体力较好，小便淋漓不畅。脉左寸洪，关尺弦大，右寸虚大而散。予以生地30g、熟地30g、竹叶10g、木通3g、元参25g、石斛12g、甘草梢1.5g、沙参30g、五味子10g、麦冬10g、枸杞子25g、女贞子30g、生石膏30g、知母10g、花粉25g、玉竹12g、菟丝子120g、连翘12g、党参30g六剂。

四诊尿糖（-），症状基本消失。继以益气补肾之剂病情稳定。

按语： 口渴欲饮，乏力，尿糖阳性。其脉两寸虚大，左关尺弦大为气

气血津液病症

阴两虚，右关浮弦为胃热。胃为燥热所伤，胃火盛故口干欲饮。肺主气，热邪耗肺气以致气虚，气虚而现全身乏力。肾主水，主藏精，热邪伤肾，阴虚于下，肾失固摄则精微下注，因此出现尿糖。以白虎汤清胃热；生脉散加黄芪以补气；沙参、麦冬以育养肺阴以滋水；熟地、生地、元参、石斛、女贞子、枸杞滋补肾阴；大剂菟丝子滋补肝肾固精；花粉清热生津；牛膝引药下行。

案二 ≫ **气肾两虚**：于某，男，62岁，1979年6月14日就诊。

自觉全身无力，汗多，口干已五年。既往患有冠心病，曾有两次心肌梗死，患糖尿病已五年，血糖10.5 mmol/L（190m g%），尿糖（++++），用胰岛素早中晚各12、12、8单位。脉两寸虚大，左关尺弦细，右关尺弦滑，**此为气肾两虚**，予以益气补肾。以党参30 g、黄芪30 g、麦冬10 g、五味子10 g、浮小麦30 g、炒枣仁12 g、柏子仁10 g、菟丝子12 g、石斛12 g、花粉25 g、枸杞30 g、山药30 g、山萸肉12 g六剂，水煎服。

再诊出汗较少，仍感无力，胸前烧灼感，有饥饿感。脉两寸虚大，关尺弦细。原方菟丝子改为120 g六剂。

三诊头晕减，汗少，起床前稍有汗，右腿麻木，心前区稍有烧灼感。右寸虚大，沉取滑大，右关尺弦软，左寸虚大，左关尺弦细无力。以麦冬10 g、沙参30 g、五味子10 g、炒枣仁12 g、石斛12 g、山药30 g、菟丝子60 g、生地25 g、元参30 g六剂。

四诊口渴欲饮，仍无力，尿糖（+++）。脉左寸虚大，左关尺弦大，右寸浮取散大，沉取洪大。以生石膏25 g、熟地30 g、生地30 g、麦冬10 g、菟丝子60 g、女贞子30 g、枸杞30 g、沙参30 g、石斛12 g、花粉20 g、黄芪30 g、党参30 g、五味子10 g、牛膝6 g、知母10 g六剂。

五诊口干已减，头晕，出汗少，血压正常，尿糖（+）。脉左寸濡，左关弦细，左尺弦大，右寸濡滑，右关弦滑，**此为肝肾阴虚**。以麦冬12 g、沙参30 g、生地30 g、元参30 g、枸杞12 g、女贞子30 g、菟丝子60 g、石斛12 g、熟地30 g、生石膏25 g、牛膝6 g、知母12 g、炒川楝子10 g、当归6 g、白芍10 g、炒酸枣仁12 g、浮小麦30 g、五味子10 g、黄芪30 g、党参 30 g。带药回济南继续治疗，一月后病情得以稳定。

按语： 此例乏力汗多，口干，多年兼有多种疾病，血糖高。其脉两寸虚大为气虚，左关尺弦细为肾虚。气虚其卫外无力，肌表不固则汗出，乏力，肾虚气化失常，故尿多而口渴，肾失固摄则精微下注，因而尿糖阳性。以生脉散加黄芪补气，收敛耗散之气；炒枣仁、柏子仁醒脾，益血敛汗；大剂菟丝子滋补肝肾固精；枸杞、山萸肉、石斛滋补肝肾；山药补脾胃，益肾敛精；花粉生津润燥，止渴；浮小麦益气止汗。三诊其脉右寸虚大，沉取滑大，此为肺阴虚，左关尺弦细无力为肝肾阴不足。去黄芪，以沙参替代党参，加元参、生地。四诊口渴欲饮，无力，尿糖（+++），其脉右寸浮取散大，沉取洪大此为气分热，左寸虚大为心气虚，左关尺弦大为肝肾虚。气分热耗气及气阴，热邪耗阴分则肝肾阴虚。以白虎汤清气分热；黄芪加生脉散以补气；沙参、麦冬滋育肺阴以滋水；又加用熟地、生地、女贞以滋补肝肾。以益气、滋补肝肾使病情得以控制。

案三 ≫ 肝肾阴虚气分热：黄某，男，58岁，1979年5月12日就诊。

口干舌燥，乏力，下肢无力，小便频数，烦热腰酸，头晕目眩，睡眠差已二年余，曾在当地医院检查诊断为糖尿病，服用降糖药，血糖得以控制，但症状不减。脉左关尺弦细，右寸洪大，**此为肝肾阴虚**，气分热，予以滋阴清热。生石膏 20 g、知母 12 g、花粉 20 g、熟地 20 g、山萸肉 12 g、山药 30 g、茯苓 10 g、泽泻 10 g、丹皮 10 g、龟板 12 g、生牡蛎 30 g、炒枣仁 12 g。带药回济南服用十五剂后，症状明显减轻。

按语： 口干舌燥，小便频数，医院诊断为糖尿病。其脉为左关尺弦细为肝肾阴虚，右寸洪大为气分热。此为上消及下消同存，肺为水之上源，受燥热所伤，肺治节失职，水液下趋，故小便频数，肺不布津，故口渴舌燥，热邪耗阴，肝肾阴分受损，阴虚于下以致腰酸乏力，热浮于上故头晕目眩。以白虎汤清气分热；花粉清热生津；六味地黄汤滋补肝肾；龟板、牡蛎滋阴潜阳补肾；酸枣仁除烦止渴，宁心安神，热清阴充，病情稳定。

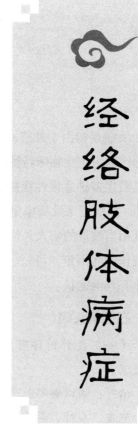

经络肢体病症

医者读书有眼

病人才能活命

——张国屏

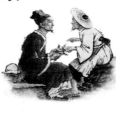

偏头痛

头痛是指由于外感或内伤致使脉络拘急或失养，清窍不利所引起的以头部疼痛为主要临床特征的疾病。头痛是一种常见病，也是一个常见症状，可以发生多种急慢性疾病的过程中，有时亦是某些相关疾病加重或恶化的先兆。本病近来发病率呈上升趋势，尤其偏头痛一般人群中发病率达5%，而且相当数量的病人久治不愈，往往求治于中医。偏头痛指头部某侧疼痛，其发作时间不定，可三、四天发作一次，或一周一次，发作时有先兆，也可伴有其他症状。

一、右侧偏头痛：

（一）发作前伴有胸闷、腹胀、气不利及腹痛、嗳气等症状，其脉右关沉。

治疗：法以解郁疏气宣风，方以枳壳、桔梗各6 g、杏仁、广木香、香附、陈皮、桑叶、菊花、荷叶各10 g、薄荷6 g。

（二）发作前伴有目视火光等症状，其脉右寸浮弦洪数。

治疗：法以宣风清热，口不渴，服加味都梁汤：白芷10 g、酒炒黄芩10 g。口渴者，右寸洪滑数，服桑菊白虎汤：桑叶10 g、菊花10 g、薄荷6 g、生石膏20 g、知母10 g、甘草3 g。若头皮痛，触之头发疼痛明显，应微汗之，加浮萍10 g得汗则愈。

（三）发作前伴有身倦乏力、四肢沉重、嗳气、不欲纳食及恶心呕吐，其脉右关濡沉弦滑。

治疗：法以解郁和胃气，方以越鞠汤：苍术10 g、神曲10 g、香附10 g、川芎5 g、炒栀子10 g、薄荷6 g、炒川楝子、炒元胡各6 g。如右寸脉滑有痰滞，加半夏、陈皮各10g。

二、左偏头痛：

（一）发作前伴有目视昏黄、眩晕无力，其脉浮弦。

治疗：法以和血宣风，服加味四物汤：当归10g、白芍10g、生地10g、川芎5g、荆芥6g、蔓荆子10g。若头晕重、眼昏重，加枸杞10g、女贞子30g。

（二）目现火光为阴虚火浮，法以滋阴清热宣风。以生地20g、元参30g、桑叶、菊花、丹皮、栀子、竹叶、白芍各10g。面赤如醉加元参60g。

（三）左眼疼痛重，甚至失明，影响对侧，右目疼痛以致失明。以地肤子汤：地肤子30g、赤芍10g、红花10g、茶叶（谷雨以前摘者良）10g、甘草10g。左右侧头痛皆可服之。

 案一 >>> 肝阳横厥：毛某，男，26岁，1952年12月1日就诊。

左侧头痛，耳痛，胸下发烧已一周。左寸数，左关浮弦数，右寸沉滑数，右关浮弦数，**此为气痞肝阳横厥**，法以理气清热。方以生香附9g、枳实壳各6g、吴茱萸水炒黄连6g、竹茹9g、生白芍15g、生栀子6g、丹皮6g、双花18g、茯苓9g、当归龙荟丸6g。三剂而愈。

按语：此例其脉左寸数为心热，左关浮弦数为肝火盛，右寸沉滑数为气郁，右关浮弦数为胃热，**此为气痞肝阳横厥**。肝郁气滞，郁而化火，肝火上逆心火亦盛，心肝火盛，其阳气升动太过故出现头痛、耳痛，肝热犯胃以致胸下发烧。以枳壳、枳实、香附理气解郁；吴茱萸水炒黄连清肝热；丹皮、栀子、双花清心肝之热；白芍清肝热敛阴；当归龙荟丸清肝胆火旺。气畅热清痛止。

 案二 >>> 气郁挟风：张太太，29岁，1952年5月12日就诊。

右侧头痛，身亦痛，伴有胸闷、恶心已三天。脉浮弦，右寸沉，右关浮，**此为气郁挟风**，法以理气祛风。枳壳6g、杏仁9g、生香附9g、竹茹9g、菊花9g、防风5g、薄荷9g、桑叶9g、荆芥5g、鲜芦根12g、川贝母9g、炒薏仁15g。二剂痛止。

按语： 此例头痛、身痛，其脉浮弦为感受风邪，右寸沉为肺气郁滞。感受风邪上炎清窍而致头痛，脉络拘急感全身疼痛。肺气郁滞则胸闷。气郁化火，胃受热故恶心。以川贝母、杏仁、薏仁肃肺开胸气；枳壳、香附解郁理气；芦根、竹茹清胃热；薄荷、荆芥、桑叶、菊花、防风清热祛风。

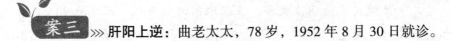

案三 »» 肝阳上逆：曲老太太，78岁，1952年8月30日就诊。

卧则头痛，小便频而不利已一月余。脉左关浮弦，尺滑，**此为肝阳上逆，水湿滞**，予以镇肝祛湿。方以石决明30g、茯苓9g、泽泻9g、炒薏仁24g、生白芍24g、甘草3g、紫石英15g。六剂症状消失。

按语： 此例头痛，小便频而不利，其脉左关浮弦为肝阳上逆，尺滑为水湿滞。患者年事已高，肝阴不足，肝阳上逆上扰于清空则头痛，膀胱气化不行，水湿滞于下故小便不利。以石决明、白芍、紫石英抑肝降逆；茯苓淡渗除湿；泽泻入膀胱利湿行水、薏米扶土抑木淡渗利湿。肝逆潜降，水湿通畅病愈。

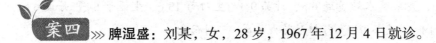

案四 »» 脾湿盛：刘某，女，28岁，1967年12月4日就诊。

头痛头晕，晕时恶心，有时劳累心跳则晕，全身沉重，病已两月余。脉濡，右寸滑，**此为脾湿生痰**，健脾利湿。予以半夏6g、陈皮6g、炒白术9g、炒薏仁30g、天麻6g、荷叶9g、苍术9g、炒陈曲9g。六剂而愈。

按语： 头痛头晕，身沉重，脉濡滑为脾湿盛。脾主运化水湿，脾郁其湿郁生痰，痰湿困扰清阳故头痛头晕，脾胃运化不调，故出现恶心，湿邪沉滞于经络而感全身沉重。以苍术、白术健脾燥湿，前者升发胃阳；二陈祛痰和胃；薏仁淡渗利湿健脾；天麻强阴通血脉，疏痰治诸风眩；荷叶助脾胃升发胃阳；陈曲健脾治痰和胃。

案五 >>> **阴虚挟湿**：宋某，男，49岁，1967年12月2日就诊。

头疼以左侧疼重，麻木感明显已二十余年，初起由于遗精，记忆减退，背部发板，易惊，头痛睡则减轻，梦多，头痛时嗜睡，喜热怕风，感冒加重，天气变化时加重，大便日二次，稀便，有时咳嗽吐痰。脉左寸沉，关浮弦软，右寸濡，**此为阴虚夹湿**，法以育阴健脾利湿。予以石菖蒲9g、远志6g、制龟板18g、车前子6g、生龙骨30g、生牡蛎30g、女贞子30g、炒薏仁30g、煅石决明30g、炒白术9g。服用十五剂后症状明显改善。

按语：头痛麻木感已逾二十余年，其脉左寸沉为心气郁，关浮弦软为肝肾阴虚，右寸濡为湿。肝主情志，欲火发于肝，肝阴虚性欲易动，因此可有遗精。肾阴精髓不足则脑空健忘，头痛。肝肾阴虚挟湿而致头痛伴麻木感。湿郁生热，湿热侵肺络故咳嗽，肺内湿热容易感冒，感冒可使症状加重。以枕中丹加石决明、牡蛎、女贞子抑肝补肾；薏仁清热利湿扶土，抑木；车前子淡渗清热强阴益精；白术健脾利湿。

案六 >>> **气郁风热挟湿**：白某，男，26岁，1967年11月23日就诊。

后头痛，目发胀，食欲不振，病已两年，有时下肢青紫，同时伴有胸闷，口咽发热，不欲饮水。舌苔薄，中部黄润滑苔，苔边有小红点，服用温散温胃等多种药物不效。脉右寸沉滑，左关尺浮弦滑，**此为气郁风热挟湿**，法以理气清风。予以炒枳壳6g、佩兰叶12g、芦根30g、滑石12g、桑叶9g、菊花9g、竹叶9g、连翘12g、竹茹9g、银花18g、陈皮6g、地肤子30g三剂，水煎服。

再诊有时胸闷烦躁，口咽干，不发热，脉两寸沉，右关浮弦濡，左关尺浮弦滑缓和。上方加石菖蒲9g、郁金9g、桔梗6g三剂。

三诊纳食有味，但量不多，精神较前好，无胸闷烦躁，下肢未再不适，睡眠稍好，后头仍痛。舌黄润滑苔见化，脉左浮弦，右寸濡滑，前方化裁。佩兰叶12g、芦根30g、滑石12g、桑叶9g、菊花12g、竹叶9g、连翘12g、竹茹9g、银花18g、地肤子30g、桔梗6g、炒栀子3g、陈曲9g、麦芽9g、炒薏仁15g、通草6g、杏仁9g四剂。

四诊口干，鼻干衄血，大便干，食欲差，头后部痛，口干不欲饮。脉左浮弦偏细，右脉濡，右关沉弦滑。方以桑叶9g、菊花9g、竹叶9g、连翘12g、女贞子30g、旱莲草30g、元参12g、芦根30g、竹茹9g、陈曲9g、麦芽9g、佩兰叶12g三剂。

五诊头痛减轻，鼻衄减少，咽仍干，食欲差，睡不沉，梦多。脉左浮弦，右濡，右关弦滑。予以菊花9g、竹叶9g、女贞子24g、旱莲草24g、炒黑栀子6g、元参12g、芦根30g、竹茹9g、佩兰叶12g、连翘12g、桑叶9g、生牡蛎30g、炒薏仁15g、茅根30g、炒侧柏叶12g三剂。

六诊头稍痛，鼻衄不明显，咽鼻发干，食欲未见进步，大便干，有时欲咳。舌似黄润滑苔，脉左浮弦，右部缓和，法以滋阴清胃。生地12g、元参12g、女贞子18g、旱莲草18g、菊花12g、炒栀子5g、炒黑栀子5g、竹茹9g、生杷叶30g、生牡蛎30g、芦根30g、荷梗6g、麦芽6g、荷叶9g、炒侧柏叶12g、茅根30g。五剂后，无明显不适。

按语：头痛，食欲不振，胸闷，口干不欲饮逾两年。其脉左关尺浮弦滑，浮弦为风，右寸沉滑为气郁挟湿。"风为百病之长"风邪与温药合之，风热生，故头痛，风热与湿邪相合湿热滞胸，气机不畅而致胸闷，湿热相蒸故苔黄，热邪使津液不升而感口干不欲饮。以枳壳解胸理气；桑叶、菊花、双花、竹叶、连翘清宣；地肤子清热宣风止头痛；滑石清热利湿；芦根、竹茹清胃热和胃。再诊两寸沉为心肺气郁，加用石菖蒲、郁金、桔梗以解心肺之郁。四诊出现鼻衄，口干，大便干，食欲差，脉左浮弦偏细，为热耗阴而阴分不足，右关沉弦滑为胃热食滞，方中女贞子、旱莲草、元参滋育阴分；芦根、竹茹清胃热；陈曲、麦芽消导和胃。继以清热育阴和胃而愈。

痹症

痹症是指正气不足、风寒湿热等外邪侵袭人体痹阻经络，气血运行不畅所致的以肌肉、筋骨、关节发生疼痛、麻木、重着、屈伸不利、甚至关节肿大、灼热为主要临床表现的症状。以西医学包括风湿性关节炎、类风湿关节炎、风湿热、强直性关节炎、骨性关节炎、坐骨神经痛等疾病。所谓痹症是病邪"闭"而不得外解，痹即是闭之意义，痹症是风湿寒三者合邪为病。临证以三种病因所占的轻重所表现不同，治疗也不一样。另一类为热痹，是风湿热三种病因而发生的疾患，其中多素有湿热的病因，再感风邪合化而成病者。一般痹症常与气候变化有关。

一、风湿：既属痹"闭"，起因造成痹症病邪的因素很多，但大多数是由于气机郁滞而使病邪不能透出解散，气益郁滞病邪益重，以致缠绵长期不愈。

1. 气郁：其脉寸沉，属上焦气郁，右寸沉为肺气郁，以肺主气，肺朝百脉，肺主全身治节，治疗以枳壳为主药配以木香、乌药等；左寸沉以石菖蒲为主药。枳壳行气、利胸膈、宽肠胃、能通三焦走肌凑。石菖蒲辛苦芳香而散，利窍去湿逐风。石菖蒲剑形叶，味辛而香，其根有节；水菖蒲俗名臭蒲子，生水田中，叶无剑形，根粗有臭味，只作外用洗药。

2. 右关脉沉，属中焦气郁，用厚朴、陈皮为主药。厚朴入脾胃，辛温能散，苦降能泻湿满。陈皮调中快膈，理气燥湿。

二、风湿关节疼痛或兼有身体沉重，汗出恶风，其脉浮缓，以桂枝加术汤：桂枝 10~12 g、白芍 10 g、炙甘草 3 g、生姜二片、大枣 2 枚、炒白术 12 g。

随证加减

1. 肌肉疼痛，加防己 10~12 g、蚕砂 12~20 g。

2. 身体沉重，加苍术 12 g。

3. 尺脉无力，腰膝疼痛，加狗脊为主药，酌加杜仲、续断、菟丝子、桑寄生等药。狗脊苦坚肾、甘益血、强关节、利俯仰、治寒湿腰痛。

4. 妇人产后多有感风湿，如风湿同时见血脉疾患，如证见血虚，加当归为主药酌加老鹳草、茜草，如见血瘀加茜草、红花、丹参、老鹳草。若不见血证，慎勿乱加血分之药。

三、风湿关节烦痛，无汗或出一点汗身体不舒适，其脉浮或浮弦紧及滑者，以麻术汤：麻黄 10 g、杏仁 10 g、桂枝 6~10 g、炙甘草 3 g、炒白术 12 g、薏米 30 g。服药后仍感沉重加苍术。

以上麻术汤、桂枝加术汤二法为风偏盛者，如尺脉明显浮弦紧为素有寒邪，此种寒邪谓之陈寒，加细辛 0.9~1.5 g，服药后尺脉弦紧消失是陈寒已出，则去细辛，如见此脉不加细辛，否则使陈寒与新感风寒湿之邪纠缠不休，其疾难愈。

四、风湿多有挟痰湿阻碍气机，使风湿不能解散，凡见证右寸脉滑者，则加入半夏、陈皮、茯苓、枳壳、桔络。

五、风湿脉浮，身重恶风，宜金匮防己黄芪汤：防己 6~10 g、炙甘草 3 g、黄芪 12 g、白术 10 g、生姜四片、大枣 1 枚。

随证加减

1. 喘，加麻黄 3 g、杏仁 10 g、薏米 30 g。

2. 胃痛，加白芍 3~6 g。

3. 气上冲，加桂枝 3 g。

4. 下焦素有寒，尺脉弦紧，加细辛 0.9~1.5 g，服药后多感皮下似虫行走，腰以下如冰冷状，用棉被围绕腰以下，使其温暖得彻汗为适宜。

六、风湿寒盛：关节烦痛，痛重不得屈伸，近之则痛剧，汗出气短、小便不利、怕风不欲去衣，或身微痛，脉弦紧或迟，以金匮甘草附子汤：炙甘草 6 g、附子 3~6 g、白术 10 g、桂枝 12 g。

七、风湿身体沉重懒惰，关节痛或有嗜睡。脉濡缓，沉取滑或弦滑，此种风湿属湿盛，以二术汤：苍术 12 g、白术 12 g、陈皮 6 g、薏米 30 g、茯苓 12~25 g、防己 6~12 g、蚕砂 12~20 g、五加皮 6~10 g。

⟿随证加减

1. 无汗，加防风、大豆卷。

2. 汗出恶风，加桂枝汤。

3. 其脉缓滑，经过上法治疗后，脉数者为湿热久伏，可按以下热痹治疗。

八、热痹：关节痛，口干不欲饮，舌色鲜明，白厚腻苔或薄白腻苔，脉洪滑或弦滑，或数，宜木通汤：木通 3~6 g、滑石 12 g、忍冬藤 20 g、芦根 30 g、薏米 30 g、桑枝 30 g、防己 12 g、蚕砂 12~30 g、防风 6 g、秦艽 10 g。此方以木通为主，木通清导湿热，通利血脉利关节并治遍身痛，但用木通食欲差，如久服木通则出现食欲减退。

⟿随证加减

1. 身无汗或怕风，脉浮属风热，宜加牛蒡子 12 g、防风 10 g。

2. 上半身出汗或仅头部出汗，此为湿热盛，舌苔白厚腻，方中加芦根、滑石为主药，加佩兰 12 g 以其芳香化浊，舌苔久不退酌加茵陈。

3. 腰胯、关节痛、无力，加络石藤。

4. 舌苔黄属热盛，舌苔黄腻厚很重，属湿热炽盛，用辛开苦降之法加茵陈。

5. 热痹，下肢疼痛、软弱无力，关节疼痛，其脉右关尺部濡洪滑，宜加味三妙汤：苍术 10 g、黄柏 10 g、炒牛膝 6 g、独活 6 g。

6. 热痹，口渴欲饮水，有时口渴不欲饮水，关节烦疼，脉象浮洪滑，宜桂枝白虎加滑石汤：桂枝 10 g、生石膏 20~25 g、知母 10 g、滑石 12 g、甘草 3 g。身沉重加苍术。

九、痹症亦有胸痛胸闷；也有因此上肢萎缩，多数脉象关浮寸沉，此为胸痹阳气郁，积痰邪滞阻，以致生化机能不及营养充实上肢，使肌肉萎缩，宜用栝楼薤白半夏汤：栝楼一个、薤白 6~10 g、半夏 6~10 g。

 案一 ≫≫ 湿热：戴太太，32 岁，1952 年 6 月 3 日就诊。

身体发紧，脊背发板，腿坠胀而麻痛，食后似阻隔，口干不欲饮水已月余，脉左寸沉，左关浮弦数滑，右寸沉数，右关浮数滑，**此为湿热气分**

滞，予以清利湿热调达气机。方以枳壳6g、黄芩9g、广木香5g、木通6g、滑石9g、槟榔6g、桑叶9g、鲜芦根24g、杏仁9g、茯苓9g、炒褐黄柏6g、泽泻9g、炒薏仁24g、石菖蒲9g、忍冬藤24g、忍冬花9g、桑枝9g、秦艽9g一剂，水煎服。

再诊左寸浮数，予以防风6g、黄芩9g、木通9g、鲜芦根30g、桑枝9g、桑叶9g、防己6g、石菖蒲3g、茯苓9g、黄柏6g、泽泻9g、秦艽9g、炒薏仁30g、忍冬藤花各9g、蚕砂12g、大豆卷9g二剂。

三诊腿胀轻，身仍痛，胸闷发烧，口如出火，食觉不下行，予以疏导风湿热。枳壳9g、半夏6g、黄连6g、鲜芦根30g、黄芩9g、滑石9g、桑枝9g、防风己各6g、石菖蒲9g、黄柏6g、茯苓9g、秦艽9g、泽泻9g、炒薏仁30g、忍冬藤12g、蚕砂12g、豆卷9g二剂。

四诊以清热祛湿和胃。桑叶9g、竹叶3g、连翘12g、生栀子9g、鲜芦根24g、忍冬藤花各9g、川连6g、防风己各6g、蚕砂12g、大豆卷9g、滑石9g、秦艽9g、陈皮9g、紫豆蔻5g、神曲9g、炒薏仁24g、黄芩9g二剂。

五诊继以清热祛湿和胃。鲜芦根24g、陈皮9g、神曲9g、炒薏仁24g、桑叶9g、防风己各9g、秦艽9g、忍冬藤花各9g、黄芩9g、蚕砂12g、竹叶3g、连翘12g、川连6g、大豆卷9g。三剂后诸恙皆消失。

按语： 此例脉弦数滑为湿热，两寸沉数气分滞。**此病湿热邪郁于络**，由于湿聚热蒸蕴于经络，闭阻经络之气，故出现肢体发紧，麻痛。脾胃气分滞故食后似阻隔。以滑石、黄芩、薏仁、泽泻、茯苓、黄柏清热利湿；忍冬花、木通清心热；枳壳、杏仁、木香、槟榔理气解郁利膈；石菖蒲解心郁；忍冬藤、桑枝清热通络。再诊左寸浮数，**此为风湿热，气郁已畅**，去枳壳、杏仁、槟榔，加防风、秦艽、蚕砂、大豆卷。持以清热利湿和胃而愈。

 案二 ≫≫ **血瘀风湿：** 王某，女，45岁，1955年3月6日就诊。

身体疼痛，腿胀痛一月余，舌有瘀点。脉左弦细，右寸沉弦细，**此为血瘀风湿**，法以和血宣风祛湿。丹参9g、茜草6g、生白芍12g、滑石9g、防风6g、桑寄生9g、二活各6g、炒薏仁30g、枳壳6g、当归9g、大豆卷12g、广木香5g、鲜芦根18g、桑叶枝各9g、石菖蒲9g、老鹳草12g三剂，水煎服。

再诊身轻，肩胛下仍痛，腿胀，继以通络宣风湿。广木香6g、防风6g、石菖蒲9g、滑石9g、二活各6g、炒薏仁30g、枳壳9g、鲜芦根18g、桑叶枝各9g、茯苓9g、泽泻9g、大豆卷12g。三剂后疼痛已消失。

按语：身痛，其脉弦为风，细为湿，右寸沉为气郁。风湿侵袭肢节、肌肉经络间，气血运行失畅，故出现身体疼痛，腿胀痛。气血不畅其血涩滞，故舌有瘀点。以丹参、茜草、当归、白芍以养血活血；枳壳、石菖蒲、广木香理气解郁；滑石、薏仁、芦根、桑叶、大豆卷清热利湿；防风、羌活、独活、桑寄生、老鹳草、桑枝祛风湿止痛通络。

 案三 ≫ **风湿侵及关节**：邱某，男，31岁，1955年5月5日就诊。

肘膝关节疼痛一年余，一年前参加冬泳后感肘及膝关节酸痛，怕冷，曾做过理疗针灸效果不明显。脉偏缓，左寸关浮弦，右寸弦滑，右关滑，**此为风湿侵及关节**，法以宣之。方以防风9g、半夏6g、苍术9g、陈皮9g、茯苓12g、神曲9g、二活各6g、大豆卷12g、泽泻9g、桂枝9g、桑枝18g、生白芍9g、白豆蔻6g二剂，水煎服。

再诊右寸关偏沉，以调气通络宣风祛湿。广木香6g、防风9g、炒薏仁30g、羌活9g、独活9g、大豆卷12g、川膝6g、生白芍18g、枳壳6g、滑石9g、甘草3g一剂。

三诊舌苔稍黄，脉偏数，右寸关弦滑，法以宣风清湿热。防风6g、黄芩6g、木通6g、鲜芦根18g、滑石9g、二活各6g、竹茹9g、桑叶枝各9g、炒薏仁30g、炒褐黄柏6g、川牛膝6g、秦艽9g二剂。

四诊舌苔不黄，脉不数，仍以宣风湿。陈皮9g、神曲9g、大豆卷12g、二活各6g、防风6g、滑石9g、炒薏仁30g、茯苓9g、泽泻9g、川牛膝6g三剂。

五诊疼痛已减，脉偏缓，继以宣风湿通络。苍术9g、桑枝18g、防风9g、桂枝9g、炒薏仁30g、滑石9g、二活各9g、大豆卷12g、川牛膝6g、

经络肢体病症

桑寄生9g。五剂后诸证皆已消失。

按语： 此例关节疼痛，其脉偏缓为湿，浮弦为风，滑为痰饮。脾主四肢，主运化水湿，脾气不足，痰湿内生，又冬泳外感风湿，风湿二邪侵及关节故局部疼痛。以苍术健脾燥湿、茯苓、大豆卷、泽泻淡渗祛湿；羌活、独活、防风祛风湿；白芍安脾肺固腠理，和血脉收阴气；桂枝温通；二陈祛痰饮；白豆蔻燥湿化食，陈曲健脾消导。再诊右寸关沉，方剂中加理气解郁之品。三诊舌苔黄，脉偏数，*病现热像*，方剂中去桂枝，加黄芩、木通、滑石、黄柏清热利湿之品。脉不数，舌苔不黄，热退，仍以宣风祛湿之剂治愈。

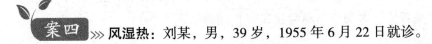

案四 ≫ 风湿热：刘某，男，39岁，1955年6月22日就诊。

疼痛无定处，痛处必肿，病已十余年之久，中西药妄效。脉偏数，浮濡滑，右寸偏沉，*此为风湿热*，法以清热宣风祛湿。予以大豆卷30g、枳壳9g、广木香9g、黄芩9g、木通9g、桑叶9g、桑枝18g、滑石9g、苍术9g、防风9g、桂枝9g、鲜芦根30g、羌活9g、炒薏仁30g、独活9g、茯苓9g、泽泻9g五剂，水煎服。

再诊疼痛明显减轻。继以祛风湿之剂症状基本消失。

按语： 此例其脉偏数为热，浮为风邪，濡滑为湿，右寸偏沉为气郁。*此为感受风湿挟热气郁*。风为阳邪，善行数变，游走全身，因此疼痛无定处，湿邪为阴邪与热合之，其性黏滞重着因而痛处必肿，湿邪涩滞不畅，阻滞气机故现脉沉。以防风、桂枝祛风邪；黄芩、薏仁、滑石、茯苓、泽泻清热利湿；苍术燥湿解郁；豆卷祛湿；木通、芦根清热使热邪下行；枳壳、木香理气解郁；二活祛风湿止痛；桑叶燥湿祛风；桂枝、桑枝通络。

案五 ≫ 风湿挟痰气郁：唐某，男，39岁，1967年11月21日就诊。

脊椎疼以腰椎较重，膝关节及小腿疼，脚发麻，酸疼，如风吹，天气变化症状加重，头闷痛，心慌，舌发板，恶心，口干不欲饮水，口有臭味，失眠，寐则梦多已半年，二月前查抗"O"1260，某医院检查诊断为类风湿关节炎，脉两寸沉，右寸滑，关浮弦滑，**此为风湿气郁挟痰**，祛痰通络宣风湿。予以炒枳壳6 g、半夏6 g、陈皮6 g、芦根30 g、炒桑枝30 g、滑石12 g、炒薏仁30 g、防风6 g、秦艽6 g、大豆卷30 g、防己9 g、蚕砂12 g、竹茹9 g、石菖蒲9 g三剂，水煎服。

再诊头痛减轻，仍胸闷心跳，予以炒枳壳6 g、半夏6 g、陈皮6 g、炒薏仁30 g、炒白术12 g、桂枝6 g、麻黄6 g、防风6 g、秦艽6 g、防己9 g、杏仁9 g、甘草3 g四剂。

三诊心跳胸闷已减，脉缓，左寸濡，左关尺浮弦，右寸滑。以上方加附子6 g三剂。

四诊胸闷心跳减轻，怕冷，脉缓濡，右寸浮滑，右关沉。以半夏6 g、陈皮6 g、炒薏仁30 g、炒白术12 g、桂枝6 g、麻黄6 g、防风6 g、秦艽6 g、防己6 g、苍术12 g、杏仁9 g、甘草9 g、大豆卷30 g、蚕砂12 g、附子6 g、茯苓皮12 g三剂。

五诊受凉感肩胛骨疼，以右肩明显，右上肢牵动感疼，腰两侧疼，脚背疼痛。脉濡，左部缓弦软，右寸沉，关尺浮弦滑。以炒枳壳6 g、广木香6 g、生香附9 g、半夏6 g、陈皮6 g、炒薏仁30 g、桂枝6 g、麻黄6 g、炒白术12 g、附子3 g三剂。

六诊出汗身舒，疼痛减轻，脉平，浮弦滑。以炒枳壳6 g、半夏6 g、陈皮6 g、炒薏仁30 g、桂枝9 g、麻黄9 g、炒白术12 g、附子6 g、杏仁9 g。

七诊疼痛处减少，抗"O"160，脉平，右寸沉滑，关尺浮弦。炒枳壳6 g、半夏6 g、陈皮6 g、炒薏仁30 g、桂枝9 g、麻黄9 g、炒白术12 g、附子6 g、羌活6 g、独活6 g三剂。

八诊汗出畅快，疼痛已减，脉平，关尺弦细，右寸沉滑。以炒枳壳6 g、半夏6 g、陈皮6 g、炒薏仁30 g、桂枝6 g、麻黄6 g、炒白术12 g、附子3 g、防己9 g、五加皮12 g三剂。

九诊疼减，身有汗出，但咽干，脉左部濡，左关尺浮弦大，右寸沉似滑。以炒枳壳6 g、炒白术9 g、半夏6 g、陈皮6 g、炒薏仁30 g、老鹳草12 g、当归9 g、赤芍9 g、桑寄生12 g、独活6 g、羌活6 g、女贞子18 g、桂枝6 g、川断12 g。三剂后，症状基本消失，嘱其保暖，避免受凉。

按语：此例脊椎及腰膝关节痛，腿麻，以天气变化疼痛加重，其脉两寸沉为气郁，右寸滑为痰湿，两关浮弦滑，浮弦为风，*此为风湿挟痰气郁*。风湿相搏困于筋络，使各关节疼痛，痰湿黏腻阻滞气机则气郁，湿郁化热，湿热之邪上扰清窍而致头闷痛，邪扰心神而致心跳，失眠，梦多，舌为心之苗，心热以致舌发板。脾胃湿热故感恶心，口臭。以枳壳、石菖蒲理气解郁；芦根清水之上源，通调水道，下输膀胱；滑石清心火，下走水道使热下行；薏仁健脾抑肝，清热利湿；防己能行十二经，通九窍，泻下焦血分湿热；防风搜肝风，泻肺，散头目滞气；豆卷治湿痹筋挛；秦艽、蚕砂祛风除湿；芦根、竹茹清胃热；二陈除痰饮。再诊患者仍感胸闷心跳，其脉宜浮弦似紧，上方加麻黄汤加白术：麻黄、桂枝、杏仁、甘草、白术以去风寒解表，除湿止痛。三诊加用附子以引发散药开腠理，祛在表风寒，引温药下达下焦去寒湿。四诊脉缓濡，右寸浮滑，右关沉，*此为风寒湿*。方剂中加苍术健脾燥湿散郁，茯苓皮能行水。九诊痛减，身汗出，咽干，脉左部濡，左关尺浮弦大，右寸沉似滑，*此为风湿，血虚，肾不足*。加当归、赤芍以养血活血；续断、桑寄生坚肾祛风湿。此例病情缠绵，虽然用药后症状已消失，但随时要求保温，避免受凉再次发作。

案六 ≫ **血虚风生挟风湿**：杨某，女，36岁，1955年3月13日就诊。

身痛乏力，大便干结一月余。脉左虚弦，右寸关偏沉弦，*此为血虚生风，气郁风湿*，法以养血通络。方以当归12 g、女贞子12 g、枳壳9 g、五加皮6 g、白芍12 g、桂枝9 g、桑枝9 g、苍术9 g、广木香6 g、红花3 g、大豆卷12 g、老鹳草9 g、炒薏仁30 g五剂，水煎服。

再诊痛减，脉虚，*此为气血虚*，法以益气养血息风。党参9 g、白术9 g、茯苓9 g、炒薏仁30 g、桑寄生12 g、当归9 g、生白芍12 g、女贞子30 g、牛膝6 g、大豆卷30 g。服药月余，痛消便畅。

按语：此例身痛乏力，便干，左脉虚弦为血虚生风，右寸关偏沉弦为气郁，脉证相参，*此为血虚生风，风湿气郁*。血虚其筋脉失养，风湿邪侵及筋络而致身痛、乏力，血虚肠道失于濡养合气滞使腑气不降故大便干结。以当归、白芍养血润燥，红花活血润燥；女贞子补肝肾；加以理气解郁、祛风除湿之剂。再诊脉象虚，为气血虚，方剂中加四君子汤以补气。

 案七 >>> **气血久虚**：王某，男，58岁，1956年10月14日就诊。

全身疼痛，以筋痛明显，痛重时感到掣拉的感觉，曾用抗风湿的药物，服用中西药月余症仍不减。**脉无力，此为气血久虚**，法以濡养。方以当归12 g、炒枣仁18 g、桂枝9 g、甘草3 g、党参12 g、生牡蛎18 g、生龙骨9 g、生白芍9 g、生姜二片g、大枣2枚去核。服用六剂后疼痛减轻，继以濡养之剂为丸，服用月余症状基本恢复正常。

按语：此例全身痛，以筋痛明显，其脉现无力此为气血皆虚，筋脉失荣挟风。"气为血之帅，血为气之母""血气不和，百病乃变化而生"，气血虚使筋脉失于滋养，则现身痛，以筋痛明显，因此墨守陈规使用祛风湿之药无效。以党参补中益气生津；当归、白芍养血；桂枝汤：桂枝、白芍、甘草、生姜、大枣解肌，调和营卫；枣仁炒熟酸温而香，亦能醒脾，助阴气，坚筋骨；龙骨、牡蛎收敛浮游之气，安神。

案八 >>> **阴虚**：刘某，男，41岁，1955年2月20日就诊。

全身疼痛，以筋痛明显，活动时加重，曾在某医院以风湿病治疗，使用中西药症状加重已一月余，近几天稍有咳嗽。脉左弦细，右软，**此为阴虚**，法以养阴润肺。方以甜杏仁9 g、知母9 g、石斛9 g、生地18 g、麦冬24 g、生白芍18 g、甘草3 g、元参18 g、天冬12 g、旱莲草9 g五剂，水煎服。

再诊自觉痛减。予以石斛120、麦冬120 g、天冬30 g、沙参60 g、生白芍120 g、牛膝30 g、女贞子240 g、旱莲草240 g、生地120 g、大豆卷50 g、鲜芦根60 g、炒褐黄柏18 g、炒薏仁120 g、竹茹60 g、蜂蜜90 g，以水熬成膏。每次一匙，日三次。服用膏剂二个月后，筋痛已消失。

按语：此例也是全身痛，筋痛明显，用治风湿之药不效，近几天咳嗽。其脉左弦细为肝肾阴虚，右软为肺阴不足。肝肾阴虚使筋脉失养，肺阴虚肺失濡养故咳嗽。以生地、元参、白芍、女贞子、旱莲草、石斛养阴；麦冬、沙参、杏仁润肺；知母、天冬清金滋水以金生水之意；炒薏仁淡渗健脾，益土补肺；豆卷祛湿；黄柏清热固肾。

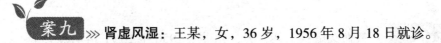

案九 ≫ **肾虚风湿：** 王某，女，36 岁，1956 年 8 月 18 日就诊。

关节疼痛已半月余，疼重时感上肢短些。脉左寸浮弦滑，左尺弱，右寸关浮弦，**此为肾虚风湿**，法以祛风湿补肾。方以竹叶 3 g、炒防风 9 g、连翘 12 g、炒薏仁 30 g、双花 18 g、鲜芦根 30 g、桑叶枝各 9 g、秦艽 9 g、防己 6 g、蚕砂 12 g、续断 24 g、杜仲 24 g、桑寄生 15 g、女贞子 30 g。

再诊身沉重，腹部不适，脉濡滑，右关偏沉，继以祛风湿。炒防风 9 g、炒薏仁 30 g、竹叶 3 g、连翘 12 g、桑叶枝各 9 g、鲜芦根 30 g、秦艽 9 g、防己 6 g、蚕砂 12 g、续断 24 g、杜仲 24 g、皮茯苓 24 g、桑寄生 15 g、女贞子 30 g、泽泻 9 g、神曲 9 g、紫豆蔻 5 g、麦芽 9 g。

三诊身倦无力，脉左弦软，右寸关虚，以养血益气健脾宣风湿。方以炒防风 9 g、生黄芪 9 g、党参 9 g、白术 6 g、炒薏仁 30 g、当归 9 g、皮茯苓 24 g、杜仲 24 g、桑寄生 15 g、续断 24 g。

四诊继以养血宣风湿。炒防风 9 g、浮萍 9 g、苍术 9 g、当归 9 g、桑叶枝各 9 g、皮茯苓 24 g、炒薏仁 30 g、杜仲 24 g、桑寄生 15 g、续断 24 g、女贞子 30 g。

五诊口渴，尿赤，脉偏数，予以清热宣风湿。炒防风 9 g、黄芩 6 g、木通 6 g、益元散 12 g、鲜芦根 30 g、秦艽 9 g、牛膝 6 g、炒褐黄柏 6 g、蚕砂 12 g、防己 6 g、忍冬藤 12 g、连翘 12 g、桑叶枝各 9 g、竹叶 3 g、炒薏仁 30 g、茯苓 12 g。

六诊上肢不感短，身痒，以腿尤甚。当归 12 g、炒杜仲 30 g、桑寄生 15 g、浮萍 9 g、二活各 6 g、续断 30 g、苍术 9 g、陈皮 9 g、炒薏仁 30 g、炒防风 9 g、皮茯苓 18 g、半夏 6 g、厚朴 6 g、女贞子 30 g、牛膝 6 g、藿香 9 g、紫豆蔻 6 g、广木香 5 g。

七诊继以益气养血宣风湿。当归 15 g、炒杜仲 30 g、续断 30 g、生黄芪 30 g、砂仁 5 g、广木香 5 g、女贞子 30 g、炒防风 9 g、桂枝 9 g、苍术 9 g、紫豆蔻 6 g、神曲 9 g、桑枝 18 g。症状明显改善，继以益气养血宣风湿法，治疗一月后痊愈。

按语： 关节痛，其脉浮弦为风，滑为湿，左尺弱为肾虚。肾藏精，精生髓，髓养骨，肾精不足时，骨髓空虚可出现身痛。肾虚其风邪乘虚而入，合湿邪侵入关节故关节疼痛。以女贞子滋补肝肾；续断、杜仲补肝肾强筋骨；桑寄生苦坚肾，助筋散风湿；薏仁、防己祛湿；防风、秦艽、蚕砂祛风湿；竹叶、连翘、双花清心热；桑叶、桑枝燥湿通络；芦根清水之上源，通调水道下输膀胱。三诊身倦无力，脉左弦软为血虚，右寸关虚为气虚。以当归、黄芪补气养血，黄芪合四君子汤去甘草以益气补脾。五诊口渴，尿赤，脉偏数，*此为现热像*。加以木通、黄芩、黄柏、益元散清热利湿。六诊身痒，*此为风湿欲外散*，加用苍术健脾燥湿，宣升阳而解郁；浮萍辛散轻浮入肺，达皮肤能发扬邪汗，止瘙痒，下水气利小便；藿香解表化湿；二活去风湿止痛。

案十 >>> **风寒湿**：蔡某，男，31岁，1967年12月2日就诊。

反复骶部及胯肿疼已六年，每次发作全身沉重，拖不动，不能坐，走不动，下肢发凉，恶寒，与天气变化有关。脉右寸浮滑，右关尺浮弦滑大於左，*此为风寒湿*，法以温通祛风湿。予以麻黄6g、桂枝6g、杏仁9g、炒白术12g、炒薏仁30g、防风6g、苍术12g、甘草3g、附子3g二剂，水煎服。

再诊下肢不凉，疼痛稍减，右关尺濡沉取无力，左尺浮紧滑。予以独活6g、桑寄生12g、羌活6g、泽泻9g、炒白术12g、炒薏仁30g、大豆卷30g二剂。

三诊疼痛已减，身稍沉重，脉同前，继服四剂。

四诊咽干有痰，不欲饮水，饭后腹胀。脉濡，左关尺沉弱细滑，右寸滑，右关弦滑，*此为脾湿盛挟痰*。以炒白术12g、炒薏仁30g、半夏6g、陈皮6g、炒陈曲9g、炒麦芽9g、大豆卷30g、防己9g、蚕砂12g五剂。

五诊疼痛减，脉濡弦滑，*此为风湿*。予以防风6g、独活6g、桑寄生12g、桑枝30g、羌活6g、炒薏仁30g、炒白术9g、防己9g、秦艽6g。五剂后未再疼痛。

按语：反复骶部及胯肿痛，下肢发凉，恶寒，脉右寸浮滑，右关尺浮弦滑为风湿，证脉相参，*为风寒湿所致*。《素问》："风寒湿三气杂至，合而为痹也，其风气盛者为行痹，寒气胜者为痛痹，湿气胜者为着痹。""所谓痹者，各以其时重感于风寒湿三气也。"风邪伤人损伤阳气，阳气受伤气脉不通故局部疼痛。寒凝气滞，筋失所养，筋肉挛缩以致肢体发凉，湿性黏腻，其伤人引起局部强硬，身体沉重。以麻黄汤加术以去风寒湿；附子辛甘温，引发散药开腠理以祛在表风寒，引温暖药下达下焦去寒湿，补肾命火逐风寒湿；苍术燥湿健脾；薏仁祛湿健脾；防风祛风邪除湿。再诊下肢不凉，右关尺濡沉无力为脾虚湿盛，左尺浮紧滑为风寒侵袭腰腿。以白术、薏仁、豆卷祛湿健脾；泽泻入膀胱利小便，利水祛湿；二活祛风除湿通痹止痛；桑寄生苦坚肾，祛风湿。继以健脾祛风湿而愈。

案十一 ▶▶ **虚寒风湿**：王某，男，36岁，1967年11月21日就诊。

脊椎疼，腰部、膝关节股外侧发麻，怕冷，冷则手指发凉，小便处向里抽，病已七八年。脉迟缓，右寸濡，关尺紧，**此为虚寒风湿**，温阳祛风湿。予以桂枝9 g、白芍9 g、炙甘草3 g、生姜二片、大枣肉2枚、炒白术12 g、附子6 g、玉竹30 g、炒薏仁30 g三剂，水煎服。

再诊手足有汗，关节疼减轻，小便增多，怕冷减轻，脉偏缓，关尺紧缓和，上方加大豆卷30 g三剂。

三诊天气阴雨，但疼痛较前减轻，手发热有汗，脉缓。桂枝9 g、白芍9 g、炙甘草3 g、生姜二片、大枣肉2枚、炒白术12 g、附子6 g、玉竹30 g、炒薏仁30 g、大豆卷30 g。五剂后疼痛消失。

按语：此例脊椎痛，腰及膝部发麻怕冷，小便处向里抽，病逾多年。脉迟缓，关尺紧。迟脉、紧脉皆属于虚寒，濡为湿，缓为风，**此为虚寒风湿**。阳气衰虚，阳气温煦不足，则肢体怕冷，小便处向里抽。阳气衰虚，风湿乘隙而入，故肢体疼痛发麻。以附子温阳；桂枝汤加术祛风湿；薏仁、豆卷祛湿健脾；玉竹补中益气。

案十二 ▶▶ **阴亏误治**：李某，男，42岁，1950年3月1日就诊。

下肢各关节疼痛已二月余，伴有肌肉痛，每遇天气变化疼痛加重，凡治风湿的西药服之效果不著，又服中药，大都采用独活寄生汤加麻黄桂枝附子乳香没药等药，服三十余帖，初服二三帖腿痛减轻，续服六帖其痛加剧，医者以为通阳之力不够，加量辛温辛热及乳香没药等止疼痛，二十余帖后，其痛时轻时重，右腿肌肉萎缩，不能起床。停服中药，采用外治法按摩、推拿、针灸、红外线照射等等，痛未稍减。患者面色嫩微现青色，心烦神乱，口渴便干，舌薄白苔，尖赤呈干状，脉右寸浮滑大，关尺浮弦，急数如刃，左甚于右，**此为阴亏误治**，止其外治诸法，法以滋育。方以生白芍60 g、甘草3 g、生地30 g、女贞子30 g、桑椹12 g、麦冬12 g、天冬12 g、玉竹30 g、沙参30 g、天花粉12 g、石斛12 g、元参18 g、大豆卷30 g、秦艽9 g、菊花24 g 三剂，水煎服。

再诊烦除神安，继服六剂。

三诊脉见敛，腿痛减轻，渴止便行，方中去花粉，减沙参量一半一剂。

四诊面颜充实，青色退除，关尺浮弦，急数如刃之状消失三十剂。

五诊关尺脉弦软呈缓和象，腿不痛可以自由活动，半月后腿肌肉恢复正常，在治疗过程中，因热药伤胃清和之气，食欲不振，间服自制清和汤，芦根30 g、竹茹9 g、水炒枇杷叶30 g、荷梗6 g、麦稻芽各6 g促进食欲增加。

按语：此例下肢关节痛，用辛温之药症状加剧，甚至出现肌肉萎缩。其脉右寸浮滑大，关尺浮弦，急数如刃，左甚于右，此为阴分素亏，过用辛温辛热的药物，劫伤阴分，阴亏则津液不足滋润濡养，以致肌肉萎缩疼痛不止。先止其外治诸法。因其阴亏不胜火灼治法，火力虽微，内攻有力，愈耗其阴，涸竭其津液。以滋补阴液之品予以沙参、麦冬、天冬、生地、元参、女贞子、桑椹、石斛、白芍、天花粉以育阴生津；豆卷祛湿；菊花宣风；甘草和中。

其他科目病症

医者读书有眼
病人才舩活命
——张国屏

美尼尔氏症

美尼尔氏症由迷路积水引起的一种内耳疾病，本病以突发性眩晕、耳鸣、耳聋、或眼球震颤等为主要临床表现。眩晕有明显的发作期和间歇期。该病属于祖国医学"眩晕"范畴，根据眩晕的原因不一，可分以下几种类型。

一、气虚挟痰型：表现为眩晕，遇劳即发，面色苍白，出冷汗，乏力恶心，耳鸣。其脉右虚大或微弱、沉出脉滑。

治疗：法以益气祛痰，以黄芪六君子汤：黄芪20 g、陈皮10 g、半夏10 g、党参20 g、白术12 g、茯苓10 g、甘草6 g。

二、肝血虚风动型：表现为眩晕，耳鸣，眼球震颤明显。"肝开窍于目"，肝失温润，可出现眼的运动功能失常。其脉浮弦虚大。

治疗：法以养血祛风，以麻杞四物汤：天麻10 g、枸杞10 g、当归10 g、川芎6 g、白芍10 g、熟地12 g。（无天麻可用菊花20 g）。

三、肝风型：患者眩晕，耳鸣，肢体抖动明显，"诸风掉眩，皆属于肝"。其脉左关浮弦软。

治疗：法以镇肝养阴祛风，以当归10 g、白芍10 g、生地20 g、元参30 g、女贞子30 g、枸杞子30 g、石决明30 g、川楝子10 g、生牡蛎30 g、桑叶10 g、菊花10 g、钩藤12 g。

四、痰湿型：表现为眩晕，头如戴帽状，昏沉感，胸闷恶心，呕吐痰涎，舌苔白腻，其脉濡滑。

治疗：法以健脾祛痰湿，以二陈泽泻汤：陈皮10 g、半夏10 g、泽泻12 g、白术10 g、茯苓20 g。

五、外感邪热不净型：风热蒙蔽上窍，以致眩晕，可伴有外感症状，其脉浮弦数。

治疗：法以清解风热，桑叶 10 g、菊花 10 g、双花 16 g、竹叶 10 g、连翘 12 g。有湿加滑石 12 g；有热加生石膏 30 g、知母 10 g。

六、肝热型：表现为眩晕、耳鸣，烦躁易怒，夜寐不安，舌质偏红，其脉左脉浮弦数。

治疗：法以清肝息风汤：竹叶 10 g、栀子 10 g、丹皮 10 g、元参 20 g、龙胆草 10 g、生地 20 g、桑叶 10 g、菊花 10 g、钩藤 12 g、天麻 10 g、车前子 12 g。

 案一 ≫ **中暑挟风：** 于某，男，19 岁，1952 年 8 月 13 日就诊。

反复眩晕恶心，耳鸣，头热，胸闷气短二天。脉左寸浮数，右寸沉数。**此为中暑挟风，气分郁遏**，法以清热宣散。方以佩兰叶 9 g、枳壳 6 g、川贝母 9 g、竹叶 9 g、连翘 12 g、鲜芦根 18 g、双花 9 g、益元散 9 g、炒薏仁 18 g、菊花 9 g、香豆豉 9 g、薄荷 9 g、桑叶 9 g一剂，水煎服。

再诊神清，胸畅，唯头痛身倦，脉右寸浮数，**此为气畅风热发**，予以清宣。牛蒡子 9 g、黄芩 9 g、香豆豉 9 g、桑叶 9 g、桔梗 6 g、薄荷 9 g、陈皮 9 g、鲜芦根 24 g、竹叶 9 g、连翘 12 g、生栀子 9 g、双花 9 g、益元散 9 g、竹茹 6 g。二剂后诸症皆消失。

按语：夏月反复感眩晕恶心，耳鸣，胸闷气短，其脉数为热，左脉浮为风，右寸沉为气分郁滞。**此为感受暑热挟风，气分郁遏**。暑热首先犯肺，故感胸闷气短，风邪煽动热邪上扰头窍故眩晕耳鸣、头热。热邪伤胃故胃热，胃热则感恶心。气分郁遏，使脾胃之气升降不利，可现腹部不适。此例可有口干不欲饮水及舌苔白腻的症状，因此方剂中用益元散清利暑热（湿）；薏仁清利湿热；佩兰叶芳香化浊；川贝母、枳壳理气解郁；薄荷、桑叶、菊花、双花、竹叶、连翘清宣；豆豉疏散解表，治寒热，解胸闷；芦根、竹茹、黄芩清胃热。再诊右寸浮数，**此为气机通畅，而风热症状明显**，予以清热宣散之法病愈。

 案二 ≫ **湿盛肝旺胃气不调：** 薛某，男，57 岁，1952 年 6 月 10 日就诊。

头晕恶心，口干倦睡，面色发青，反复发作已半年余，在某医院检查诊断为美尼尔氏症。脉左关浮弦，右寸滑，右关沉，**此为湿盛肝旺，胃气不调**，法以镇肝祛湿和胃。方以法半夏6 g、陈皮9 g、藿香6 g、苍术9 g、厚朴5 g、神曲9 g、茯苓9 g、石决明18 g、牡蛎12 g、泽泻9 g、紫豆蔻5 g一剂，水煎服。

再诊面色稍有红色，头晕减，仍以和胃抑肝法。苍术9 g、神曲9 g、陈皮9 g、紫豆蔻5 g、石决明18 g、茯苓9 g、泽泻9 g、法半夏6 g、厚朴5 g、牡蛎12 g、藿香6 g、紫白石英各9 g二剂。

三诊头晕，微恶心，心感慌，脉左寸浮数，**此为郁解火发，法以清宣**。桑叶9 g、竹茹9 g、鲜芦根24 g、竹叶3 g、益元散9 g、连翘12 g、菊花9 g、双花9 g、炒薏仁24 g一剂。

四诊仍以清宣法。上方加生栀子6 g、双花18 g、黄芩6 g、益元散12 g、芦根30 g、薏仁30 g。二剂而痊。

按语： 此例其脉左关浮弦为肝旺，右寸滑为痰湿，右关沉为胃气滞。肝旺其肝阳上腾扰神故头晕，肝旺其疏泄脾胃之机能失调，脾运化水湿能力失利致水湿盛，水湿盛则感倦睡，头晕。湿盛湿郁为痰，痰湿黏腻阻碍气机之正常运转。以石决明、牡蛎清肝镇肝；平胃散：苍术、陈皮、厚朴燥湿健脾理气除满；法半夏燥湿化痰和胃；藿香化湿和胃止呕；紫豆蔻化湿消痞，行气开胃；茯苓、泽泻淡渗利湿。三诊心感慌，脉左寸浮数，**此为气郁解而火发**，以清宣之法而痊。

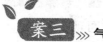 **案三** ≫ **气滞肝胃火盛**：孙太太，36岁，1952年6月16日就诊。

阵发性头晕，伴有全身无力，上腹部不适，口臭已二十天余。舌尖赤，脉左寸沉，左关浮弦数，右寸沉数滑，右关浮数，**此为气滞肝胃火盛，法以清热理气**。方以生香附9 g、枳实6 g、竹茹9 g、龙胆草6 g、郁金9 g、广木香5 g、川连6 g、黄芩9 g、生白芍12 g、生栀子9 g、鲜芦根18 g、茯苓9 g、陈皮5 g、半夏9 g、泽泻6 g二剂，水煎服。

再诊脉数已减，仍以理气宣肝清胃。桑叶9 g、桔梗6 g、枳壳6 g、竹茹9 g、鲜芦根24 g、石菖蒲9 g、竹叶3 g、菊花9 g、连翘12 g、双花9 g、郁金9 g、龙胆草3 g。继以清热理气之剂而愈。

按语： 此例其脉两寸沉为心肺气滞，左关浮弦数为肝旺，肝火盛，右关浮数为胃火。肝火盛气热升腾扰头脑而致头晕，热耗气力而现全身乏力，肝火盛其子心火也盛故舌尖赤，肝热势必伤及脾胃，胃为容纳水谷之地，热邪蒸腾腐化水谷故现口臭。以半夏、黄连、黄芩、栀子、龙胆草清心肝之热；黄芩清中焦实热；芦根、竹茹清胃热；二陈祛痰和胃；香附、枳实、郁金、广木香理气解郁；白芍清肝敛阴；茯苓、泽泻淡渗清热。

案四 >> **气阴虚肝肾不足：** 王某，男，26岁，1967年11月9日就诊。

有时突然头晕，视物旋转欲倒，恶心呕吐，卧则昏沉睡眠，卧两三天逐渐见好，每月发作三四次，自幼即有眩晕病，近半年加重，经常晨起头晕，恶心不欲纳食，梦多，口渴，曾在医院检查诊断为"发作性眩晕""美尼尔氏症"，服用多种西药效果不明显。左关尺濡弱无力，右寸虚大，右关弦大无力，**此为气阴虚肝肾不足**，法以益气滋补肝肾。方以当归9g、炒白芍9g、生熟地各9g、枸杞9g、女贞子60g、制何首乌12g、元参18g、生牡蛎30g、石斛9g、五味子9g、党参12g、沙参18g、天冬9g、麦冬9g、竹茹9g、陈皮6g三剂，水煎服。

再诊头晕不明显，不恶心，在刷牙时感恶心，身无力，睡眠好，纳食见好，口不渴，但感唇发干。右寸脉收敛，左关尺较有力，予以上方加玉竹18g，党参无货，改用童参9g三剂。

三诊服药后感舒适，今晨头晕恶心，不欲饮食。脉左关浮弦，右寸虚大，右关浮弦大。上方加芦根30g、生杷叶30g四剂。

四诊基本不头晕，只是夜间下班后感稍晕，仅晨起恶心一时，纳食见好。右寸脉见敛，左关尺弦大，去生杷叶。

五诊头不晕，精神好，痰多。右寸偏沉，右关浮弦洪，左关尺浮弦偏数有力，**此为胃热挟痰**。佩兰叶12g、炒枳壳6g、芦根30g、陈皮6g、竹茹9g、生杷叶30g、蒲公英18g三剂。

六诊食欲好，嘱其每日服女贞子60g，服用二月余未再犯病。

按语： 患者头晕多年，其脉右寸虚大为气虚，右关弦大无力为胃阴虚，左关尺濡弱无力为血不足，肝肾不足。此例素禀体弱气虚，肝肾不足，"气

其他科目病症

为血之帅，血为气之母。"肺气虚无力推动血脉运行，肝肾不足其精血虚不能濡养脑海故眩晕。肺阴虚肺脏失于滋养，虚热耗气以致肺气更虚。胃阴虚胃中有虚火故恶心不欲食，口渴。肝肾不足其虚阳上浮而使头晕反复发作，一旦卧床休息后症状可以缓解。以生脉散收敛耗散之气；沙参、麦冬滋育肺阴；生熟地、当归、白芍以养血；何首乌、女贞子、枸杞、元参、石斛、天冬滋补肝肾；牡蛎清肝抑肝；竹茹清胃热；陈皮能泻能补，可升降胃气。

案五 ≫ 水湿盛：彭某，女，39 岁，1979 年 4 月 2 日就诊。

反复头晕呕吐已七年，七年前突发头晕恶心呕吐，到医院检查诊断为美尼尔氏症，静脉点滴药物后即好转，此后经常发作，开始每年犯一两次，近一年一两个月发作一次，发作时感头晕明显，全身沉重乏力。脉右寸濡滑，尺滑，**此为水湿盛**，法以健脾祛湿。予以陈皮 10 g、姜半夏 10 g、茯苓 30 g、炒白术 12 g、泽泻 12 g。禁忌茶酒，水果少吃，适当运动。服用十余剂后，未再发作。

按语：头晕呕吐多年，其脉右寸濡滑，尺滑，**此为水湿盛**。脾虚其运化水湿失调，痰湿而生，此例尺脉滑，此为水湿在下焦，脾喜燥，脾气郁其水湿运化失司，导致水液内停，因而出现浮肿，肢体麻木，身沉重。液聚为痰，痰浊蒙蔽清阳而感眩晕，痰湿停阻中焦，故气机不畅，脾气不健，阳气不振，则嗜睡，精神不振。用药以二陈祛痰；茯苓白术健脾利湿，加用泽泻以行水利小便。嘱其饮食注意，及多运动，有利水湿之运化。立法用药合理，几味药便有效。

急性乳腺炎

急性乳腺炎是乳房的急性炎症。早期乳房出现硬结，局部红肿热痛，常在短期软化而形成脓肿。祖国医学称为"乳痈"，本病多因产后情绪过分紧张，未吸净乳汁而淤滞或因乳头皮肤擦伤、皲裂均可引起感染，致病菌多为金黄色葡萄球菌，其次为白色葡萄球菌和大肠杆菌。祖国医学认为乳房属于肝与胃经，其发生多因情志不舒、肝气淤滞、胃热炽盛，以致乳汁凝滞不通，再因乳儿口气燉热或复感外邪，致使气血失调发为乳痈。本病均为哺乳的妇女，其中初产妇为多见，为产后常见病多发病之一。

一、早期乳腺有硬结，局部有红肿痛热，但微有波动感，此时患者可有发热，舌苔薄白或发黄，其脉浮洪，此期相当于急性乳腺炎的淤乳期和浸润期，如积极治疗，乳房局部炎症可以逐渐消散，而不形成脓肿。

治疗：法以清热散结，方以全栝楼一个、蒲公英 24 g、菊花 18 g、双花 24 g、当归 9 g、赤芍 9 g、甘草 3 g。

随证加减

1. 恶寒发热等表征，其脉浮弦，加荆芥 6 g、防风 6 g。

2. 乳汁壅滞不适者，其脉右寸沉，加桔梗 6 g、枳壳 6 g、川贝母 12 g。

3. 恶心，去栝楼，加陈皮 9 g、竹茹 9 g、芦根 30 g。

4. 硬结明显，加川贝母 12 g、浙贝母 12 g、青皮 9 g、陈皮 6 g。

二、脓肿期：高热、局部红肿明显，疼痛较重，局部可有波动感，舌苔黄，其脉洪数或洪滑数，此期如脓肿较大或多腔脓肿应及时切开引流同时服用汤剂。

治疗：法以清热解毒、散结消肿。方以双花 120 g、菊花 120 g（或鲜菊花一株）、连翘 12 g、全栝楼二个、川贝母 12 g、浙贝母 12 g、生麦芽

30 g。体质弱者，脉右寸虚，加生黄芪、炙黄芪各 9 g、生甘草、炙甘草各 3 g。

 案一 ≫ **肝胃热盛气滞**：王某，女，28 岁，1978 年 9 月 11 日就诊。

产后十天，自觉发冷发热，左乳腺肿痛，局部发红二天，因对青霉素过敏要求中药治疗。左侧乳房右侧红肿局部较硬，舌白苔，脉数，右寸沉，右关浮洪弦，左浮弦，**此为肝胃热盛气滞**，法以清热解郁散结。以川贝母 12 g、浙贝母 12 g、防风 10 g、荆芥 10 g、枳壳 10 g、桔梗 10 g、蒲公英 24 g、全栝楼一个、双花 30 g、菊花 15 g、当归、赤芍各 9 g、甘草 3 g 三剂，水煎服。

再诊体温已降为正常，局部疼痛已减，去防风、荆芥。继续服用五服。

三诊局部肿块变小，疼痛不甚明显。川贝母 10 g、浙贝母 10 g、桔梗 10 g、蒲公英 20 g、全栝楼 30 g、双花 30 g、当归 9 g、赤芍 9 g、甘草 3 g。七服后肿块消失。

按语：产后恣食厚味，胃内积热，以致肝胃蕴热，气机凝滞，乳络阻塞不通则痛，故乳房有块，毒热内蕴故乳房皮肤红肿。邪热内盛，正邪相争，营卫失和，故恶寒发热。以川贝母、浙贝母清热散结；枳壳、桔梗理气解郁；大剂双花清热解毒；蒲公英化热毒消肿；栝楼散结通乳消肿；当归、赤芍活血化瘀止痛；防风、荆芥宣风；菊花宣风散热。继以清热理气散结之剂病愈。

 案二 ≫ **热毒盛**：李某，女，30 岁，1965 年 9 月 2 日就诊。

产后半月，患者发烧 39 度已三天，右侧乳房红肿热痛，伴有心神不安，面红目赤，恶心、乏力、全身疼痛不适，在某医院用抗菌素治疗不见好转，请中医治疗。右乳房局部红肿，已有波动感。舌苔黄，脉数洪滑有力，**此为热毒盛**，法以清热解毒，散结消肿。以防风 9 g、荆芥 9 g、双花 120 g、菊花 120 g、连翘 12 g、全栝楼二个、川贝母 12 g、浙贝母 12 g、知母 12 g、花粉 18 g、芦根 30 g、竹茹 9 g 三剂，水煎服。

再诊局部疼痛减轻，体温 37.5℃~38℃，身痛已轻，不恶心。继续用上方三剂。

三诊体温基本正常，乳房红肿疼痛明显减轻，去防风、荆芥三剂。

四诊乳房局部红肿变暗，继续服上方十剂，乳房局部已消肿。自觉乏力食欲差，**此为热邪伤胃之清和之气。**以芦根 24 g、竹茹 9 g、生杷叶 30 g、荷梗 9 g、麦芽 9 g。三剂后食欲改善。

按语：热毒炽盛，乳络阻塞不通，气血凝滞，乳房肿块逐渐增大，局部焮热，疼痛灼热，身热不退，热盛则肉腐成脓，故肿块中心变软，按之有波动，火热炎上故面红目赤，热扰心神，则烦躁不宁，热伤津故喜饮。以大剂双花、菊花清热解毒；栝楼散结通乳消肿；川贝母、浙贝母清热散结理气；连翘清热散结；知母、花粉清热生津；芦根、竹茹清胃热。热毒清除后，继以调理胃之清和之气而愈。

阑尾炎

本病属于祖国医学"肠痈"的范畴，早在《内经》中有关肠痈的记载，汉张仲景在金匮要略中提出治疗方剂和治疗原则。近年来，中西医结合治疗阑尾炎取得显效。祖国医学认为本病是由于饮食不节致使脾胃运化失常，使热毒蕴于肠中，或湿邪郁滞致使气滞血瘀，与湿热交结，聚而成痈。阑尾炎为常见病多发病之一，可见于任何年龄，但以青壮年为多见。本病在临床上虽分为急性和慢性二种，但在治疗上基本上均以清热解毒行气祛痰为主。

一、早期：主要表现为腹痛，开始为上腹部或脐周围疼痛，继则转移并固定于右下腹部，有明显压痛，腹壁一般较软，或右下腹部微拘急，一般没有发热或有低热。舌苔薄黄，其脉浮洪或弦。治疗：法以泻热解毒化瘀消痛。方以红藤30 g、冬瓜子30 g、桃仁6 g、丹皮9 g、赤芍9 g、大黄18 g后入、芒硝9 g冲入煎剂。

～ 随证加减

1. 发热恶寒等表症，加放风6 g、荆芥6 g。

2. 发热较重，加蒲公英30 g、连翘12 g、双花18 g。

3. 恶心呕吐去丹皮，加陈皮9 g、竹茹9 g、蒲公英30 g。

二、脓成期：主要表现为腹痛较重，右下腹压痛明显，且有反跳痛，右下腹部腹壁紧张，体温较高。舌苔黄，其脉洪滑数。治疗：法以清热解毒，润肠排脓。方以双花90~120 g、蒲公英60~90 g、冬瓜子30~60 g、生薏米30 g、败酱草30 g、红藤30 g。腹胀，脉弦，加炒川楝子9 g、炒元胡9 g。

三、慢性期：主要表现为长期慢性的右下腹反复发作性疼痛，腹壁一般较软，有时微拘急，可伴有消化不良，一般未有发热。舌苔薄白，或微黄，脉象弦，治以清热解毒，行气活血。方用：红藤18~30 g、冬瓜子30 g、生薏米30 g、丹皮9 g、赤芍9 g、桃仁9 g、炒川楝子9 g、炒元胡9 g、青皮9 g。

～ 随证加减

1. 消化不良，脉右关沉弦滑，加陈曲9 g、麦芽9 g、山楂9 g、炒槟榔9 g、陈皮9 g。

2. 恶心，脉右寸滑，加半夏9 g、陈皮9 g。

 》》热毒盛气血郁：王某，男，26岁，1962年12月4日就诊。

发烧38.7℃，恶寒，右下腹疼痛二天，在某医院检查诊断为急性阑尾炎，建议手术治疗，病人要求中药治疗。舌苔薄黄，脉数，右寸沉洪滑，右关洪滑有力，左寸浮弦洪，左关浮弦，**此为热毒盛气血郁**，法以和营卫，清热解毒，攻下逐瘀。以防风9 g、荆芥9 g、蒲公英30 g、连翘12 g、双花30 g、大黄12 g、丹皮10 g、冬瓜子30 g、桃仁12 g、芒硝10 g、木香10 g、香附10 g、川楝子10 g、元胡10 g、红藤12 g二剂，水煎服。

再诊大便二次，粪为软便，感腹痛稍减，体温37.5℃，继服二剂。

三诊，体温已恢复正常，腹痛明显减轻，脉平，去防风、荆芥，大黄9 g、芒硝6g。

四诊继续服用上方五剂，腹痛消失，食欲差，消化差，以陈曲10g、麦芽10g、炙鸡内金10g、炒山楂10g、荷梗10g。二剂后食欲、消化恢复正常。

按语： 患者发热恶寒，右下腹痛。其脉数为热，右寸沉洪滑，右关洪滑有力，为肺热肠热盛，腑实，左寸关皆浮弦为心肝热，血热。**此为热毒蕴结于肠腑，气血郁滞不通**，则感右下腹疼痛拒按，脓液内蓄，故局部肿痛。营卫失调故时时发热，恶寒。以防风辛散肝，香舒脾，风能渗湿，为理气引经要药；荆芥入肝经气分兼行血分，升浮发汗散风；大黄清热解毒，祛瘀通便；丹皮凉血散瘀；芒硝助大黄清热解毒，泻下通便；桃仁、丹皮活血化淤；冬瓜子排脓散结；大剂蒲公英化热毒，消肿块；双花清热解毒；木香、香附理气止痛；川楝子疏肝行气止痛；元胡行血中气滞止痛；红藤活血通络，败毒散瘀。继以清热解毒攻下逐瘀法病除。

 案二 ≫ **肝旺血虚气滞：** 李某，女，35岁，1952年11月5日就诊。

胸痞发烧，回盲部作痛二天，既往患慢性阑尾炎三年。脉左寸关浮弦软，右寸沉弦，**此为气滞肝旺血虚**，法以调气养血清肠热。方以广木香5g、枳壳6g、生香附9g、桃仁6g、丹皮6g、川楝子6g、当归5g、冬瓜子9g、青皮5g、生军6g、生白芍9g、双花9g一剂，水煎服。

再诊服药后大便二次，屎黑。左关浮弦滑，右寸沉，**此为气郁湿盛**。广木香、枳壳各6g、生香附9g、茯苓9g、生白芍18g、青皮9g、炒薏仁24g、泽泻9g、香橼皮5g、川楝子5g二剂。

三诊腹痛大减。脉左寸数，左关浮弦数，右寸浮数，右关沉。以和胃疏肠抑肝。方以半夏3g、川连3g、陈皮9g、黄芩9g、广木香6g、砂仁6g、神曲9g、生栀子3g、丹皮3g、生白芍24g、青皮9g、麦稻芽各9g、茯苓9g、泽泻9g、炒薏仁24g、香橼皮6g、生香附9g一剂。

四诊脉不数，予以通肠理气。生香附9g、枳壳9g、广木香6g、茯苓9g、青皮9g、生白芍18g、泽泻9g、香橼皮6g、川楝子9g、炒薏仁30g一剂。

　　五诊痛减，心烦，上方加生栀子6g、丹皮6g、神曲9g、麦芽9g三剂。

　　六诊感腰痛，白带多，以抑肝和胃理气通肠。广木香6g、枳壳9g、生香附9g、陈皮9g、神曲9g、苍术6g、砂仁6g、生白芍18g、麦芽9g、茯苓9g、香橼皮6g、青皮9g、川楝子9g、生栀子6g、丹皮9g、炒薏仁30g、泽泻9g、炒褐黄柏6g。

　　七诊左腹痛，带如同前，以理气抑肝清热和胃肠。炒褐黄柏6g、茯苓9g、泽泻9g、炒薏仁30g、陈皮9g、神曲9g、青皮9g、枳壳9g、川楝子9g、砂仁6g、生栀子6g、丹皮6g、广木香6g、生香附9g、生白芍9g、香橼皮6g。三剂诸证皆消。

　　按语： 胸痞发烧，下腹部疼痛。脉左寸关浮弦软，为肝旺血虚，右寸沉弦，为气滞，其右关脉宜弦实，此为肠热。肝旺其疏泄失常，肝气郁结，气郁则热，胃肠热，则腑气不通，故腹部作痛。肝络于胸外，经络不通故胸痞。肝藏血，肝旺其调节血量的平衡失调而现血虚发热。以广木香、枳壳、香附以调气止痛；杏仁宽胸通肠；白芍泻肝热，川楝子疏肝清热；青皮疏肝行气，治下腹痛；当归、白芍养血；用大黄牡丹汤：桃仁、丹皮、冬瓜子、大黄以泻热破瘀，散结消肿；双花清热散结。再诊服药后大便二次，其脉左关浮弦滑，右寸沉，**此为气郁湿盛**，大便通泄，宜解气郁，原方加用薏仁、泽泻、茯苓以淡渗祛湿。继用通肠理气抑肝之剂而愈。

血栓性闭塞性脉管炎(脱骨疽)

　　血栓性闭塞性脉管炎是指四肢末端坏死，严重时趾（指）节坏疽脱落的一种慢性周围性血管疾病，又称为脱骨疽。其临床特点是好发于四肢末端，以下肢多见，初起趾（指）间怕冷，苍白，麻木，间歇性跛行，继则疼痛剧烈，日久患趾（指）节脱落。祖国医学《灵枢》中已记载"发于足趾，名脱痈，其状赤黑，死不治；不赤黑，不死。不衰，急斩之，不则死矣。"本病好发于青壮年男性，或老年人。根据临床观察治疗总结该病分类及治疗。

　　一、阴虚火盛型：壅积不通，足趾疼痛甚重，皮肤紫色发热似熟枣色，其脉左数，弦细，法以养阴清热，活血化淤，方以四妙勇安汤加减：金银花90 g、元参90 g、当归60 g、甘草30 g、连翘12 g、丹参12 g、黄柏12 g、牛膝10 g。

　　二、虚寒型：趾（指）酸胀疼痛，皮肤暗红发凉，干燥，色暗红或有瘀斑，其脉左弦涩，法以温通活血，方以桂枝红花汤（王海藏方）加减：桂枝15 g、红花10 g、当归12 g、赤芍12 g、生地12 g。

　　三、阳虚型：喜暖，怕冷，局部麻木，酸胀疼痛，皮肤色白发凉，舌质淡，其脉左尺无力，法以温阳散寒，活血通络，以阳和汤加减：熟地30 g、鹿角胶30 g、肉桂3 g、炙甘草3 g、麻黄1.5 g、炮姜3 g。寒重者，加附子3 g。

　　四、湿盛型：身体沉重，患肢剧痛，局部肿胀明显，皮肤紫暗，舌胖，其脉濡弦滑，法以健脾利湿，活血通络。炒薏米30 g、茯苓30 g、白术15 g、泽泻10 g、当归10 g、红花6 g。气虚加黄芪；血虚加当归；部位在脚上，加牛膝。

　　五、溃破者：气虚用生黄芪、炙黄芪各15~30 g、生甘草、炙甘草各6 g。发冷发热加放风10 g、荆芥10 g、白芷10 g。

其他科目病症

六、溃疡面恢复用：川贝母 6~10 g、白蔹 10 g、桔梗 10 g。

 案一 ≫**阴虚火盛：**王某，男，49 岁，1968 年 5 月 12 日就诊。

右小腿发凉，麻木，走路突感疼痛明显，需休息一下疼痛稍减才能走动，病已半月余，曾在某医院检查诊断为血栓闭塞性脉管炎。右足皮肤紫红色，发热，足背动脉搏动摸不清。脉左弦细数，**此为阴虚火盛，血脉壅积不通，**予以养阴清热。以四妙勇安汤：金银花 90 g、元参 90 g、当归 60 g、甘草 30 g 十五剂，水煎服。

再诊自觉疼痛已逐渐减轻，局部红紫色已减轻，继续服用三十余剂，疼痛明显减轻。

三诊停药外出半月，自觉右足疼痛，足背动脉搏动摸不清，局部温度凉，稍肿，色黯。其脉右寸濡滑力不足，左关尺软，**此为湿盛，气血不足。**以炒薏米 30 g、茯苓 30 g、炒白术 15 g、泽泻 12 g、当归 12 g、红花 9 g、黄芪 18 g、牛膝 9 g 十剂。

四诊感觉局部疼痛减轻，继用健脾利湿，益气养血之剂半年后恢复正常。

按语：血栓闭塞性脉管炎属于中医脱疽范畴，早在《内经》记载"发于足指，名曰脱疽，其状赤黑，死不治。不赤黑，不死。不衰，急斩之，不则死矣。"《外科正宗》阐明其发病原因"夫脱疽者，外腐内坏也，此因平昔浓味膏粱熏蒸脏腑，丹石补药消烁肾水，房劳过度气竭精伤，多致阳精煽惑，淫火猖狂，其蕴蓄于脏腑者，终成燥热火症，其毒积于骨髓者，众位疽毒阴疮。……"此例足痛，局部发热，脉左弦细为阴虚，数为火盛。阴虚阳火盛其阴液耗损，火毒积郁骨髓而致病发。以大剂双花清热解毒，元参滋阴制火，当归活血散瘀，甘草清解百毒，久服以使阴分得以补充，热火得以消退，疼痛消失。三诊患者外出半月又感右足疼痛，其右寸脉濡滑力不足，为湿郁气不足，左部软为血不足。以薏米、茯苓、白术健脾利湿；泽泻以利湿行水；当归、红花养血止痛；黄芪利中气健脾胃，牛膝引药下行。继以健脾利湿，益气养血之剂而痊。

案二 >>> **气虚湿盛：**李某，男，52岁，1969年5月2日就诊。

左足疼痛已一月余，一月前渐感左足痛，走路加重，曾在某医院检查诊断为血栓闭塞性脉管炎，自觉身沉重，乏力，小便清，大便稀。左足色暗红，肿胀，脉左弦软，右寸缓濡滑无力，**此为气虚湿盛，血脉不足濡养。**法以健脾利湿，濡养血脉。予以炒薏仁30 g、茯苓30 g、炒白术20 g、泽泻10 g、当归10 g、红花6 g、黄芪20 g、牛膝6 g十五剂，水煎服。

再诊局部疼痛减轻，身轻，外出停药一月，自觉左足又感疼痛，足趾有的溃破，有少量分泌物，时有发冷发热。脉数，两寸虚大。予以生炙黄芪各30 g、生炙甘草各6 g、荆芥10 g、防风10 g、白芷10 g、川贝母10 g、白蔹10 g、桔梗10 g十剂。

三诊左足溃破处已愈合，局部疼痛稍减，脉左关尺虚而无力，**此为阳虚。**以阳和汤为主：熟地30 g、鹿角胶30 g、肉桂3 g、炙甘草3 g、麻黄1.5 g、炮姜3 g、附子3 g六剂。

四诊疼痛减轻，脉右寸濡滑。以炒薏仁30 g、生薏仁30 g、茯苓30 g、炒白术12 g、泽泻10 g、当归10 g、红花6 g、牛膝6 g。服用三十余剂后左足疼痛消失。继以健脾利湿活血之剂病情得以控制。

按语：足痛，身沉重，乏力，大便稀，其脉左弦软为血脉不足，右寸缓濡滑而无力，为脾虚湿盛。脾气虚其运化水湿失司，故身体沉重，乏力，局部肿胀，大便稀，脾气虚输布精微无力，气血不生血脉不足，血脉不足以濡养肢体则出现局部病变。以黄芪当归补气以生血；茯苓、白术、薏仁健脾利湿，合泽泻以行水；当归活血散瘀；红花活血生新血；牛膝引药下行。再诊因为停药后左足痛，局部溃破有寒热感，脉数，两寸虚大，**为气虚挟风邪。**以防风、荆芥、白芷祛风散表；生炙黄芪、甘草以补气生肌生血；川贝母散结除热收敛疮口；白蔹散结，生肌止痛；桔梗宣通气血，养血排脓。三诊其脉左关尺虚而无力，**此为阳虚。**以阳和汤熟地温补营血；鹿角胶填补精髓；附子、炮姜、肉桂温通；麻黄开腠理以达表。继以健脾活血之药而愈。

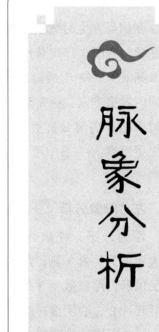

脉象分析

医者读书有眼
病人才能活命
——张国屏

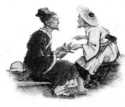

张国屏先生对脉象分析造诣很深。先生是在继承"难经""脉经""频湖脉学"等医学经典著作的基础上，汲取近代名医学家医案的精华，并加以发扬光大。先生通过多年的临床治疗经验并加以总结，使中医脉学分析的内容更丰富，更完整。先生对各部脉象的描述非常具体，非常详尽，这对于结合病情分析更为贴切，使辨证施治更加完善。在《名中医张国屏先生医案》一书中可以看到脉象寸关尺各部记述并分析如下以供医学者参考：

一、左寸脉象分析

浮为外感；浮数为心热；浮大，浮数虚大为（暑）热，浮洪数，洪大而虚为（暑）热；浮洪，按之滑动为心火盛；洪滑为心宫热；浮缓为感受风邪，浮弦数（寸关）为外感风热、暑、风温、心肝火盛；浮弦滑大为肝旺冲心、心阴虚；沉弦数心气郁滞肝热；沉数为心宫热气郁；浮洪数豁大为心阴虚热伤阴，心阳外越；濡滑为湿；浮洪滑大无力为气阴虚；浮洪滑数为痰火、温热病热盛；数疾，关尺细为心火内亢，水不制火；涩而有力为血滞；沉滑为心气不畅，水气凌心；弦为肝旺冲心；濡，无力为心虚挟湿；浮弦虚大为肝旺冲心，心气虚；沉洪滑弦心气郁，心宫热，肝旺冲心，水气凌心。

 案一 ≫**暑热挟风湿**：孙某，女，28 岁，1972 年 11 月 11 日就诊。

四肢无力已四十天。患者于四十天前感双手无力，逐渐感上臂及双下肢无力，小腿肌肉疼痛不敢着地，口渴欲饮水。平时经常发烧，出汗多，尤其是夏天较明显，在当地医院用中药治疗，药物有黄芪桂枝之类。患者面赤，双下肢肌力差，肌肉萎缩明显。脉左寸洪滑，左关尺弦细，右寸洪滑兼弦，舌质胖，白苔，尖有红点，**此为暑热挟风与湿，法以除暑热驱风**

逐痰通络。方以生石膏24 g、知母12 g、姜半夏9 g、栝楼30 g、黄连9 g、丝瓜络9 g、花粉18 g、沙参12 g、竹叶9 g、连翘12 g、菊花18 g、银花18 g、旋复花9 g、滑石12 g、芦根30 g、竹茹9 g 三剂，水煎服。

再诊口渴减轻，胸不闷，手足稍好。脉左浮弦洪滑，右寸濡洪滑，舌胖，苔白腻。予以生石膏18 g、知母9 g、姜半夏15 g、黄连6 g、栝楼18 g、丝瓜络9 g、竹叶9 g、连翘12 g、菊花24 g、银花18 g、滑石12 g、芦根30 g、佩兰12 g、薏米30 g、秦艽9 g、炒桑枝15 g 六剂。

三诊手指能伸张，舌不硬感柔软，口渴减轻，胸不闷，走路时感腘中筋牵引小腿的肌肉。脉偏数，左浮弦，右关浮洪弦。以生石膏18 g、知母10 g、半夏9 g、竹茹9 g、竹叶9 g、连翘12 g、丝瓜络12 g、菊花24 g、银花24 g、滑石12 g、芦根30 g、佩兰12 g、薏米30 g、秦艽9 g、炒桑枝30 g、桑叶9 g 六剂。

四诊手指能伸，口不渴，右腿腘窝处肌肉较紧，双手大鱼际肌肉稍丰满。脉左浮弦滑，右寸濡，沉取浮洪，右关浮弦，以上方继服六剂。

五诊自觉四肢稍有力，肌肉萎缩已明显减轻。脉左关尺弦软，右寸濡，沉取洪，右关浮弦。以生石膏30 g、知母9 g、竹茹10 g、炒桑枝15 g、菊花18 g、双花18 g、芦根30 g、薏米30 g、石斛12 g、玉竹12 g、何首乌12 g、女贞子30 g。坚守清热育阴之法，半年后痊愈。

按语： 《素问》："肺热叶焦，则皮毛虚弱急薄，著则生痿躄也；心气热，则下脉厥而上，上则下脉虚，虚则生脉痿。……"此例患者感四肢无力，小腿疼痛，口渴欲饮，汗出多，面赤，**脉两寸洪滑为心肺热，弦细为风湿。**此为感受暑热后，前医用黄芪桂枝，二热相合热邪鸱张，故心肺胃皆热盛，肺主通调水道，输布津液，肺热不能输布津液于五脏，致使四肢筋膜失养，故肌肉萎缩无力。心宫热迫汗而出，阳明受热而感肢体无力而口渴欲饮，热邪燔津为痰，痰湿与风邪相搏而使肌肉疼痛。以白虎汤清肺胃之热；滑石清热利湿；小陷胸汤祛除痰热；旋复花祛痰降逆；花粉清热祛痰生津；芦根、竹茹清胃热；竹叶、连翘、双花清心肺之热；菊花宣风降火；丝瓜络祛风化痰通络；沙参以补充热邪耗损阴津。

>>> 春温心火内亢： 王某，男，45岁，1951年5月16日就诊。

三日前发热汗出，口渴欲饮，小便热灼，苔色黄干，舌尖独黑。脉左**寸数疾**，左关尺细，右寸浮洪，**此为心火内亢，肾水不能制火**，以清心壮水之法。广犀角9g、竹叶3g、连翘12g、莲子心9g、元参30g、生地24g、黄连9g、木通6g、生石膏30g、知母12g、麦冬18g、银花24g六剂，水煎服。

再诊热退汗止，舌尖黑消失，前方去犀角、莲子心，服三剂。

三诊口渴减少，小便热消失，脉两寸洪，尺脉弦大，前方去黄连、木通，改生地30g、加丹皮9g。三剂而愈。

按语： 患者病发三日，发热汗出，口渴欲饮，小便热灼。苔色黄干，舌尖独黑，脉数为感受热邪，**此为春温。左寸数疾为心宫热极**，左关尺细为肝肾阴虚，肾水亏，右寸浮洪为肺胃热。患者素为肝肾阴虚，肾水亏虚，感受热邪，首先犯肺，肺与心相连，最易入心，心宫亦热，肾水亏虚不能制火，心火内亢，心火必自焚，故舌尖独黑，属于难治之疾。急予晋三犀角地黄汤：广犀角凉心泻肝，清胃中大热；生地入心肾泻内火；竹叶、连翘与莲子心、黄连清心火；生石膏、知母、双花清心肺胃之火；元参入肾能壮水制火，散无根之火；麦冬甘寒清心润肺；木通上通心包降心火，使热邪由小便排出。

 >>> 阴虚风热： 周某，女，49岁，1967年11月18日就诊。

咽疼化脓，吹锡类散脓点消失，但红肿。日暮咽痛，头晕，大便数日一行。**脉左寸浮洪滑，右寸浮洪濡，关尺无力，此为阴虚风热咽痛**，法以养阴清散。予以元参30g、桔梗6g、甘草3g、生地12g、赤芍9g、桑叶9g、菊花9g、竹叶9g、连翘12g、双花24g、芦根30g、竹茹9g。三剂后咽痛消。

按语： 咽痛红肿，其脉关尺无力此为阴虚，**左寸浮洪滑为感受风热**。阴虚内热，又感受风热，两热加重热灼咽喉则咽部红肿，日暮疼痛。阴虚火浮虚热上蒙头窍故头晕。以元参壮水制火，生地、赤芍清热凉血；甘桔散清热利咽；桑叶、菊花、竹叶、连翘、双花清热散结宣风；芦根、竹茹清热。

二、左关脉象分析

浮弦为肝热，风邪，肝旺；浮弦数为表热，肝胆热，肝火上冲，营血热；浮弦软或弦大为肝阴虚，或阴虚火浮；弦数为肝（血）热；沉为肝郁，沉弱（关尺）为肝肾阴虚；沉数为肝热气滞；关尺虚为肝肾虚，沉弦，沉弦软为肝郁；细缓为风湿。

案一 >> **风湿侵络：**毛某，男，23岁，1952年6月22日就诊。

左腿肌肉筋膜疼痛、发麻，小便量少二月余。脉左寸沉缓，**左关细缓，此为风湿侵络，**法以祛风湿通经络。方以苍术9g、茯苓9g、炒薏仁30g、桂枝9g、泽泻9g、大豆卷9g、六一散9g、生白芍9g、川膝5g一剂，水煎服。

再诊患者用姜敷腿，局部红赤，脉偏数，予以清导。六一散9g、双花12g、桑枝9g、炒薏仁24g、秦艽9g、大豆卷9g、茯苓9g、泽泻9g、防己6g、蚕砂12g、防风6g、川膝5g、炒褐黄柏5g一剂。

三诊继以宣风清热祛湿。牛蒡子9g、连翘9g、防风、荆芥各6g、川膝5g、炒褐黄柏5g、泽泻9g、六一散9g、炒薏仁24g、茯苓9g、防己6g、蚕砂12g、大豆卷9g、鲜芦根18g二剂。

四诊局部色减，予以宣风清热利湿。双花18g、忍冬藤18g、连翘12g、防风6g、荆芥6g、滑石9g、蚕砂12g、黄芩9g、牛蒡子9g、木通6g、鲜芦根18g、炒薏仁24g、赤芍9g、防己6g、茯苓9g、泽泻9g、大豆卷9g一剂。

五诊继以宣风去湿热。炒褐黄柏6g、川膝6g、双花藤9g、防风9g、荆芥6g、滑石9g、炒薏仁30g、大豆卷9g、秦艽9g一剂。

六诊脉平，以荣筋祛湿。生白芍24g、甘草3g、秦艽9g、木瓜6g、川膝6g一剂。

七诊饮食二便可，疼痛已减，继以荣筋祛湿。生白芍30g、甘草3g、茯苓9g、炒褐黄柏6g、炒薏仁30g、木瓜6g、川膝6g、秦艽9g、泽泻

9g二剂。

八诊左腿仍有疼痛感，脉左寸浮细滑数，左尺滑。予以和血荣筋宣风祛湿。生白芍24g、当归9g、丹皮9g、木瓜6g、川膝6g、秦艽9g、甘草3g、独活6g、炒薏仁24g、大豆卷9g、茜草5g、防风6g二剂。

九诊感疼痛已轻。仍以和血宣风祛湿。当归12g、丹皮9g、木瓜6g、生白芍24g、秦艽9g、甘草3g、独活6g、川膝6g、炒薏仁24g、大豆卷9g、防风6g、茜草6g三剂。

十诊劳累时则痛。主以和血荣筋。当归9g、生白芍24g、木瓜6g、茜草5g、女贞子9g、甘草3g、川膝6g。以和血荣筋法之剂服用月余症状消失。

按语：患者下肢痛，发麻两月余，**其左关脉缓为风，细为湿，此为风湿难治之症。**风湿侵入经络，气血逆乱使下肢重着而疼痛，脾气虚则血行无力，筋膜肌肉失养故麻木疼痛，脾湿其运化不利，膀胱气化失司故小便不行量少。以桂枝汤去生姜、大枣，解肌敛阴和营；牛膝使药下行；五苓散去猪苓，茯苓、苍术健脾利湿，泽泻利水渗湿，桂枝化膀胱之气，气化则水行；薏仁、六一散淡渗利湿，使小便畅通；大豆卷消水治筋挛痛。再诊患者用姜敷腿，局部发红，脉偏数，**此为病已化热，**去桂枝、白芍，加用双花清热、黄柏、防己除湿热；防风、蚕砂祛风湿。三诊至五诊以宣风清热祛湿之品，风湿之邪已减，继用和血荣筋宣风祛湿之剂症状消失。

 案二 ≫ **血虚肝旺：**孙某，女，31岁，1952年10月31日就诊。

月经量多伴有腹痛，脉左寸虚，**左关弦，**右寸沉，**此为血虚肝旺气分滞，**法以和血舒肝理气。方以生炒香附各9g、广木香6g、丹皮9g、桃仁6g、青皮9g、生白芍18g、当归9g、川楝子9g、生元胡9g、茯苓9g三剂，水煎服。

再诊感身痛沉重，炒生香附各9g、当归9g、炒薏仁30g、茯苓12g、炒元胡9g、青皮9g、生白芍18g、泽泻9g、丹皮9g、桂枝9g、桃仁9g、川楝子9g。外用炒蒲黄15g频敷脐部。

三诊大便干结，右关有力。生炒香附各9g、生军18g、桃仁9g、丹皮9g、生白芍12g、炒元胡9g、青皮9g、川楝子9g、广木香6g。三剂而愈。

按语： 此例其脉左寸虚为心血虚，*左关弦为肝旺*，右寸沉为气分滞。血虚血不归经故月经量多，血虚使之肝体失于濡养以致肝旺，肝旺气分郁滞而致其疏泄失司，故月经量多而伴有腹痛。以当归、白芍和血养血；川楝子、元胡、青皮疏肝理气止痛；丹皮清肝和血；香附、木香理气；茯苓补心脾利肝；桃仁舒缓肝气生新血。再诊身痛沉重，其脉宜左浮弦，右沉弦滑，*此为风湿*，方剂中加用桂枝与白芍和营卫以祛风，薏仁、泽泻、茯苓淡渗祛湿。以炒蒲黄外用以止血；三诊中大便干结，右关有力，*此为腑热*，方剂中加生军及疏肝理气之品而愈。

案三 >>> **暑湿发疹：** 傅某男，13岁，1982年7月19日就诊。

夜间发热无汗，体温37.5℃左右，咳嗽无痰三天，发现手足心及臀部有散在的小疱疹，周围发红，水泡不甚明显，口干不欲饮，有时欲饮，医院予以阿奇霉素及抗病毒的药物服用，症状不减，舌尖有一溃疡周围色红，脉数，左寸偏沉，*左关浮弦*，右寸虚大，右关浮弦滑，*此为暑湿发疹*，法以清宣。予以牛蒡子9g、薄荷9g、佩兰12g、滑石12g、芦根30g、竹叶10g、连翘12g、双花15g、生石膏15g、知母12g、竹茹10g、杏仁10g、川贝母9g、桔梗10g、石菖蒲10g、香豆豉10g二剂，水煎服。外用锡类散涂舌尖。

再诊皮疹已干不明显，夜间心跳快，呼吸急促，体温38℃，无汗，患者因为舌尖疼痛不欲饮食，拒绝涂抹外用药物。急查血常规、心肌酶、心电图都在正常范围。其脉数，两寸滑大，左关浮弦，右关浮弦软，予以沙参25g、麦冬20g、石斛15g、生地20g、天冬5g、丹皮12g、双花15g、杏仁10g、桔梗10g、知母12g、赤芍10g、生石膏15g、花粉15g、芦根30g、竹茹0g、石斛15g、甘草6g、白芍12g三剂。外用柿霜。

三诊体温正常，食欲差，予以清和汤以和胃，芦根30g、石斛15g、竹茹10g、生杷叶30g、荷梗10g、炒麦芽10g、麦冬12g、生地12g、沙参15g、天冬12g、甘草6g。三剂后痊愈。

按语：此例发热无汗，口干有时不欲饮，手足臀部有皮疹，其脉数为热，左寸偏沉为心气不畅，**左关浮弦数为感受风热**，右寸虚大为肺感受暑热邪，右关浮弦滑为胃热，**此为暑湿伤肺，肺郁卫气受伤而发疹**。予以清凉解表，清理暑热，体温仍不降，心率快，此为久郁之热发疹，使气液耗伤，故热势不减。故重用麦冬、天冬、生地、石斛、知母、沙参等甘凉濡润之剂使之阴液得以修复；双花、生石膏、丹皮、白赤芍清热，杏仁、桔梗利肺，气液修复而病愈。近几年发现的手足口病在治疗上采用了中药治疗方法疗效很好。

三、左尺脉象分析

紊乱为阴分受伤；滑为下焦水湿；滑数、洪滑为肾热（挟湿）；关尺弦大、关尺弦细、弦软或弦大而软，尺脉细微为阴虚；关尺无力、沉弱、虚大为肝肾虚；关尺细数阴虚火盛；关尺浮弦滑为风与湿邪于下焦；关尺濡弱无力为肝肾不足。

 案一 >> **肺热肾阴虚**：李某，男，41岁，1950年11月3日就诊。

患痰嗽气逆，口渴便秘，感热不饥，病已一月，屡治无效。邀我诊，面赤恶热，咳嗽吐白黏痰如胶状，舌白苔，脉右寸浮洪滑数，右关浮弦，**左关尺细软无力，此属肺热於上，阴虚於下**，仿清上滋下法，浊药轻投。以生石膏24g、知母12g、杏仁9g、栝楼30g、旋复花9g、川贝母9g、花粉24g、石斛9g、生枇杷叶30g、竹茹9g、生薏仁30g、冬瓜子30g、芦根30g，熟地30g开水泡半小时取汤去渣，入煎药中，服六剂而愈。

按语：痰咳病已一月，其脉右寸浮洪滑数为肺热，**左关尺细软无力为肝肾阴虚**。肺热气火上逆而致咳嗽气逆，面赤恶热。肺金为火灼，金生水之势减弱，肾水不足，热耗津则口渴不饥。以生石膏、知母清肺热；川贝母、杏仁、冬瓜子、生薏仁、芦根、栝楼清热止咳祛痰；旋复花祛痰降逆；芦根、竹茹、生杷叶清胃热降逆气；以熟地泡水煎药，浊药轻投滋补肝肾；石斛滋补五脏。

气阴虚心肾不交：李某，男，20 岁，1957 年 3 月 3 日就诊。

一月来不能仰卧睡，只能侧卧睡一小时即惊起，再不能眠，频犯遗精，脉左寸沉洪滑，左关浮弦，**左尺弦大而软**，右寸虚按之滑大，**此为气阴虚，心气不畅，心肾不交**，宜用三才枕中丹交泰丸复方治之，党参 18 g、天冬 12 g、生地 18 g、石菖蒲 3 g、远志 6 g、龟板 18 g、生龙骨 30 g、盐水炒黄连 1.5 g、肉桂 0.6 g 五剂，水煎服。

再诊可仰卧睡三小时，寐则稍感惊慌，但遗精频犯，前方龙骨煅用，莲须 9 g 合三才封髓丹，服十余剂诸疾皆除。

按语：此例只能侧卧睡易惊起，频犯遗精，其脉左寸沉洪滑，左关浮弦，**左尺弦大而软**，**此为心（相）火盛，心气不畅，肾水不足，心肾不交**，右寸虚按之滑大为气虚。气虚其升降无力，心火盛，肾阴虚，心肾不交，水火不相济故睡中惊起，不得眠。"心火动则相火亦动，动则精自走"因此频犯遗精。以三才：党参、天冬、生地以补气阴；枕中丹：石菖蒲、远志、龟板、龙骨补心肾；交泰丸：黄连清心、肉桂鼓动肾阳使肾水与心火相交。再诊前方以莲须清心益肾涩精；三才封髓丹：人参、天冬、熟地、黄柏、砂仁、甘草以泻火坚阴，固精封髓，火去精固诸证皆除。

四、左部脉象分析

数为心肝肾皆热；脉数而沉弦为伏暑，内热；左寸虚大，左关浮弦大伴有发热口渴为暑热；滑数，左尺滑数为湿热，膀胱热，肾热；寸浮数，关浮弦数为心肝热，血热；弦数，尺滑为肝热水滞；濡滑，左寸沉，左关尺弦细为湿（温）热；弦细而无力为肝肾亏，阴液已枯；浮弦细伴有耳鸣、咽痛、头晕为阴虚火浮；虚，浮弦软、虚弦为血虚，肝肾虚；迟缓，关尺紧为虚寒；浮弦硬为阴虚肝阳上亢。

 心阳亢肾阴虚：李某，男，30 岁，1951 年 3 月 4 日就诊。

只能向右侧卧，合目欲眠即惊醒一周余。面泛赤热，胸中难受，口渴心烦。舌白苔而润，尖部赤；**脉左寸浮洪，按之滑动，左关浮弦，左尺弦软，右寸滑大**，**此为心阳亢，肾阴虚，心肾不交，肝阳上亢**，法以清心育阴抑肝。

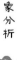

方用沙参 30 g、天冬 24 g、生地 24 g、龟板 30 g、生龙骨 30 g、远志 6 g、石菖蒲 3 g、元参 30 g、竹叶 9 g、淡盐水炒黄连 3 g、花粉 12 g、肉桂 1 g、茯苓 12 g。服三剂心烦胸难减轻，可仰卧合目十余分钟，再服八剂诸疾消失。

按语： 医圣孙思邈《千金方》："心者，火也，肾者，水也，水火相济。"*此例其脉左寸浮洪，按之滑动，此为心阳亢，火盛，左关浮弦为肝阳上亢，左尺弦软为肾阴虚*。心阳亢，心火盛，耗伤阴津，消灼肾阴，肾阴不足，肾阳蒸腾乏源，无水以升，不能制约心阳及肝阳，以致肝阳上亢。心火盛故心烦失眠，易惊，肝阳上亢故面泛赤热，心火盛耗肺阴故右寸滑大，肺阴不足则胸中难受。以黄连、竹叶清心热；沙参、生地、天冬、元参育阴；枕中丹：龟板、龙骨、远志、石菖蒲补肾阴，潜肝阳安神。少许肉桂鼓动肾阳使肾水升提与心火相交，使水火相济而病除。

 案二 ≫ **肝肾脾虚：** 于某，男，21 岁，1967 年 11 月 19 日就诊。

腰疼七八月，疼则脊背发木、发紧，劳累则全身疼痛。舌嫩无苔，*脉左寸关弦滑而硬，左尺无力，右濡无力，此为肝肾虚脾气不足*，法以益气补肝肾。予以当归 9 g、炒白芍 9 g、女贞子 30 g、制何首乌 18 g、枸杞 9 g、菟丝子 12 g、狗脊 9 g、炒白术 9 g、玉竹 30 g、党参 9 g、山药 12 g 三剂，水煎服。

再诊自觉无明显变化，有时心烦，腰热疼，舌不嫩，脉同前，当归 9 g、炒白芍 9 g、女贞子 30 g、制何首乌 18 g、枸杞 9 g、菟丝子 12 g、狗脊 9 g、炒白术 9 g、玉竹 30 g、党参 9 g、山药 12 g、元参 12 g、生地 9 g、熟地 9 g、炒阿胶 9 g 三剂。

三诊腰仍疼，舌白苔，尺脉虚。熟地 12 g、制何首乌 18 g、当归 9 g、川断 18 g、枸杞 9 g、女贞子 24 g、玉竹 24 g、菟丝子 12 g、山药 12 g、鸡血藤 12 g 三剂。

四诊腰感热疼，大便干，夜半汗出，心烦躁，口渴欲饮。脉左部浮弦细，右寸虚大似滑，右关弦大。女贞子 60 g、元参 24 g、生地 12 g、当归 9 g、炒白芍 9 g、枸杞 9 g、山药 12 g、菟丝子 12 g、玉竹 24 g、石斛 12 g、鸡血藤 12 g、地骨皮 6 g 三剂。

五诊不出汗，腰疼稍减，大便干，心烦口渴。脉左关浮弦，左尺沉有力，右寸滑大。女贞子 60 g、元参 24 g、熟地 12 g、当归 9 g、炒白芍 9 g、枸杞 9 g、山药 18 g、菟丝子 12 g、玉竹 24 g、石斛 9 g、鸡血藤 12 g、川断 12 g、地骨皮 9 g。三剂后症状明显减轻，因为外出，予以上方蜜丸日两次，每次一丸。

六诊服药三月后，自觉身轻，腰疼不明显，近一周因劳累感腰部不定处作疼，夜间至黎明疼重，白天活动较轻，劳累时疼重，与天气变化有关，大便干。**左关尺浮弦硬，此为肝肾虚挟风。**予以当归 9 g、炒白芍 9 g、女贞子 30 g、生地 9 g、枸杞 9 g、制何首乌 18 g、桑寄生 12 g、独活 6 g、川断 12 g、黑芝麻 9 g、鸡血藤 12 g。继以滋补肝肾法症状消失。

按语：此例腰脊痛发木，**其脉左寸关弦滑而硬为肝虚阴液不足，左尺无力为肾虚，**右脉濡无力为脾气不足。肝肾虚无以濡养其腰脊故腰脊疼痛，劳累后加重。脾气不足，其行其津液濡养全身之功能失司，故肝肾失于其滋养更显不足。脾气虚则血行无力，经脉及肌肉失养而使脊背发木。以当归、白芍养血和血；党参、玉竹、白术、山药补脾气；女贞子、何首乌、狗脊、菟丝子滋补肝肾。再诊腰热痛，心烦，**为阴分不足，虚热。**方剂中加元参壮水制火，散无根之火；生熟地、阿胶滋阴。继以滋补肝肾而愈。

 案三 >>> **肝肾阴虚：**张某，男，36 岁，1955 年 5 月 5 日就诊。

遗精，神昏，腰酸不适已三月余。**脉左寸浮，左关浮弦细，左尺数，此为肝肾阴虚，**法以清神固精。方以竹叶 3 g、莲子心 6 g、生白芍 18 g、知母 6 g、黄柏 3 g、龟板 18 g、石斛 9 g、金樱子 6 g、芡实 12 g、生地 12 g、元参 12 g。十剂后痊愈。

按语：遗精，其脉**左寸浮为心热，左关浮弦细为肝肾阴虚，左尺数为肾热。**此为劳心过度心宫有热，热耗阴液，肝肾阴液不足，君火盛其相火亦盛，肾水不能上济于心，水亏火旺扰动精室故遗精、神昏、腰酸不适。以竹叶、莲子心清心热；生地、白芍、元参、龟板、石斛、知母补肝肾滋阴；黄柏泻相火以补肾；金樱子、芡实益肾固精。

脉象分析

五、右寸脉象分析

浮数洪大，沉取洪实有力为（暑）热阴伤；浮洪大为肺胃热；滑数、浮滑数、浮洪滑数为痰火；沉弦数为肺胃热肝热挟气滞；沉洪滑为痰气滞；沉洪滑数为痰火气滞；沉濡为气郁挟湿；浮洪数豁大为肺热盛阴不足；濡滑为湿，肺内湿热；濡洪滑为肺内湿热，热偏重；浮洪滑大无力为气阴虚；滑数上溢而促（寸关）（暑）热伤肺有痰火；沉为气滞，沉洪大兼弦（左寸浮弦数）为风温气滞；洪弦数为热在气分；洪滑弦为痰热肝热；浮沉不定为气机不畅通；虚为肺气虚，虚大、散大为气虚，气不收敛；滑大、软为肺阴虚；浮躁动不安为肺燥；沉滑、沉涩兼滑为痰邪气郁。

案一 ≫ **气血虚**：孙某，女，35岁，1956年7月1日就诊。

月经提前，来时量少色黑，经去带来，腰部疼痛。脉左虚，**右寸虚滑，此为气血虚**，法以益气养血法。当归12 g、川芎5 g、续断12 g、熟地12 g、炒杜仲12 g、扁豆6 g、肉苁蓉9 g、生白芍9 g、党参9 g、山药12 g、炒白术6 g、半夏6 g、陈皮6 g、荷叶9 g六剂，水煎服。

再诊一月后经来过多，法以养血育阴。当归身12 g、生黄芪18 g、生白芍18 g、生地12 g、生地炭9 g、麦冬12 g、党参9 g、蜜炙白术6 g、甘草3 g三剂。

三诊经来过多已减，昨日仅来几点，身感有力，再以益气养血之剂。当归身15 g、生黄芪30 g、生白芍18 g、荷叶9 g、生地炭9 g、生地12 g、党参15 g、蜜炙白术6 g、炙鸡内金12 g、甘草3 g、桔白3 g、煅炭莲房二个。

四诊仍以益气养血法。生黄芪30 g、当归身15 g、生白芍18 g、续断15 g、荷叶9 g、桔白6 g、生地炭各9 g、党参15 g、甘草3 g、炙鸡内金12 g、山药12 g、蜜炙白术9 g。服药半月而愈。

按语：月经提前，经量少，其脉左虚为血虚，**右寸虚滑为气虚挟痰**。脾胃为后天之本，气血生化之源，脾主运化，主中气，其气主升，统摄血液，固摄子宫，脾气健运血循常道，血旺经调，脾气虚弱气血生化之功失司，血分不足，固摄子宫无力故出现月经提前，精血不足濡养腰筋故腰痛。脾气运化水湿不足故经去带下，痰湿盛。以四物汤合四君子汤加减以补气血；山药以补脾肾固精；杜仲、续断、肉苁蓉补肝肾壮腰筋；扁豆补中宫；二陈去痰湿；桔白苦甘温，和胃。

 案二 》》**暑热侵肺：**王某，男，30岁，1967年11月1日就诊。

二月前患感，屡治无效，身热有汗，口苦黏腻，胸中及胸下痞闷，感胸中发凉，饮食必热进，饮汤水咽下胸中有阻塞，便溏溺赤。苔白厚，微黄而腻，**脉右寸关滑数上溢而促**，左关尺弦细而数，**此为暑热侵肺**，暂用清热祛痰法。半夏9g、黄连6g、黄芩9g、桔红9g、杏仁9g、冬瓜子30g、生苡仁30g、竹茹9g、芦根30g、竹叶9g、连翘12g、银花18g三剂，水煎服。热服。

再诊胸中发凉大减，饮水下咽较通利，微咳，频吐黏沫，便不溏，耳现聋，口渴发热汗出。舌黄腻消失，脉促除，**右寸洪滑仍上溢**，此为暑热蕴于肺中**，方以白虎汤加祛痰降气之品，生石膏45g、知母12g、沙参20g、川贝母10g、杏仁20g、花粉12g、紫苑10g、生枇杷叶25g、天竺黄12g、芦根30g、竹茹10g、竹叶10g三剂。

三诊诸证消失，唯稍咳吐白黏痰，耳微感聋，右寸关脉洪滑见减，以前方生石膏30g两剂。

四诊咳嗽消失，耳不聋而感沉闷，**脉右寸洪微有上溢状**，左关弦细偏数，**此为肺热未净，阴分现虚**，方以生石膏18g、知母9g、沙参9g、麦冬12g、花粉9g、石斛9g、元参18g、生地18g。服六剂耳聪脉和而愈。

按语：此为暑热侵入肺经燔津为痰涎，盘踞胸中气机不能流行，正如《王孟英医案》中分析"其云以邪在肺经津液凝滞，结成涎沫盘踞胸中升降之机亦滞，大气仅能旁趋而转旋，是一团涎沫之中为气机所不能流行之地，其觉冷也固宜。"故出现身热、胸痞闷、胸部发凉，进汤水胸中有阻塞感，**脉右寸关滑数上溢而促**，予以小陷胸汤、苇茎汤以清热祛痰。古云"鼻塞治心，耳聋治肺，是皆白虎汤之专司"，以白虎汤加川贝母、花粉、杏仁、紫苑、天竺黄以祛痰降气；芦根、竹茹清热降胃气；沙参补育暑热消耗之肺阴。继以育阴清热之剂而愈。

>>> **温热挟痧**：孙某，男，23岁，1955年5月29日就诊。

发热，身体沉重已一月余。脉数，左寸沉弦，**右寸洪弦数，此为温热挟痧**，法以清散，同时给予刮痧，使痧出。方以牛蒡子9 g、薄荷9 g、木通9 g、滑石9 g、石菖蒲9 g、郁金9 g、连翘12 g、双花18 g、桑叶9 g、菊花9 g、香豆豉9 g、竹茹9 g、鲜芦根24 g、桔梗6 g、生栀子9 g、竹叶9 g。

再诊刮痧后，服用上方清散剂一剂，感身轻，鼻衄两次，法以清营之剂，竹叶9 g、丹皮9 g、生栀子9 g、鲜芦根30 g、连翘12 g、元参12 g、生地9 g、广犀角1 g、双花24 g、桑叶9 g、菊花9 g、赤芍9 g一剂。

三诊身热退，无明显不适，唯不欲饮食，法以清和胃气。桑叶9 g、沙参9 g、生杷叶9 g、荷梗6 g、竹茹9 g、连翘9 g、鲜芦根18 g、双花9 g、佩兰9 g、炒稻芽麦芽各9 g。二剂后而愈。

按语：清人郭古陶《痧胀玉衡》："痧本无定脉，凡脉与所患之症不相应者，即为痧之脉，痧无定症，或感风、感食、感劳、感痰而以本症治之不效者，皆为痧之症。……痧在肌肤刮之而愈，痧在血肉间，放之而愈，此二者皆其疾之浅焉者也，虽重亦轻，若夫痧之深而重，胀塞肠胃，壅阻经络，直攻手少阳心君……非药莫能回生。"此例病已月余，温热缠绵，发热身沉，**右寸脉洪弦数，其热仍在气分**，经刮痧后，服用清宣之剂感身轻。再诊出现鼻衄，**此为营分亦热**，以犀角、丹皮、赤芍、元参、生地、双花清营热，桑叶、菊花、竹叶、连翘、栀子、芦根清热。三诊热退，食欲不振为热邪久郁伤胃清之气，以清热育阴，加用自制清和汤：治热伤胃清和之气，芦根、生杷叶、竹茹、荷梗、炒麦芽、炒稻芽，调养胃气而愈。

案四 >>> **肺胃热盛**：高某，女，3岁，1952年6月15日就诊。

反复感冒咳嗽一月余。**脉右寸浮滑数，右关浮数，此为肺胃热盛**，法以清之。予以牛蒡子5 g、浙贝母5 g、黄芩3 g、杏仁5 g、桑叶5 g、桔梗3 g、菊花5 g、竹叶1.5 g、鲜芦根9 g、连翘5 g、陈皮3 g、双花5 g、竹茹9 g二剂，水煎服。日分二次服用。

再诊咳喘除，发热无汗，口渴，**此为内热未净重感**。方以桑叶 5 g、香豆豉 5 g、桔梗 3 g、杏仁 5 g、浙贝母 5 g、生石膏 9 g、竹叶 1.5 g、连翘 6 g、双花 5 g、竹茹 3 g、鲜芦茅根各 9 g、知母 5 g、菊花 5 g、广犀角 0.6 g、蝉蜕 3 g、牛蒡子 5 g、薄荷 5 g 三剂。日分二次服用。

三诊热退咳嗽，不欲食，**此为肺胃热，法以清之**。桑皮 3 g、杏仁 5 g、地骨皮 3 g、冬瓜子 6 g、桑叶 5 g、竹茹 5 g、生杷叶 5 g、竹叶 1.5 g、连翘 6 g、菊花 5 g、鲜芦根 9 g、甘草 1.5 g、桔梗 3 g。日分二次服用。坚以清热五剂后，咳止，食欲好。

按语：**脉右寸浮滑数为肺热**，右关浮数为胃热，肺胃热盛更易反复感冒咳嗽，以浙贝母、杏仁、桔梗理气肃肺止咳；黄芩泻中焦之热；芦根、竹茹、双花清肺胃之热；竹叶、连翘清热散结；桑叶、菊花清热祛风；牛蒡子疏风散肺。再诊咳喘止，发热无汗口渴，以热邪未净重感仍以辛凉解表，清热肃肺之法，加广犀角清心肝胃之大热；生石膏、知母以清肺胃之热除口渴使热退，继以清热肃肺法而愈。

六、右关脉象分析

浮数为胃热；沉实而滑为胃腑热结；沉洪有力，强实，弦实滑数皆为腑实证；沉滑、沉弦为胃气滞；沉洪大（肺胃）为肺胃肠热气滞；浮洪数（寸关）为外感阳明热；浮弦数为胃热；沉弦软，弦软而滑为脾虚气滞；沉数胃热气滞；寸沉洪滑，关浮弦为气郁痰滞，胸阳不振；沉弦滑（肝旺）气滞；无力为脾胃虚；弦大无力为胃阴不足。

 》》肝气郁滞：王某，男，39 岁，1956 年 9 月 9 日就诊。

右胁时疼半月。**脉右关沉，左弦弱，此为肝气郁滞**，法以疏肝理气。方以柴胡 3 g、桂枝 9 g、生白芍 9 g、甘草 3 g、炒香附 9 g、广木香 9 g、生姜两片、大枣 2 枚去核。四剂而痊。

按语：《灵枢》："邪在肝则两胁中痛。"此例左弦弱，为肝阳弱，**右关沉为胃气滞**。肝阳弱其疏泄脾胃无力，气机郁滞则感胁痛。以桂枝辛甘温，温经通脉；柴胡疏肝解郁；生白芍入肝脾血分，泻肝火，收敛阴气；

脉象分析

炒香附、广木香解气郁止痛，甘草缓中，生姜解郁调中，大枣补土益气利肝。肝气调达病愈。

 案二 ≫ **腑实肝热：** 王某，女，29岁，1985年8月25日就诊。

胸闷腹胀至极，烦躁不安，大便不通，不排气，小便不利已三天，曾服用利尿理气助消化之药品，症状加重。全腹部膨隆，按之难忍，叩鼓。舌棕黄色厚苔，脉数，右寸偏沉濡滑，**右关沉洪有力**，左脉浮弦，**此为腑实肝热**，宜急下之。以厚朴10g、枳实10g、大黄12g、芒硝10g冲服、丹皮10g、栀子10g、芦根30g、竹茹10g、黄芩10g、木香10g、柴胡6g、当归12g、白芍12g、滑石12g、佩兰12g、枳壳10g、桔梗10g一剂，水煎服。

再诊感到腹部凉凉的很舒服，次日排便二次，肚子变软，二剂后腹胀胸闷基本消失。口渴欲饮，烦躁，舌痛，小便少，下肢沉重，凹陷水肿明显。舌呈黄白厚苔，脉数，右寸濡滑，左脉浮弦软。以生石膏25g、知母12g、滑石12g、佩兰12g、花粉20g、枳壳10g、黄连6g、莲子心10g、泽泻10g、茯苓10g、猪苓10g、薏米30g、栀子10g、竹叶10g、芦根10g、柴胡3g、当归12g、白芍12g三剂。

三诊小便次数多，下肢浮肿已消失，自觉下腹鼓胀不适，大便二天一次，稍干，小便量少而热。脉数，右寸滑大，右关浮弦，左寸洪弦，左关浮弦细。以生石膏15g、知母12g、沙参30g、麦冬12g、百合12g、木通3g、竹叶10g、丹皮10g、栀子10g、当归12g、白芍12g、生地12g、芦根30g、竹茹10g、炒川楝子10g、青皮10g、元胡10g、木香10g二剂。

四诊头痛，睡眠梦多，半夜易醒，不安，心慌眼干，分泌物多，视物不清，腹胀，晨起恶心，口苦，大便二天一次，成型，今晨便稀，气秘，小便黄不热，全身出汗多。舌黄白薄苔，脉左寸沉软，左关尺弦软，右寸沉弦软，右关浮弦软。以木香10g、槟榔10g、陈皮10g、滑石12g、麦冬12g、芦根30g、竹茹10g、生杷叶30g、黄芩10g、佩兰12g、炒麦芽10g、荷梗10g、陈曲10g、生牡蛎30g、生龙骨30g、当归12g、白芍12g、竹叶10g、茯苓10g、炒川楝子10g、浮小麦30g三剂。

五诊头不痛，睡眠稍好，但感胸闷，心慌，上腹胀重，嗳气排气，晨起恶心，进食腹胀明显，大便干，费力，气秘，稍热，小便黄，畅但量不多，喜冷辣味。舌红，薄白苔，脉数，左寸弦软，左关浮弦细，右寸沉弦，右关洪实有力。以黄芩10 g、枳实10 g、厚朴10 g、大黄10 g、炒莱菔子10 g、竹茹10 g、知母12 g、花粉20 g、生石膏10 g、丹皮10 g、生栀子10 g、煅石决明30 g、生白芍12 g、陈曲10 g、炒麦芽10 g三剂。

六诊腹胀消失，大便通畅，仅感食欲差，以清和汤：芦根30 g、竹茹10 g、生杷叶30 g、荷梗10 g、炒麦芽10 g、炒谷芽10 g三剂而愈。

按语：患者胸满腹胀，烦躁不安，大小便不通，脉数，**右关沉洪有力，此为痞满燥实，阳明腑实。**左脉浮弦，为肝热。右寸偏沉濡滑为湿热气机不畅。痞满燥实应急下之，宜大承气汤：大黄、枳实、厚朴、芒硝；肝热宜加味逍遥散以清热舒肝；以黄芩清中焦之实火；以木香、枳壳、桔梗以理气；芦根、竹茹清胃热；滑石以清湿热合佩兰化污浊之气。再诊腹胀胸闷已消失，出现口渴欲饮，舌痛，小便少，下肢沉重有凹陷水肿，脉右寸濡滑，左浮弦软，**此为阳明腑实已除，显示阳明经热挟湿，心肝热，**以白虎汤加滑石、泽泻、茯苓、猪苓、薏米以清热利湿，以黄连、莲子心、竹叶、栀子清心肝之热，以柴胡、当归、白芍以疏肝，使湿热分离鼓胀消失。三诊右寸滑大，左关弦细，**提示热耗阴肺及肝肾阴分不足，**清热药物加用沙参、麦冬、百合、当归、白芍、生地。五诊腹胀，右关洪实有力，仍现腑实，以小承气汤加减轻下腹胀消失。

 案三 >>> **气郁痰滞：**郭某，女，26岁，1955年2月4日就诊。

失眠，狂躁不安已三天，既往有类似发作，曾在某精神病院住过院。脉左寸沉滑，右寸滑，**右关沉滑，此为气郁痰滞，**法以疏豁之剂。铁落120 g、石菖蒲9 g、枳实5 g、炒枣仁12 g、半夏9 g、生香附9 g、陈皮9 g、厚朴3 g、竹茹9 g、茯苓9 g、郁金9 g。

再诊脉同前，症稍减，继以祛痰安神。石菖蒲9 g、栝楼30 g、半夏9 g、陈皮9 g、旋复花9 g、茯苓9 g、炒枣仁12 g、竹茹9 g、枳实6 g、生香附9 g、铁落120 g、石决明60 g。

三诊仍以祛痰安神法，治疗一月余精神恢复正常。

按语： 狂躁不安，其脉左寸沉滑为心气郁，右寸滑为痰湿，**右关沉滑为脾气郁滞**。心脾郁结，痰湿气滞，郁而化热以致心神不安，失眠，甚至狂躁症状。以铁落平肝定惊疗狂；石决明平肝潜阳；石菖蒲利心窍祛湿消痰；郁金清心解郁；枳实、厚朴、香附理气解郁；栝楼祛除热痰；半夏、陈皮祛痰安神；旋复花消痰行水降逆；茯苓利湿安神；酸枣仁宁心神，竹茹清脾胃之热化痰。

七、右尺脉象分析

弦软（关尺）为阴虚；两尺滑数搏指为阳盛。

案一 ≫ **肝肾热气滞：** 李先生，43岁，1950年12月24日就诊。

左腰痛经铁屑热敷更剧，小腹胀，大便后痛，面起干屑。脉左关浮弦数，左尺滑数，右寸沉数，右关浮弦数，**右尺数，此为肝肾热气滞**，法以疏导。以广木香6g、枳壳9g、生军18g、茯苓9g、生香附9g、泽泻9g、黄柏9g、生栀子9g、双花18g、生白芍9g、丹皮9g、川楝子9g、连翘12g一剂，水煎服。

再诊只感岔气之痛，腰坠痛，大便二次。脉左关浮弦数，左尺滑数，右寸浮，右关浮数，**右尺数，气郁已畅，湿热未除**。生军12g、茯苓9g、泽泻9g、黄柏9g、生栀子6g、丹皮6g、生白芍15g、双花18g二剂。

三诊活动后腰痛，不动不痛，腰发板。脉左寸浮数，左关弦，左尺数，右尺数，主以清利法。竹叶3g、连翘12g、生栀子6g、丹皮6g、生白芍15g、双花18g、茯苓9g、泽泻9g、黄柏6g。二剂后无明显不适。

按语： 腰痛、小腹胀，其脉左关浮弦数为肝热，**两尺数为肾热**，右寸沉数，右关浮弦数为肠热气滞。此例本为肾热腰痛，经热敷后使疼痛加剧。热邪使脏腑受累，肝受热，故小腹胀。热邪壅滞肠道，则大便后痛，或便干。以白芍、黄柏、栀子、丹皮、川楝子清肝肾之热；双花、连翘清心肺之热；生军清肠热；木香、香附理气解郁；茯苓、泽泻清热利湿。热清气畅痛止。

八、右部脉象分析

洪大有力为气分热；寸滑迟，右关沉迟为胃阳弱气滞；缓，右寸滑，关沉为脾郁痰滞；缓，右寸滑，关浮弦无力为脾虚气郁；濡，寸濡滑，关沉滑为胃气郁湿热；迟，关弦紧，寸沉滑为中寒；寸濡滑数，关沉弦滑为湿热气滞；右弦滑而空为真气已竭。

 案一 ≫≫ **温邪逆传心包**：綦母，91岁，1975年10月9日出诊。

病已月余，发热、神志迷糊、谵语三天，曾服辛温解表、滋补、温补之剂，病情不减。三天前有时谵语神昏。舌质绛如镜，脉数，**右脉洪大数而不清，此为热邪逆传心包**，其病势危重，已与家属交待，勉以麦冬18g、银花24g、知母15g、元参24g、生甘草3g、生地24g、竹叶9g、丹皮9g、赤芍9g、连翘12g、广犀角2g。水煎100毫升，分两次服用。安宫牛黄丸一丸冲服一剂，水煎服。

再诊体温正常，谵语减，神志稍清，脉同前，继服一剂。

三诊体温正常，谵语消失，能吃少量食物，自汗，溲涩。脉数，左弦细无力，**右弦滑而空，显示气液两竭，此为不治**，家属认为病情好转，务必再服药治疗，勉以益气育液之剂，脉仍无起色而殒。

按语：患者年已耄耋，病温已月余。其脉数，**右脉洪大数而不清，此为误用辛温、温补、滋腻等剂，使热邪逆入心包**。心主营，营热故舌绛，舌光如镜，则胃无生发之气，热邪之深入其病势极危，急用广犀角清心胃，双花清热；元参、生地、赤芍、丹皮清热育阴；安宫牛黄丸清热解毒，开窍安神；服药后，热减神情，症状似乎好转，但自汗，溲涩，脉左弦细无力为阴液已枯，**右弦滑而空为真气已竭**，此为死症。先师仲景曰"脉病人不病为行尸，人病脉不病，虽困无害"。此例尽管勉以益气育阴之剂无济于事，此谓"一逆尚引日，再逆促命期"。

 案二 ≫≫ **胃弱气滞**：孙太太，57岁，1952年5月26日就诊。

胸部痞闷，气短，不欲食二月余。**右寸滑迟，右关沉迟，此为胃阳弱，**

脉象分析

气滞，法以调补脾气。方以法半夏6g、陈皮9g、党参9g、於术9g、甘草3g、干姜3g、附子1.5g、肉桂1.5g、砂仁3g、茯苓9g一剂，水煎服。

再诊仍以健胃扶阳法：党参9g、於术9g、炙甘草3g、茯苓9g、肉桂3g、附子3g、法半夏9g、陈皮9g、茯神9g、干姜6g一剂。

三诊因生气疲劳，感胃不舒，脉右关偏沉。方以法半夏6g、党参9g、於术9g、陈皮9g、厚朴3g、茯苓9g、甘草3g、干姜3g、附子1.5g、肉桂1.5g、砂仁3g一剂。

四诊温补胃气。炙黄芪9g、法半夏6g、陈皮6g、於术9g、茯苓9g、泽泻9g、炙甘草9g、干姜3g、附子1.5g、肉桂1.5g、党参9g、山药9g、芡实9g二剂。

五诊有时心慌，以补胃强心。山药12g、芡实9g、扁豆6g、炙黄芪15g、法半夏6g、於术9g、茯苓9g、泽泻9g、炙甘草9g、干姜3g、附子1.5g、党参9g、肉桂1.5g、鸡内金12g、陈皮6g一剂。

六诊感每半夜后心乱，坐卧不安，脉左寸弦软，以温补胃心。方以茯神9g、党参9g、炙黄芪15g、於术9g、法半夏6g、炙甘草9g、陈皮6g、苏梗6g、茯苓9g、干姜3g、附子1.5g、肉桂1.5g、当归身6g一剂。

七诊夜间甚安，继用温补法：当归身6g、茯神9g、炙黄芪15g、党参9g、於术9g、茯苓9g、干姜3g、炙甘草9g、附子1.5g、肉桂1.5g。三剂症状消失。

按语：此例右寸脉滑为痰湿，右关脉沉迟为脾胃阳气不足，气机郁滞。脾阳虚衰，运化失职，阳虚则寒从中生，寒凝气滞痰滞胸中故胸闷气短，脾阳不足失于运化故不欲食。以健脾胃扶阳法，以四君子汤：人参、茯苓、白术、甘草补气健脾，方中人参改用党参，比较经济、便宜，於术甘补脾温，和中补气，没有白术苦燥之气；陈皮、半夏去痰湿；砂仁化湿开胃，温脾；干姜辛温大热，除胃冷，附子补肾命火，逐风寒湿；肉桂补火助阳，引火归元。以健胃扶阳，调理气机病愈。

九、脉象综合分析

两寸沉数，两关浮数为心肺热气滞；两寸沉为心肺气滞；两寸洪大为上焦热，心肺热；缓滑为痰湿；濡缓为湿；迟缓，左寸濡，右寸濡，为心脾肾阳气虚；右寸浮洪似滑大，右关尺弦，左脉摸不清无力全身冷汗，四肢发冷，为阳脱，阴竭，心肾亏；寸脉虚大迟缓，关尺似弦细为心阴心阳皆虚。左寸虚，右寸滑大，左关浮弦大为阴虚；脉豁大为阴虚；两关浮弦为肝木克土；左寸浮虚，左关弦软，右寸虚大，右关弦无力为肝脾两虚；左寸沉数，左关浮弦数，右寸沉数洪大，右关浮弦数为热邪久郁；左寸浮弦虚大，左关尺弦细为肝旺冲心，心气虚，阴虚；右寸沉，右关浮滑，左寸浮滑，左关弦为痰热滞胸，肝旺胃热；左寸虚，左关浮，右关浮弦数，两尺数为心虚，肾亏阳亢；右寸浮数洪大，左寸浮数虚大，左关尺细为阴虚之质感受（暑）热邪；左关沉弦，右寸关沉弦滑为气滞肝胃不和；脉濡，右寸滑，左关尺沉细滑，为脾郁痰湿；迟涩有力为血瘀；脉迟，右寸沉滑，右关弦紧似刃中寒气痛。

案一 >>> **阴虚脏燥**：杨某，女，47岁，1967年12月2日就诊。

一年前患胃肠炎后，不能纳食，检查肝功正常，但感两胁疼，胸闷，腹胀，善哭，右侧头及耳后疼，有时头部串痛，腰疼，口干渴，面赤而热，月经提前，经水量多，经前乳房疼发胀，目胀如鼓出状，手足发胀。**脉左寸虚，右寸沉取滑大，左关浮弦无力，此为阴虚脏燥，法以益气育阴安神。** 予以小麦30 g、甘草6 g、大枣肉3枚、知母9 g、百合12 g、沙参18 g、炒白术9 g、陈皮6 g、生牡蛎30 g、当归9 g、炒白芍9 g、元参12 g三剂，水煎服。

再诊胁及乳房不疼，精神好，腹胀减轻，恶心头晕，睡不沉。脉较有力，右关沉。予以小麦30 g、甘草3 g、大枣肉3枚、知母9 g、百合12 g、沙参18 g、炒白术9 g、陈皮6 g、生牡蛎30 g、当归9 g、炒白芍9 g、元参18 g、竹茹9 g、炒枣仁12 g三剂。

三诊无明显不适，继服三剂后停药。

按语：此例患胃肠炎后不能纳食，其脾运化水谷、精微化气血、津液充养机体的功能降低，以致脾气虚。**其脉左寸虚，为心血不足，左关浮弦无力为肝阴不足，右寸沉取滑大为肺阴不足。** 心藏神，肝藏魂，心血不足，心神失养，肝血不足，肝气失和，其疏泄失常则善哭，不能自主等脏燥症状。

脉象分析

肝血不足其疏泄不利故胁痛、腹胀、月经失调，乳房胀痛。肺主气，它将吸入的清气与饮食所产生的谷气相结合成为宗气，通过百脉运送全身以营养各脏器，保证其正常的代谢，谷气减少，肺自身营养不足，现出肺阴虚故胸闷。肝肾阴虚，精血之不足，阴虚阳浮而现面赤而热。以甘麦大枣汤治脏燥：甘草生津缓急；小麦养心气；大枣补虚润燥，合百合宁心益气调中，止涕泪治脏燥。沙参补肺气，清肝益脾肾，以解胸闷；知母上清肺金，下润肾燥而滋阴，合元参壮水制火，散无根浮游之火；当归甘温和血，合白芍和血脉，收阴气以和血养血；牡蛎清热补水，治虚劳烦热，使虚阳潜降；白术甘补脾，温和中，在血补血，在气补气以养脾胃纳食。

 案二 >>> **血虚上焦痰热**：李小姐，26岁，1955年2月1日就诊。

腰疼痛月余，服用祛风湿多剂不效，又感头昏沉，烦躁。**脉左寸浮弦滑，左关尺弦软，右寸弦滑，右关濡，此为血虚并上焦痰热**，法以荣血养腰脊，轻清上焦。方以竹叶3g、连翘9g、生栀子3g、清半夏6g、陈皮6g、白术6g、茯苓12g、甘草3g、大豆卷12g、当归9g、川芎6g、杜仲18g、山药12g、菟丝子9g、女贞子15g、元参15g五剂，水煎服。

再诊腰痛稍减，继以濡养之剂。清半夏5g、杏仁5g、当归12g、续断30g、杜仲30g、菟丝子9g、山药12g、茯苓9g、陈皮5g、川芎6g、大豆卷12g、女贞子18g、甘草3g、生白芍12g。

三诊腰痛明显好转，继以荣血养腰肾之剂加减，服用半月后病退。

按语：此例两寸弦滑为上焦痰热，右关濡为脾湿，左关尺弦软为血虚。脾湿其运化水谷失调痰饮则生，心宫热其燔津为痰故上焦痰热，痰热上蒙清窍而感头昏沉，烦躁。血虚其腰脊无以所养故腰痛。以当归、白芍和血脉；川芎活血行血；女贞子、元参、菟丝子、杜仲、续断补肝肾；竹叶、连翘、栀子清心；陈皮、半夏祛痰饮；茯苓、白术、甘草健脾利湿；山药健脾益肾；大豆卷祛湿。继以荣血养腰肾之剂而痊。

案三 >>> **中寒气痛**：周某，男，55 岁，1967 年 12 月 17 日就诊。

小腹疼，以绕脐周围疼痛，疼重时感有气向上冲至两胁作疼，有时自上腹部向下疼，呃气，病已二十余年，近三月加重，畏冷食，纳食少。**脉迟，右关弦紧似刃，右寸沉滑，此为中寒气痛**，法以理气温中散寒。予以炒白术 9 g、干姜 6 g、炙甘草 3 g、附子 6 g、良姜 6 g、广木香 9 g、炒青皮 6 g、炒元胡 6 g、香附 9 g、半夏 6 g、陈皮 6 g。带药回即墨服用十二剂后来信，腹疼已消失。

按语：此例其脉迟，**右关弦紧似刃为中寒，右寸沉滑为气郁痰湿**。中寒脾阳不振，脾运化水谷失司，化气血之功能不利，气血不能熙养脏腑，腹部经脉失于温养，络脉不和，不荣而痛故腹痛。中寒则畏冷食，纳食少。正邪交争，正盛时痛止，邪盛时痛作。以附子、干姜、良姜以温养脾阳；白术、甘草健脾和中；广木香、香附理气止痛；元胡、青皮疏肝行气止痛；二陈祛痰饮。

案四 >>> **阴亏之体感受暑热**：李某，女，未婚，18 岁　1950 年 8 月 8 日出诊。

身素虚弱，半年月经未行，大便较干，有时夜间发热，面时常泛红，服中药十余贴，感腹及胁下有时如物聚起，医者以干血劳，服其自制丸药两月余，腹部胁下聚起作痛，近一月白天也渐发热，有时出汗，头晕胀，食欲减少，嗜卧不欲行动。近三日来，身热汗出不能起床。邀我诊视，时际夏季天气热闷，患者口渴大饮，有时口渴不欲饮水，小便短赤，皮肤扪之甚热，大汗湿衣。消瘦面色白，两颊赤红，舌鲜明，舌质嫩红，白薄苔，前部干，后部湿润，**脉右寸浮数洪大，左寸浮数虚大，左关尺细，此为阴亏之体感受暑热**，予以清暑热育阴。以生石膏 18 g、知母 9 g、益元散 12 g、沙参 18 g、麦冬 9 g、竹叶 9 g、荷梗 6 g、芦根 30 g、连翘 12 g、银花 18 g、元参 24 g 开水浸五分钟去渣取水煎药，二剂。

再诊热减汗少，头晕胀也减轻，可以起床，口渴欲饮，食欲不振。左寸浮洪，去益元散，加甘草 3 g 二剂。

三诊热退，小便量增多，右寸脉滑大，右关浮弦，以麦冬12 g、沙参18 g、知母9 g、冬瓜子15 g、竹叶9 g、银花18 g、芦根30 g、茅根30 g、生枇杷叶30 g、荷梗6 g、竹茹9 g、炒麦稻芽各6 g。服三剂后食欲增加。

四诊逾半月，邀我治其月经病，患者腹部胁下仍聚起作痛，*脉右寸关沉，左关尺弦细，此为营阴不足以致月经不潮，血病及气聚成瘕*。以调气养营阴之法治，方以木香9 g、香附9 g、陈皮6 g、砂仁6 g、元胡9 g、川楝子9 g、生地24 g、元参24 g、白芍12 g、丹皮6 g、女贞子24 g、当归9 g、茺蔚子12 g四剂。

五诊聚瘕消失，脉右寸关浮，去木香、香附、陈皮、砂仁、川楝子、元胡，加牛膝9 g、丹参24 g。服二十余剂月经行而愈。

按语：患者发热汗出；口渴欲饮，有时不欲饮，小便短赤，两颊赤红。舌质嫩红，前部干，*其脉浮数为热，右寸洪大为肺胃热，左寸虚大为热邪耗气，左关尺细为素为阴亏，此例为阴亏之体感受暑热，宜先去其暑邪，用白虎汤益元散复入清热滋阴之品。再诊热减汗少，口渴欲饮，左寸浮洪，此为暑湿退，去益元散，加甘草以和中。三诊热退，尿量增加，右寸滑大，右关浮弦，此为热邪未净*，肺失其清肃，肺阴不足，胃因热失于清和。以沙参、麦冬、冬瓜子、芦根、茅根、知母育阴肃肺；芦根、竹茹、生杷叶、炒稻芽麦芽、荷梗以清和胃气。四诊其病症已痊，继以调气营阴调理月经而愈。

案五 ≫ 肝旺湿热挟痰：陈某，男，47岁，1979年7月19日就诊。

头痛头晕已三年，曾在当地医院检查诊断为神经性头痛。二年前患冠心病。现自觉头痛头晕，胸闷偶有胸痛，睡眠不好，经常服用安定。舌白滑腻苔，*脉左寸浮洪滑弦，左关浮弦，右寸弦洪滑，右关浮弦滑，尺弦滑大，此为肝旺湿热挟痰*，予以镇肝清利湿热祛痰。以芦根30 g、滑石12 g、佩兰叶12 g、茵陈12 g、煅石决明30 g、炒川楝子10 g、泽泻10 g、炒白术10 g、茯苓10 g、竹叶10 g、竹茹10 g、姜半夏10 g、黄连6 g、栝楼30 g、女贞子30 g、旱莲草30 g六剂，水煎服。

再诊头痛头晕已减，睡眠尚可，稍有胸闷，烦躁。脉左寸滑，左关尺弦大，右寸滑大，右关尺弦大。以竹叶10g、茯苓25g、炒川楝子10g、女贞子30g、麦冬10g、沙参30g、五味子10g、炒枣仁10g、枸杞15g、生地12g、元参12g十二剂。

三诊有时胸闷痛，右寸沉洪滑，右关沉弦，左寸洪滑，左关尺弦大。以姜半夏10g、黄芩10g、黄连6g、苍术6g、厚朴6g、陈皮10g、茯苓10g、煅石决明30g、炒川楝子10g、元参10g五剂。

四诊劳累后自觉腹胀胸闷，烦躁，睡眠不好，面色光亮。脉右寸洪滑，右关沉，左关浮弦。予以煅石决明30g、炒川楝子10g、女贞子30g、旱莲草30g、生龙骨30g、生牡蛎30g、炒枣仁12g、竹叶10g、茯苓10g、生石膏25g、元参30g、陈曲10g、麦芽10g。服用十余剂后，无不适。

按语： 头痛头晕伴有胸闷，**其脉左寸浮洪滑弦，左关浮弦为肝旺心热，右寸弦洪滑，右关浮弦滑，为湿热挟痰，尺弦滑大为肾阴不足。**肝旺肝阳上扰脑髓而感头痛头晕。肝旺其疏泄脾胃之机能失司，脾运化水湿不利，湿合热邪滞胸，热邪生痰，痰浊阻滞气机故胸闷痛。以石决明、川楝子清热抑肝；半夏、栝楼、黄连小陷胸汤除痰清热宽胸；芦根、滑石、茵陈、茯苓、泽泻清热利湿，使热下行；茯苓、白术健脾利湿；女贞子、旱莲草以滋育热耗肾液。再诊胸闷烦躁，**其脉左寸滑，为水气凌心，左关尺弦大，右寸滑大，右关尺弦大为阴虚。**以茯苓、竹叶清心；沙参、麦冬、五味子育肺气；女贞子、生地、元参、枸杞滋阴；川楝子清肝；枣仁醒脾助阴。三诊胸闷痛，**右寸沉洪滑，右关沉弦，为气郁痰热，左关尺弦大为肝旺，肝肾阴不足。**以姜半夏、黄连、黄芩清痰热；平胃散燥湿通脾，行气和胃；石决明，川楝子以清肝；元参壮水制火。继以镇肝育阴清热而痊。

案六 >>> 邪热侵营：李某，男，69岁，1953年5月2日出诊。

春季患感，医用温散不效，继用温补之剂，病势加重，请我医治。患者身热，舌赤，肢体不时抽动，不眠。**其脉迟涩有力，此为邪热侵营，法以清营养阴，透热转气。**以羚羊角3g冲入，元参30g、生地24g、赤芍9g、丹皮9g、竹叶9g、双花30g、菊花18g、丹参9g三剂，水煎服。

再诊身热减，舌红不明显，睡眠改善，但感乏力。其子予人参炖鸡汤喝，连喝两次，约半小碗，自觉身热，舌缩，立即停用。自感神昏无汗，精神不振，其子急忙请我看望。**其脉寸浮洪数，此为风热，热入心宫**。予以犀角3 g、竹叶9 g、莲子心9 g、连翘12 g、双花18 g、生栀子9 g、芦根30 g、竹茹9 g、薄荷9 g、豆豉9 g、牛蒡子9 g、生地24 g二剂。

三诊汗出热减，舌可以伸出，**脉浮弦，余热未尽**，继以桑叶9 g、菊花9 g、双花18 g、芦根30 g、竹茹9 g、竹叶9 g、连翘12 g三剂而愈。

按语： 患感后服用温散伤其阴，服用温补益助其热，火热势强直侵营分。肝主风，肝热则风动，故肢体抽动。营被热扰，则发热，不眠。热壅营血，脉络被阻流行不利则现**脉迟涩有力**。予以元参、生地、丹皮、赤芍、丹参清营凉血；羚羊角、菊花、双花、竹叶清热息风。再诊舌红已消失，服用人参汤后发热，舌缩，**此为热邪由营分向外透达于气卫，热邪未净，又被温补助长火势**，舌为心之苗，故舌被热灼而缩。心主神明，心宫热邪炽盛，故神昏。以晋三犀角地黄汤：犀角、生地、连翘加竹叶、莲子心、栀子、双花清心热；芦根、竹茹清胃热；薄荷、牛蒡子、香豆豉清热解表。继以清除余热而愈。

案七 ▶▶ **暑热冰伏胸中**：王某，男，26岁，1952年8月6日就诊。

夏月在外干活，身热汗出，吃了大量冷饮后感心下痞闷，四肢渐冷，上过肘膝，自汗，二便不行，**脉伏，此为暑热冰伏胸中**，予辛香通达法。以木香3 g、沉香3 g、白豆蔻6 g、杏仁6 g、丁香1.5 g、六一散12 g。一剂水煎，桂心1.5~3 g刮取末挑入药汁中温服。

再诊脉现胸舒，溺行肢热，口干舌绛，予多剂白虎汤加竹叶、连翘、莲子心、黄连、双花、元参、丹参而愈。

按语： 中暑冰伏，寒热相激以致大气不能转旋，而发生胸闷、肢凉、脉伏者，在临床较为多见，治疗以沉香辛苦性温，能下气而坠痰涎，能降也能升气，香入脾；丁香辛温纯阳，泻肺温胃；白豆蔻辛热流行三焦暖脾胃，散滞气，除寒；木香辛苦而温，三焦气分之药，能升能降诸气；杏仁辛苦甘温，利泻肺解肌；六一散清暑热利湿；少量肉桂补火助阳引火归元散寒，以辛香之药通达冰伏之气，至肢温脉现，如果诊断其属于暑热或暑湿按法治之，如实火盛，大小便闭结，应该加紫雪丹3~6g，紫雪丹清热解毒，镇痉通窍，治热邪内陷高热昏狂抽搐。口干舌绛是暑热伤心营，用清热育阴之剂而愈。

十、舍证从脉

 >>> 阴虚挟热：王某，男，49岁，1953年8月3日出诊。

患感身热，时有微寒，某医予以温散，热甚，二便不行，又医进淡渗之剂，二便愈闭。病逾十日，病人消瘦，其脉左弦细而涩，舌面如镜有白糜，入夜不能入睡，无食欲，少腹硬拒按，**此为阴虚挟热**，法以养阴清热。予以田螺一枚、鲜车前草一把、大蒜五枚捣烂置于脐上水分穴外治，以元参30g、紫菀9g、生栀子9g、知母9g、花粉12g、海蜇30g、地栗30g、肉苁蓉9g、天冬12g、生地24g、牛膝9g一剂。大火炖煮，随意喝。

再诊有小便少量，可以入睡一小时，继服两剂。

三诊大便少许，热减，可以进少量稀粥。前方去牛膝、雪羹、栀子、苁蓉、紫菀，加西洋参6g、双花15g、麦冬12g、石斛12g、竹茹9g。十余剂后大便通畅，睡眠饮食恢复正常。

按语：此例素为阴虚，患感后误用温散，使药热留于心包，冲行经络，热传厥阴，舌面如镜有白糜为阴虚之热象。患者少腹硬拒按，大便不行本为承气汤下证，但其脉左弦细而涩，虽属下证，但因阴虚甚不能耐受下法，**宜舍证从脉**，以二便不通，应先通小便，即所谓温热病"救阴犹易，通阳最难，救阴不在血，而在津与汗，通阳不在温，而在利小便。"以外治利小便法，口服滋阴清热消痰，引热下行之品，内外兼治，使小便行，气平阴复，可以睡眠，大便得解，病情得以向愈。

十一、舍脉从证

 >>> 伏热：赵某，男，14岁，1967年9月25日会诊。

身倦三四日，突然四肢厥冷，恶寒发热，头痛以偏左侧痛较多，渴欲饮，口有臭味，神志清晰，大便较稀，日便二至四次，小便色白，但臊臭味很大，舌苔黄厚，**六脉伏，模糊不清，证系伏热**。患者为独生子，告知家属，此病势重，热邪内伏，在治疗过程服药后必有昏迷谵语，发热便泄等恶象，不应惊慌失措，需服从治疗，做好周密护理，病自可愈。法以清解。方以葱白6g、香豆豉9g、栀子9g、川贝母24g、杏仁9g、枳壳6g、石菖蒲9g、黄连6g、黄芩9g、银花25g、芦根30g、竹叶9g、连翘12g、生石膏24g、地栗八大枚，切四瓣，海蜇洗净60g一剂，水煎服。

再诊服药四小时，出现神昏谵语，四肢稍温，身仍热扪之皮肤发涩，似有汗意，口臭尤重，小便色赤，舌苔仍黄，尖赤，脉两寸沉滑数，关尺弦数，**此现邪热开始外透**。前方加郁金9g、广犀角9g先煎半小时，加栝楼30g、竹茹9g，服药四小时后，出现展转反侧，似烦躁状，逾一刻时间，出汗遍身，四肢温暖，逐渐入睡，寐六小时。

三诊醒起神清，身热有汗，头痛恶心，吐白黏痰，口渴多饮。脉两寸浮洪滑数，关尺浮弦数，**热邪由里向外已见透散，但内热挟痰**。以桑叶9g、菊花9g、香豆豉9g、炒栀子9g、竹叶9g、连翘12g、银花24g、川贝母12g、花粉24g、芦根30g、竹茹9g、桔皮6g、生石膏24g、知母9g、黄连6g、黄芩9g、半夏9g、地栗八枚、淡海蜇60g。服药前大便红水一次，服药后不恶心，一夜大便红水四次一剂。

四诊次晨诊，身稍热有微汗，口渴无臭味，苔虽黄较前薄，诊脉弦数，**是伏热下趋宣泄**。方用白头翁6g、黄连6g、秦皮6g、黄柏6g、黄芩9g、生白芍18g、滑石6g、石斛12g、花粉24g、知母9g、银花24g三贴。

五诊热退汗减，便红水消失，日便粪一二次，小便无臊臭味，但身倦懒言，左侧头痛，小便欲解不畅。舌中后部微黑燥，脉左关尺弦大，左大于右，右寸滑大，**此是热邪伤阴**。以西洋参6g、元参18g、生地18g、白芍9g、沙参18g、麦冬12g、知母9g、花粉12g、石斛12g、炒川楝子6g二剂。

六诊舌苔黑燥消失，但头左部仍痛，原方加生牡蛎30g、桑叶9g、菊花9g、女贞子30g、旱莲草30g，二贴小便通畅，头痛停止，脉现缓和，又服三贴，嘱其注意饮食调养预防感冒，休息两月始复健康。

按语：突然四肢厥冷，六脉伏，模糊不清，此症似乎像寒症，亡阳，但患者口味臭，小便色虽白而气味臊臭，足以证明为内热甚重，**此例伏热**

气机郁遏，正所谓"热益深，厥益深"。**宜舍脉从证**，采用通阳理气清理邪热。先服用葱白发汗解肌以通上下之阳气；栀子、香豆豉清理久郁之热；川贝母、杏仁、枳壳以理气解郁；石菖蒲解心郁祛痰；黄连、黄芩苦寒清热燥湿；生石膏、知母、芦根、双花清肺胃之热，竹叶、连翘清心宫之热；地栗、海蜇为雪羹清热祛痰生津，石斛养五脏之阴。再诊服用清解之剂后，出现神昏谵语，四肢稍温，皮肤似有汗意，口臭重，小便赤，脉象显出两寸沉滑数，关尺弦数，**此为热邪仅初步向外透**，即现神昏，其伏热之甚可知。此时上方加犀角凉心泻肝，清胃中大热，祛风利痰解毒；栝楼清热祛痰宽胸；郁金凉心热，散肝郁；竹茹清热化痰除烦。服药后遍身出汗，四肢温，可以入睡。三诊醒后神清，身热有汗，头痛恶心，吐白粘痰，口渴多饮，脉两寸浮洪滑数，关尺浮弦数，此为热邪由里向外已见透散，脉数滑为内有热痰，予以二陈加泻心汤：半夏、黄连、黄芩，花粉、雪羹以清热痰，川贝母清热痰理气、栀豉、双花、芦根、竹叶、连翘清热。口臭消失，但大便红水数次，**此为热邪下趋宣泄**，四诊用白头翁汤：白头翁、黄柏、黄连、秦皮以清热化湿，凉血止泻；黄芩汤：黄芩、白芍以清热止泻；滑石寒泻热，降心火，下走膀胱而行水道；银花清热解毒。五诊红水止，神倦懒言，舌中后部微黑燥，此为热伤津予以养阴清热之剂。六诊舌苔黑燥已消，头左部疼痛，脉左部应弦，**此为肝阳上亢**。予以生牡蛎以镇肝；桑叶、菊花清热宣风；二至以养阴病情得到缓和，继续调养而愈。

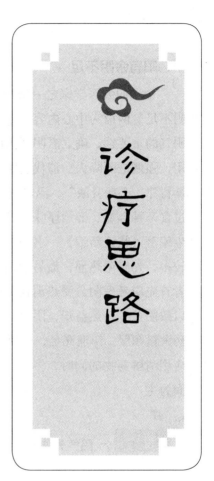

诊疗思路

医者读书有眼
病人才能活命
——张国屏

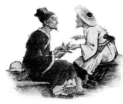

一、阳有余阴不足

金元四大医学家之一朱丹溪《格致余论》该书中《相火论》《阳有余阴不足》两篇为中心内容，创立了阳常有余，阴常不足的论点，强调保护阴气的重要性，确立滋阴降火的治则，力倡导滋阴学说在临床治疗中的应用，强调滋阴降火。清代名医学家叶天士《临证指南医案》指出"热邪不燥胃津，必耗肾液"，温热病最易见到胃阴虚证，如饮食不当，五味偏盛，过食辛辣温燥、醇酒厚味之品，误用辛散药物，皆可助火灼津。张国屏先生编著《临证新编》一书为《王孟英医案》释注中提出"近年来阴亏体质较多，外感温热邪，最易消耗阴分，所以外感发热，热势较重，病期较长者首先应考虑阴分受热消耗的程度；阴分素亏感热伤阴，误用温散耗阴，以致阴益亏，热益炽，阴亏阴虚小便不行者，为津液枯竭，治宜滋阴生津药大量频服，津液充足，小便自行，禁忌用利尿药。"先生在诊治过程中，应用清解药物的同时，多用沙参、麦冬、石斛、蔗浆等，以甘平，甘凉濡润为主。

 案一 >>> **阴气先伤感受暑热：**王某，女，30岁，1950年8月16日出诊。

一周前因其子发烧，日夜不离怀地服侍，忽阴道下血球一块，似肉如李子大，次日发热汗出，口渴多饮。诊之，面如蒸状，自觉精神有昏睡之势，小便色赤黄，舌前部绛，后部白薄苔，前部边缘有小红点，脉数，寸浮洪，关弦细，尺部似乱。**此为阴气先伤，感受暑热，法以滋阴清热。**方以生地24g、元参24g、知母12g、沙参18g、生石膏24g、犀角3g、黄连3g、黄芩6g、麦冬12g、天冬12g、丹皮9g、竹叶9g、连翘12g、银花24g、白芍9g、女贞子30g。并嘱其服药，不能速效，耐心服药病可自愈。

患者急不能待，又请某老医处方，以牛黄、犀角、羚羊、真珠、黄连、黄芩、栀子等药，其夫持方征求我的意见，可否服之，嘱其病人阴气残伤，不胜热邪消耗，滋阴清热尚且不及，今纯用凉寒泻火，虑其热不能除，反伤正气，其真阴益不能支持，若服之，恐使辗转床头十余年。

该夫妇讨论服药四分之一，如得安则断续服之，夜十一时服药，服药后未至五分钟，觉腹中如刮，突然饥饿难当，急以烫嫩鸡蛋食之暂安，一时又饥饿，每次只能食鸡蛋一个，至晨四时，食鸡蛋十余个。急求我诊，患者神疲语缓，面容未现大衰，脉虚大，重按似乎有力，**此为凉寒伤胃气，则发生虚馁**，求食以缓之，正气已不胜药力，以甘草10 g浓煎，一匙一匙缓服之，并告其夫，按病情估计二三年恐不能起床，善以饮食调养，可望逐渐好转。如再妄药乱服，必蒙受其害。后果卧床三年，于三年间曾产一子，但不能起床，所知十余年来，身体不任劳动，几成终身之累。

按语：凡患温热病，体弱舌绛，脉现细数，尺部紊乱，是阴气已伤，不任温热邪气消耗，虽治之恰当，也不能速愈，也多有热耗阴涸而热不息为预后不良。女性于发热前，突然带下如崩，或月经暴崩下，或下来血球一块，都是真液漏泄的现象。身体强壮，脉较有力，如法治之，多难速愈。其体弱脉细数，尺部紊乱，以我所见多属预后不良。此例阴分素虚，过劳热盛，又受怀抱热体小儿的蒸动而感暑热，所下血肉块，为阴气先伤，真液漏泄，再受暑热，外热内热二热合邪消耗已残之阴。急予大量育阴之剂，以生地、元参、女贞子滋补心肾之阴；沙参、麦冬滋育心肺之阴；天冬、知母清金滋肾阴；白芍收敛阴气泻肝火；以生石膏、知母清理暑热；犀角凉心泻肝清胃火；少量黄连、黄芩清心热；双花、连翘、竹叶清热散结。并嘱其不能速效。

此例阴气残伤，不胜热邪消耗，滋阴清热尚且不及，又用凉寒泻火，其热未能除，反伤正气，其真阴不得支持，必留后遗症。

 》》阴虚暑湿：王某，男，30岁，1950年9月8日就诊。

于半月前数日连夜劳累，倦怠无力，身热汗出，口渴干呛，头晕心烦，不欲纳食，便泄稀屎，小便短赤。舌苔黄腻，脉搏数甚，寸浮洪大，关尺弦软，**此为阴虚之质，因劳累感受暑湿**，法以轻清肃解。益元散12 g、竹叶9 g、连翘12 g、银花12 g、鲜西瓜翠衣120 g、芦根30 g、茅根30 g、黄芩3 g、沙参9g、生苡仁15g、生枇杷叶30g、竹茹9g四剂，水煎服。

再诊便泄停止，心烦干呛消失，稍能进食，小便量较多，舌现白苔，脉洪数，汗出身热不解，**有气血两燔之势**，方以生石膏24g、知母12g、麦冬12g、生地18g、芦根30g、茅根30g、益元散12g、竹叶9g、银花12g、西瓜翠衣60g、生杷叶30g、竹茹9g、荷梗6g二剂。

三诊汗止热退，能纳食，但口渴头晕，寝则汗出。脉寸浮滑大，关尺弦大而软，**此为阴虚阳浮**，宜滋阴潜摄，以沙参24g、麦冬12g、五味子6g、花粉12g、石斛12g、生地15g、熟地15g、天冬12g、元参12g、龟板15g、鳖甲15g、生牡蛎15g、枸杞9g、知母9g，药汁送磁珠丸6g，服六剂头晕口渴减轻，汗少得寐，去磁珠丸，服二十余剂而愈。

按语： 患者因劳累出现倦怠无力，汗出身热，口渴干呛，溲赤苔黄，脉搏甚数，寸浮洪大，关尺弦软。**此病由暑湿，因体极阴亏，已从热化**，不可以便泄而稍犯温燥之药，先予轻清肃解，继用甘凉撤热，渐能安谷。首诊予以大量西瓜翠衣亦名为天生白虎汤，解暑除烦；益元散清理暑湿；芦根、生杷叶、竹茹、茅根清心胃之热；竹叶、连翘、双花清热解毒散结，黄芩除湿热，薏仁清热利湿，沙参滋育心肺阴分。再诊虽然便泄已停，心烦干呛消失，小便量增多，但汗出身热不解，**此有气血两燔之势**，予以清热育阴。三诊汗止热退，能纳食，但出现头晕，寝则汗出，其脉为寸浮滑大，关尺弦大而软，**此为阴虚阳浮**。予以沙参滋育肺气；麦冬清心润肺；五味子酸温敛肺止汗；生地、熟地滋育心及肾阴；元参壮水制火；枸杞滋补肝肾；以三甲：龟板、鳖甲、生牡蛎滋阴潜阳。另加磁珠丸：朱砂、磁石以镇心安神。此谓"阴平阳秘"则病愈。

 案三 ≫**阴虚肝旺暑热挟痰：** 王某，男，35岁，1950年7月5日出诊。

一天前通宵工作，次晨忽目向左偏视，口角左斜，妄言捶胸，两手乱抓，逾二十分钟渐醒，自述胸脘发闷，烦躁难受，口渴欲饮，有时口渴不欲饮水，半小时后又发作一次，三小时发作四次。急请我诊之，面色不赤，但目略红，皮肤扪之不热，问其同业工作者，谓患者急于完成工作，夜间吸烟很多，屋窄天热，当时即现烦躁。舌质绛，白苔中后部有黄苔，脉两寸浮洪滑数，左关尺弦细，**此系阴虚肝旺，劳火与暑热而挟痰热为病**，法以清热祛痰养阴。方以生石膏24g、石决明30g、广犀角12g以上三味先煎一小时，知母12g、栀子12g、竹叶9g、丹皮9g、元参30g、半夏9g、栝楼30g、黄连6g、桑叶9g、菊花9g、花粉18g、竹茹9g、薄荷3g。一剂，水煎服，药汁送服礞石滚痰丸三丸。

再诊病无变化，又服上方一剂，逾四小时连大便下黑色稀黏粪四次，口目正，胸脘舒，但烦躁不眠，面色浮红，口渴喜饮。舌苔白干，脉两寸洪大，右关弦大，左关尺细，予以滋阴清热生津法。方以元参30g、麦冬12g、天冬12g、沙参18g、鲜石斛12g、花粉18g、知母9g、生石膏18g、竹茹9g、生地24g二剂。

三诊沉睡一昼夜，诸疾消失，但有时面泛赤热如酒醉，脉细，予一味元参30g水煎服，服五剂而愈。

按语：中暑发病汗出过多，津伤气耗，重者内犯心营出现心神被扰，可有高热昏迷，抽搐等热极风动等症状。该例通宵劳累，天气炎热，工作间狭窄均可使患者中暑。其脉数为暑热，右寸浮洪滑，为劳火与暑热燔津为痰。左寸洪数，左关尺弦细为心火盛，肝肾阴虚并肝旺。痰热滞胸故胸脘闷，心火盛故烦躁难受，妄言捶胸，火耗阴液，肝肾阴虚，肝热盛故出现肝热风动之症，目偏斜，口角歪斜，热邪内犯心营故舌绛，舌中后部有黄苔为气分热。予以犀角凉心泻肝，清胃中大热；元参壮水制火；丹皮入手足少阴心肾，泻血中伏火，合栀子清心肝之热；以小陷胸汤：半夏、黄连、栝楼清热，涤痰散结；石决明平肝潜阳除肝风；生石膏、竹叶清暑热；薄荷少许辛凉，宣风搜肝气；桑叶、菊花清热宣风。另送礞石滚痰丸：礞石、大黄、黄芩降火逐痰。再诊连下黑屎数次，口目正，胸腹舒，烦躁不眠，面色红，口渴欲饮，脉两寸洪大，右关弦大，左关尺细，**此为阴虚火浮，肺胃热，津液亏**，以元参、麦冬、天冬、沙参、知母、石斛、生地育阴；生石膏、知母清肺胃之热，病情得以稳定。三诊病人可以沉睡，有时面部泛热如酒醉，脉细是**阴虚火炎**，重用元参一味壮水制火，散无根之火，火退病除。

案四 >>> **虚热津枯**：王某，男，35岁，1952年6月2日就诊。

身倦腿痛半月，曾由他医以气血亏虚服药八剂，病势加重，口干渴甚，腿痛呈不固定位置。舌苔白，干焦，脉两寸浮数，**此为虚热津液枯弱，法以清热生津。**方以麦冬15 g、沙参18 g、天花粉15 g、甘草3 g、鲜石斛9 g、竹茹9 g、知母9 g、生杷叶9 g一剂，水煎服。

再诊舌润津复，仍渴，身无力，再以滋阴。玉竹9 g、麦冬15 g、沙参18 g、天花粉9 g、生地15 g、元参18 g、甘草3 g、生白芍12 g、竹茹9 g、鲜石斛9 g、桑叶9 g、生杷叶9 g一剂。

三诊晚上感舌及咽部发干，尺脉浮数，以育阴生津。麦冬24 g、沙参24 g、天冬12 g、天花粉18 g、生地15 g、知母15 g、甘草3 g、鲜石斛9 g、竹茹9 g、生杷叶9 g一剂。

四诊口虽有津液，尚宜滋阴生津。天花粉18 g、鲜石斛9 g、麦冬24 g、沙参24 g、知母18 g、甘草3 g、天冬15 g、生地18 g一剂。

五诊津复，身倦腿痛无定处，以滋育。枸杞6 g、麦冬24 g、沙参24 g、天花粉18 g、鲜石斛9 g、生地18 g、知母18 g、天冬18 g、生白芍9 g、桑椹9 g二剂。

六诊自觉疲倦自汗，宜育阴清热敛汗。浮小麦15 g、麦冬24 g、沙参24 g、枸杞6 g、桑椹9 g、天花粉18 g、生地18 g、知母18 g、鲜石斛9 g、天冬18 g、生白芍9 g、生石膏18 g二剂。

七诊膝微痛，上方加牛膝5 g、生地24 g、生石膏24 g。继以甘寒养阴法治愈。

按语：此例腿痛前医予以补气血之剂，疼痛加重，口渴甚，其脉两寸浮数，此本为阴津不足服用补气血之品，使津液消耗殆尽，仅存的津液不足以滋润筋膜而致疼痛加重，阴液不足呈现虚热，故口干渴甚。用沙参、麦冬育润心肺之阴；知母清金滋水；石斛润五脏之阴；竹茹、生杷叶清胃热；花粉清热生津祛口渴；甘草以和中。再诊口渴无力，脉宜左弦细为肝肾阴不足，方剂加生地、元参、白芍滋补肝肾，玉竹补中益气，润心肺。坚守清热滋阴生津之剂而愈。

二、通达气机

张国屏先生编著《临证新编》中指出"温病挟痰，气宜郁结，其右寸宜滑，以消痰降气，肺得清肃，其气下降，大便必行""温病误用辛温，热势益盛，以致烦渴，自汗，昏瞀不瞑，其脘闷腹胀，便秘气逆，系为人参、大枣、当归、生姜温补腻药所造成。凡感受温热以补腻药而现胸闷腹胀，其脉寸沉者，此为补腻固住气机不得流通，宜于清解方中加以流动之品。其脉沉弦为气郁肝气不舒，宜先疏解气分，使气分舒展，则郁滞热势借以外泄"，尤其对于气机郁滞明显出现"胸中一团冷气，汤水需热呷，加以溏泄，必以为虚寒"，如此这样诊断患者易相信，听者也顺耳，以对症诊断用药最易误治，应切脉。其右寸关沉，滑数而有力，脉与证相参病邪在肺经。正如王孟英医案中指出"其云以邪在肺经，清肃指令不行，津液凝滞，结为涎沫盘踞胸中升降之机亦窒，一团涎沫之中为气机所不能流行之地，其觉冷固宜。"临床诊治中经常见到气郁病证误以为气虚应用辛温补锢以致气机不畅引起一系列病症，这需要认真从脉象去一一鉴别。

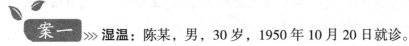 **案一** ≫ **湿温**：陈某，男，30岁，1950年10月20日就诊。

晨起身重、四肢沉酸，烦躁恶心，口微干，不思饮水，食欲不振，胸中痞闷，身热不重，有汗遍体，先寒后热，但寒热很轻，发作时间仅半小时左右，日发三四次，寒时无汗，热来汗出，自觉寒热逐渐减少，小便频数而量少，色赤黄，大便正常，已病二十余日，屡医不效。舌苔白厚腻，脉平，右寸濡按之滑，右关沉似弦滑，左寸偏沉，左关尺弦细，**此为湿温，三焦气郁，遏阻湿热**，法以宣解通利。以三仁汤加减：杏仁9g、通草6g、滑石12g、芦根30g、竹茹9g、半夏9g、桔皮6g、白豆蔻6g、生薏仁30g、厚朴6g、大豆卷30g、石菖蒲9g、佩兰叶12g、竹叶3g二剂，水煎服。

再诊扪之身上不热有微汗，四肢沉酸消失，烦躁恶心减轻。舌薄白苔，微现腻象，脉右寸濡，按之有力，滑不明显，右关浮弦稍滑，左寸浮洪。前方去半夏、厚朴、石菖蒲、白豆蔻，加水炒枇杷叶18g、麦芽6g、稻芽6g除湿热清和胃气，服四贴各恙递减，逾五日而愈。

按语：患者感四肢沉重，口干不欲饮水，胸中痞闷伴有寒热，小便频数，舌苔白腻，脉平，濡滑，寸沉，**此为感受湿温**。湿温不比春温但热无湿，可用酸甘化阴、咸以补肾等法治疗，而湿温之无形无质之热邪，每借有形有质之湿邪以为依附，而且二十余天多用于滋补退热之剂，热未减，气机窒塞，使胸中痞满、身重，显系湿温之湿盘踞不解，再得以柔腻胶固之阴药与邪相搏，业已喘满，予以宣通三焦，仍以肺气为主，肺主化气，气化则湿热俱化。以三仁汤加减：以杏仁苦温能开上焦；白豆蔻芳香苦辛，能宣中焦；通草甘淡佐薏仁以渗下焦，三焦之气得以化解，其邪可化；厚朴除湿消痞，行气除满，合半夏燥湿开痞；滑石、竹叶、通草清热利湿；石菖蒲解心郁化湿豁痰；桔皮燥湿化痰。清气升、浊气降，热透于外，湿渗于下，湿温尽退。

 案二 ≫ **湿温：** 陈某，男，35 岁，1950 年 10 月 2 日就诊。

半月前感身重，四肢发酸，胸闷腹胀，寒热往来，烦躁不安，口渴不欲饮水。舌黄白厚腻苔，脉右寸关沉数，左寸浮洪滑数，**此为湿温热盛，气机郁遏**，法以疏解舒气，清利湿热。以川贝母 12 g、黄芩 6 g、滑石 24 g、佩兰叶 18 g、木通 1.5 g、白豆蔻 6 g、桔皮 6 g、芦根 30 g、竹茹 9 g、炒栀子 6 g、竹叶 3 g、连翘 12 g、枳壳 6 g、厚朴 6 g、茵陈 18 g 三剂，水煎服。

再诊寒热消失，烦躁减少，小便通畅，尿量增多，腹不胀，胸闷吐痰。脉右寸浮洪滑数，右关浮弦，**此为气机已舒展，痰热发作**。以清热祛痰，清热利湿之品进之，半夏 9 g、黄连 6 g、黄芩 9 g、滑石 12 g、杏仁 9 g、通草 6 g、生苡仁 30 g、芦根 30 g、竹茹 9 g、炒栀子 9 g、竹叶 3 g、连翘 12 g、桔皮 9 g 二剂。

三诊胸闷消失，无烦躁欲饮水，四肢轻松，但稍感恶心，食欲不振。舌苔薄白，脉平，右寸浮大有力，右关浮弦兼滑，**因湿热伤胃清和之气**，法以肃肺和胃。以芦根 30 g、竹茹 9 g、生枇杷叶 30 g、荷梗 6 g、炒麦稻芽各 6 g、桑叶 9 g、杏仁 6 g、冬瓜子 18 g、生薏仁 30 g 三剂。

四诊不恶心，食欲逐渐恢复。

按语： 此例身重，胸闷腹胀，寒热烦躁，口干不欲饮。舌黄白腻苔，脉数，右寸关沉数，左寸浮洪滑。以上二例同为湿温，前例湿胜于热，后例热胜于湿。该例以川贝母、枳壳、杏仁以开上焦；白豆蔻、厚朴、陈皮以开中焦；木通、栀子、竹叶、连翘以清心使热下行；黄芩、茵陈苦寒清利湿热；滑石通利小便，三焦之气得以调节，湿热之邪得以清除。

 案三 ≫ **湿热弥漫气机：** 戚某，男，25岁，1952年12月4日就诊。

胸闷气短，四肢沉重，腹胀不适，小便不多已半月。脉左寸沉，左关浮滑，右寸浮沉不定，右关浮滑，**此为湿热弥漫气机**，法以理气清热利湿。方以佩兰叶9g、桔梗6g、杏仁3g、枳壳6g、冬瓜子9g、桑叶9g、石菖蒲9g、生炒薏仁各24g、鲜芦根18g、茯苓9g、泽泻9g、紫豆蔻3g二剂，水煎服。

再诊症状减轻，脉左寸沉数，左关浮滑数，右寸沉数滑，右关浮滑数，**此为气机动，伏热炽**，法以清疏。佩兰叶9g、枳壳9g、川贝母9g、桔梗6g、黄芩9g、冬瓜子9g、杏仁3g、鲜芦根30g、连翘12g、双花9g、炒生薏仁各15g、茯苓9g、石菖蒲9g、泽泻9g、郁金9g、桑叶9g、猪苓9g、紫豆蔻3g、菊花9g二剂。

三诊左寸浮数，左关浮弦数，右寸沉数，右关浮弦数。上方去冬瓜子、石菖蒲、郁金，加滑石9g。四剂后症状消失。

按语： 此例胸闷、腹胀、四肢沉重，小便不多。其脉左寸沉，右寸脉浮沉不定，关浮滑，**此为湿热弥漫气机**。湿热之邪侵入人体，归于脾胃，热处于湿中，湿蕴生热，湿热交滞，邪居中焦阻遏气机，脾胃升降失常故感腹胀不适，四肢沉重，小便不多。上逆于肺，肺失清肃则感胸闷，予以清热利湿、调理气机，症状见轻后，再诊脉数，**此为伏热显现出，气机虽动**，但两寸脉仍沉，继以重用川贝母、枳壳、桔梗、杏仁、紫豆蔻、石菖蒲、郁金以理气；黄芩、双花、连翘、芦根清热；薏仁、茯苓、泽泻、猪苓清热利湿，桑叶、菊花清热宣风；川贝母、桔梗、芦根、冬瓜子、薏仁肃肺清热祛热痰。湿热清，气机畅病愈。

 案四 ≫ **气火痰结：** 毛某，男，38岁，1951年12月5日就诊。

左胁下及上腹部痛，发烧而痞闷二月余。脉左关浮弦，右寸沉滑数，右关浮弦数，**此为气火痰结**，法以清火祛痰。方以半夏6g、枳实9g、川连6g、黄芩9g、生白芍12g、甘草3g、竹茹9g、广木香6g。

再诊胁痛明显减轻，继服生香附9g、枳实6g、半夏6g、茯苓9g、生白芍12g、陈皮6g、黄芩9g、川连6g、竹茹9g、广木香6g、甘草3g。三剂后痞闷疼已消失。

三诊感左胸发热，脉两寸洪滑，予半夏6g、陈皮9g、竹茹9g、枳实6g、川连6g、黄芩9g、鲜芦根18g、生白芍9g、茯苓9g。

四诊左胁及腹部发热，呃逆，脉右寸沉滑，右关浮弦，**此为胃热气滞**，予清胃热降逆调气滞。广木香6g、枳实6g、川连6g、法半夏6g、陈皮9g、生香附9g、茯苓9g、竹茹9g、生白芍9g、黄芩9g、生杷叶9g。五剂后各恙消失。

按语：此例脉右寸沉滑数，为痰火气结，右关浮弦数，为胃热，左浮弦为肝旺。患者平素过食肥甘厚味醇酒，积湿生热，热搏津生痰，痰阻气滞，痰热气火乘胁肋故感胁痛及腹痛。热痰滞胸中则胸闷发烧。予以黄连、黄芩、半夏清热祛痰火；枳实破气消积，化痰去痞；广木香为三焦气分之药，能升能降诸气，治一切气痛；生白芍泻肝火敛阴，竹茹清胃热，甘草以缓中。坚守清热豁痰理气法而愈。

案五 ▶▶ **内热久郁**：马某，男，50岁，1980年12月3日就诊。

患有"慢性胃窦炎"十余年。上腹部隐痛，服用中药半年余，以益气和血之类的药物症状不改善，又感全身发凉以两脚明显，厌冷食，喜暖，一医以中寒予以全鹿丸、附子理中丸等温热药服用十余天，自觉全身发冷更重，胸闷，体重下降，时有早搏。舌尖红，脉右寸沉洪滑，右关弦滑有力，左寸沉洪，左关尺浮弦劲，**此为内热久郁**，法以解郁清热。以川贝母15g、枳壳10g、桔梗10g、姜半夏10g、栝楼20g、生薏米30g、石决明30g、川楝子10g、黄连6g、制龟板12g、石菖蒲10g、远志10g、郁金10g、女贞子30g、珍珠母30g、生白芍15g。三剂。

再诊腋下怕冷，全身冷怕风，易饥，小腹痛。脉右寸沉弦洪滑，右关浮弦滑，左寸沉弦洪，左关尺浮弦劲。以川贝母15g、枳壳10g、桔梗10g、姜半夏 10 g、栝楼 25 g、黄连 6 g、珍珠母 30 g、石菖蒲 10 g、生白芍 25 g、川楝子 10 g、青皮 10 g、制龟板 12 g、远志 10 g、甘草 3 g、丹皮 10 g、栀子 10 g、竹茹 10 g、芦根 30 g。五剂。

三诊服药后大便畅，色正，腋下冒热气，上腹部嘈杂，易饥饿，反胃，烧灼痛感，以中午明显，时有盗汗失眠。脉右寸沉洪滑弦，右关浮弦劲，左关尺浮弦劲。以川贝母 15 g、姜半夏 10 g、黄连 6 g、栝楼 15 g、石斛 15 g、芦根 30 g、竹茹 10 g、生杷叶 30 g、蒲公英 10 g、木香 10 g、香附 10 g、丹皮 10 g、栀子 10 g、石决明 30 g、生白芍 15 g、生牡蛎 25 g、制龟板 12 g、麦冬 12 g、知母 12 g、女贞子 30 g 五剂。

四诊自觉燥热汗出，以上半身明显，上腹部症状减轻，大便干不畅，腰酸痛。舌薄白腻苔，脉右寸沉洪滑，右关浮弦，左寸沉洪，左关尺浮弦劲。以川贝母 15 g、姜半夏 10 g、栝楼 25 g、黄连 6 g、黄芩 10 g、麦冬 12 g、芦根 30 g、竹茹 10 g、生杷叶 30 g、石斛 15 g、生白芍 15 g、制龟板 12 g、地骨皮 20 g、知母 10 g、生牡蛎 30 g、制鳖甲 12 g 五剂。

五诊全身发冷改善明显，仅在天冷阴天时稍有感觉，口腔溃疡，牙痛，口干眼球痛，头皮痛，自汗，上腹部痛嘈杂，反酸，饥饿感明显。舌尖红，脉右寸沉洪滑，右关浮弦劲，左寸洪，左关浮弦。以川贝母 10 g、生石膏 20 g、知母 12 g、花粉 20 g、夏枯草 10 g、姜半夏 10 g、黄连 6 g、生牡蛎 30 g、枳壳 10 g、木香 10 g、香附 10 g、芦根 30 g、石斛 15 g、制龟板 12 g、制鳖甲 12 g、地骨皮 12 g、桑叶 10 g、菊花 10 g、薤白 6 g 五剂。

六诊反酸，上腹部烧灼感隐痛，口臭，潮热，饭后明显，伴有自汗，时有胁痛。脉偏数，右寸偏沉弦洪，右关浮弦洪，左寸偏沉洪弦，左关浮弦软。以川贝母 9 g、枳壳 10 g、芦根 30 g、竹茹 10 g、生杷叶 30 g、石斛 15 g、陈曲 10 g、炒麦芽 10 g、煅瓦楞子 15 g、蒲公英 12 g、木香 10 g、香附 10 g、地骨皮 10 g、制鳖甲 12 g、佛手 10 g、滑石 12 g、佩兰叶 12 g、生白芍 15 g。

七诊反酸，上腹部隐痛均减，眩晕，自汗，头面部热，两胁时有疼痛。右寸浮弦滑大，右关弦劲，左关尺浮弦劲，**此为气机已畅，肝胃热，阴虚火浮**。法以清热抑肝育阴。以沙参 25 g、天冬 12 g、石斛 15 g、芦根 30 g、竹茹 10 g、生杷叶 30 g、煅石决明 30 g、生牡蛎 30 g、制龟板 12 g、制鳖甲 12 g、生白芍 15 g、地骨皮 20 g、川楝子 10 g、当归 10 g、天竺黄 12 g、生桑枝 15 g、丝瓜络 10 g、元参 25 g 五剂。

八诊症状明显减轻，继以育阴清热镇肝之剂一月后症状消失。

按语： 此例上腹痛多年，本为肝旺气滞，以疏肝理气之法即可治愈，前医以滋腻之品阻塞气机，清阳不司旋运，辛热之品伤阴热益盛。药入口胃首当其中，胃火盛助起心君之火，肝阳不驯乘机与心胃之火燔津为痰，盘踞胸中，升降之机亦窒，气机不能流行故全身发冷，热邪越盛气机愈滞，故其脉沉洪滑。以川贝母、枳壳、桔梗、菖蒲、郁金、远志以理气解郁；小陷胸汤：半夏、黄连、栝楼清热祛痰；芦根、竹茹、生杷叶清心胃之热；珍珠母、石决明以清热镇肝；白芍敛阴平肝；龟板、鳖甲补心肝，滋阴潜阳；三诊腋下冒热气，大便通畅，上腹部嘈杂烧灼感，**此为气机稍有通畅，热像渐显现出，胃热明显**，以理气清热祛痰之剂中加蒲公英、丹皮、栀子清肝胃之热，石斛、麦冬以育阴，木香、香附理气止痛。七诊脉象已经浮出，上腹部疼痛已减，出现眩晕，自汗，头面部热，为阴虚火浮，两胁时有疼痛。左关尺浮弦劲为肝热阴不足，右寸滑大为肺阴不足，右关弦劲为胃热胃阴不足，以清肝胃之热，镇肝育阴之药病愈。

案六 ≫ **气郁痰火：** 王某，女，53 岁，1967 年 11 月 11 日就诊。

腹部胀大，饭后腹胀加重，劳动则咳嗽吐痰，气短，有时目眩半小时，恶心，夜间口苦干，大便正常，小便量较少，腹中感有气串疼，不欲饮水，不欲纳食，时有心烦如火燎状。舌白挟黄薄苔，前部有小红点，脉左寸浮洪滑数，右寸沉洪滑数，右关沉弦数，**此为鼓胀，气郁痰火所致**，法以理气清热祛痰。予以炒栀子 6 g、竹叶 9 g、连翘 12 g、黄芩 6 g、半夏 6 g、陈皮 6 g、黄连 6 g、枳实壳各 6 g、广木香 9 g、香附 9 g、陈曲 9 g、麦芽 9 g、炒莱菔子 9 g、竹茹 9 g 二剂，水煎服。

再诊腹胀减轻，口干咳嗽已减，痰量少，腹中有饥饿感，不烦躁，舌黄苔已化，小红点消失，脉右寸浮洪滑偏数。上方加芦根 30 g、生杷叶 9 g 三剂。

三诊腹胀已消，但有阻塞感，有时口苦，口干欲饮，脉左寸洪，左关浮弦，右寸沉洪，右关浮弦滑。以广木香 9 g、香附 9 g、枳壳 6 g、芦根 30 g、竹茹 9 g、生杷叶 30 g、麦芽 9 g、佩兰叶 12 g、炒槟榔 6 g、神曲 6 g、焦山楂 6 g、煅石决明 30 g。十余剂后，腹胀已消失。

按语：《伤寒杂症》："诸书所谓鼓胀、水胀、气胀、血胀之病名虽不同，其实则一也。"此例腹胀，咳痰，小便量少，腹部串痛，心烦，舌白挟黄薄苔，前部有小红点。其脉左寸浮洪滑数为心火盛，右寸沉洪滑数，右关沉弦数，此为肺胃热而气郁。心主神明，心火盛，心宫热故心烦如火燎状，火（热）邪燔津为痰。心火克肺金，心火盛肺受累，肺热出现咳嗽吐痰，肺通调水道之失调故小便量少，痰火阻滞气机使脾胃升降之机能失常，而致腹胀、腹中气串疼。以半夏、黄连、黄芩泻心火祛痰饮；竹叶、连翘清心热；栀子清心肺之热，使热邪下行；木香、枳实、香附理气止痛除满；枳壳理气宽胸；二陈除痰理气；莱菔子祛痰利气止咳；竹茹清胃热；陈曲、麦芽消导健脾胃。以理气清热之剂腹胀消失。

三、寒热成疟因素

寒热往来出自《伤寒论·少阳病脉证并治》是指病邪入少阳经，居半表半里，正邪分争，邪盛则寒，正盛则热，故寒热往来，治疗以和解之剂，代表以小柴胡汤为主。张国屏先生在暑热病案中总结了寒热成疟的因素如下：1.暑（热）邪向外透达，所谓化疟为佳像；2.暑（热）邪挟风可能似疟；3.暑（热）燔津为痰，或素有痰邪，痰阻三焦流行之气，发作为类疟；4.暑（热）邪气郁欲作透达，而不能外透。在临床中温热病出现寒热成疟亦是从这些因素去考虑方可周全。

 案一 ≫ **伏暑：**田某，女，42岁，1956年10月7日就诊。

寒热头痛伴有胸闷腹胀，恶心不欲食已一月，曾用抗菌素及中草药不效，近二天病情加重，寒热明显，以热为主，头痛恶心，胸闷腹胀，体温 37℃~38℃，见前医中药处方为温散健脾之剂。脉数，左沉弦，右寸关沉弦滑，**此为伏暑**，法以疏解。方以佩兰叶 9 g、枳壳 6 g、川贝母 9 g、黄芩 9 g、郁金 9 g、鲜芦根 30 g、竹茹 9 g、石菖蒲 9 g、木通 9 g、滑石 9 g、白豆蔻 6 g、连翘 12 g、双花 12 g、桑叶 9 g、菊花 9 g、神曲 6 g、麦芽 6 g、陈皮 9 g 一剂，水煎服。

再诊恶心消失，寒热头痛稍减，仍感胸闷腹部不适，四肢酸疼，**此为胃气尚滞，热邪未净**，以清调之剂治之。桑叶枝各9g、半夏6g、黄连6g、黄芩9g、厚朴5g、枳实6g、陈皮9g、竹茹9g、香豆豉9g、生栀子9g、竹叶9g、连翘12g、双花9g、鲜芦根24g、菊花9g三剂。

三诊无腹胀感，时有胸闷。继服用两剂而瘥。

按语：患者寒热明显，以热为主如疟。暑热寒热如疟的原因：1.暑邪向外透达，所谓化疟为佳像；2.暑邪挟风可能似疟；3.暑热燔津为痰，或素有痰邪，痰阻三焦流行之气，发作为类疟；4.暑邪气郁欲作透达，而不能外透。该例为伏暑入肺胃，误用温散、健脾之剂，以致邪热内郁，热郁烁津为痰，痰邪阻滞气机使邪热难以透达，故寒热明显，胸腹胀。以川贝母辛散肺郁，泻心火，清痰；枳壳辛散，泻破气行痰，理气宽胸行滞；石菖蒲辛苦而温，芳香而散，开心孔；郁金凉心热，散肝郁；白豆蔻散滞气化食；滑石清热利湿；佩兰芳香化浊；芦根、竹茹清胃热；黄芩清心及中焦之热；木通、连翘清心肺之热；双花甘寒入心肺，散热解毒；陈皮理气健脾，燥湿化痰；陈曲、麦芽以消导。

 案二 ≫ **阳明暑热误治：**王某，男，20岁，1951年10月13日出诊。

一月前患往来寒热，热多寒少，朝暮发作，医者以小柴胡汤加味服之四剂，大渴饮水，仍用前方加知母花粉一贴，渴未减而耳聋，又服一剂，身热汗出，昏厥妄语。邀我诊视，患者面赤，身热汗出，唇干遗溺，苔白无津，右寸脉浮数洪大，沉取洪实有力，**此为阳明暑热误治**，法以清热滋育。以生石膏60g、知母12g、麦冬24g、沙参30g、竹叶9g、甘草3g一剂，水煎服。

再诊热退汗减，精神似清，妄语耳聋亦减，脉洪大见敛，於原方中改生石膏45g。我因出诊他处四日归来，患者家人因患者求治心切，又请他医诊治，服药二剂病势有变，既观其处方案语，同意阳明暑热为疟，并加入通草、滑石等品，生石膏改用18g，服药后患者两颧深红，精神呈迟钝状，口渴不喜多饮，二便不行，舌前部绛干，扪之似润，脉寸浮洪，两尺弦硬有力，**此为阴液被热耗已甚**，处方应以滋育肺肾二脏之品，以麦冬24g、天冬 24 g、知母 12 g、生地 30 g、元参 30 g、石斛 12 g 四剂。

三诊二便行，面红退，精神爽，尺脉现柔和之象，又服四剂，听力见复，脉均缓和，但身体软弱，停药休息月余始复健康。

按语： 此例寒热往来，以热多寒少，日发，服用小柴胡汤加味后，出现大渴，身热汗出，昏厥妄语面赤，耳聋，唇干遗尿，苔白无津，其脉右寸浮数洪大，沉取洪实有力，**此为阳明暑热**，阳明暑热用柴胡升发阳气，愈使津液损耗，热愈盛。热邪上扰神明故昏厥妄语。心主火，热邪扰心，故面赤汗出。肺主通调，肺热通调水道不利故遗尿。《温热经纬》"耳为肾之外候，肺经之结穴在耳中，专主乎听，金受火烁则耳聋。……妄用柴胡以煽起焰……古云耳病治肺"，以白虎汤清肺胃之热，沙参、麦冬滋育心肺之阴以生津，知母上清肺金而泻火，下润肾燥而滋阴。再诊热减，因用他医方剂，生石膏减量，合用通草、滑石，病情出现恶化，其脉浮洪，两尺弦硬有力，**此为阴液被热耗已甚**。热炽津伤切忌利湿耗津，虽用清淡渗利之品，其势也不能支持，以麦冬滋养肺阴，天冬、知母清金滋肾；生地、元参、石斛滋养肾阴。继以育养肺肾之阴而愈。

案三 >>> **久感变温：** 曲某，男，24 岁，1952 年 12 月 21 日。

"感冒"日久，动则身痛，咳嗽无痰，寒热往来已一月余，脉左寸沉弦数，右寸沉数，**此为久感变温**，气郁邪热，法以清宣，清郁热。方以佩兰叶 9 g、枳壳 6 g、川贝母 9 g、黄芩 6 g、杏仁 9 g、鲜芦根 24 g、竹叶 3 g、生薏仁 24 g、郁金 9 g、石菖蒲 9 g、桑叶 9 g、连翘 12 g、菊花 9 g、薄荷 9 g、双花 9 g、牛蒡子 9 g、香豉 9 g、生栀子 6 g、滑石 6 g 一剂，水煎服。

再诊热减，双花改 18 g。

服上方三剂后身痛减，仍咳嗽，**邪热未净**。继用桔梗 6 g、黄芩 6 g、木通 5 g、佩兰 9 g、川贝母 9 g、枳壳 6 g、杏仁 9 g、竹茹 9 g、鲜芦根 24 g、竹叶 3 g、连翘 9 g、双花 9 g、滑石 6 g、生薏仁 24 g、桑叶 9 g、菊花 9 g。五剂后各症已消失。

按语： 久感身痛，咳嗽无痰，寒热往来达一个月，脉数为热，两寸沉为气郁，左寸弦为感受风热，**此为久感热邪成温病**，气郁邪热。久感热邪，其热邪挟风,热邪欲外透达,故出现寒热往来。气郁邪热,肺气不畅,故咳嗽无痰。以川贝母、枳壳、杏仁理肺气解气郁;石菖蒲、远志解心郁;芦根、杏仁、薏仁肃肺气止咳;栀子、香豆豉清久郁之热邪;薄荷、牛蒡子辛凉解表,桑叶、菊花、竹叶、连翘、双花清宣;滑石清热使热下行。以清宣,郁热清除而痊。

案四 ≫ **热邪久蕴:**王某,男,30岁,1956年6月21日就诊。

寒热二月余,胸闷,口渴欲饮,头昏,全身乏力,脉左寸沉数,左关浮弦数,右寸沉数洪大,右关浮弦数,**此为热邪久蕴成痧**,需先刮之,再以清疏之剂治之。方以香豆豉9g、生栀子9g、石菖蒲9g、郁金9g、双花18g、佩兰9g、枳壳6g、生石膏30g、桑叶9g、知母9g、鲜芦根30g、滑石9g、川贝母9g、竹茹9g、连翘12g、菊花9g、黄芩9g、木通6g两剂,水煎服。

再诊病已减轻,再以清散。香豆豉9g、生栀子9g、牛蒡子9g、薄荷9g、桔梗6g、鲜芦根30g、黄芩6g、知母9g、滑石9g、竹叶9g、生石膏24g、连翘12g、双花12g、桑叶9g、菊花9g、竹茹9g。四剂后症状全无。

按语:清人郭有陶著《痧胀玉衡》"寒气郁伏于肌肤血肉之间,至春而发变为瘟症,是名瘟痧。又感暑热伤感,凝滞于肌肤血肉之中,至秋而发亦名瘟痧。……"此例寒热二月余,脉数为感受热邪,两寸沉为气滞。**此为感受热邪久郁成痧。**痧毒蒸熏于肺胃则出现胸闷,口渴欲饮。应先刮痧,再以香豆豉、栀子清久郁之热;石菖蒲、远志解心郁;枳壳、川贝母解气郁宽胸;生石膏、滑石、知母清热邪;连翘、黄芩清心热;木通清心热,使热邪下行;桑叶、菊花、双花清宣。以刮痧使热外散,内服清热理气疏解之剂而愈。

四、调养脾胃

医学家李东垣《脾胃论》的核心是"脾胃内伤,百病由生",它与《内经》"有胃气者生,无胃气则死"是一脉相承的。"夫饮食入胃,阳气上行,津液与气入心,贯于肺,充实皮毛,散于百脉,脾禀气于胃,而灌溉四旁,营养气血也",脾胃属土居中,与其他四脏器关系密切,不论哪个脏器受邪或劳损内伤,都会伤及脾胃,同时各脏器的疾病都可以通过脾胃调节濡养协调而解决。东垣以脾胃虚其右关脉缓而弱为主脉，以益气健脾治之。在这基础上，先生提出调养脾胃，脾胃病可由饮食不节、劳逸过度、精神刺激等因素而引起，可有虚虚实实之表现，也可因各脏器病邪所影响，要理顺各种因素对脾脏的影响，同时调理脾脏本身的因素，因此指出理顺健脾与益气的关系很重要，健脾不一定同时补气，当然必须通过脉象以区别分析。他认为脾其运化水谷不利，水聚为痰，其脉右寸关濡滑，主以健脾利湿祛痰，以茯苓、白术、薏米、陈皮、半夏、山药、苍术之类，此时如用益气之品，如人参、党参等可使痰邪补锢，气机不畅而致坏病；而右寸关脉弱，虚缓，无力则宜加益气健脾之品，如人参、党参、太子参、童参、茯苓、白术、山药等。至于胃气滞、脾胃湿热、胃家实、脾胃虚寒、肝木克土等证都需要一一通过脉象加以认真辨证，方可凑效。

 案一 >>> **脾郁湿盛**：王某，女，23岁，1968年1月9日就诊。

头晕胀半月余，头有时作疼，右腿外侧麻疼，有时浮肿，嗜睡但睡不着，精神不振，食欲差，白带多，身沉重，大便时干时稀。近几天咳嗽有白黏痰，脉濡沉滑，**此为脾郁湿盛**，予以健脾祛湿郁。予以炒白术9g、苍术9g、半夏6g、炒薏仁30g、炒陈曲9g、陈皮6g、杏仁9g、荷叶9g、山药12g、蚕砂12g、防己6g。服药五剂后症状消失。

按语：头晕胀，腿麻，浮肿，其脉濡沉滑。濡滑为脾湿，沉为气郁。脾喜燥，脾气郁其水湿运化失司，导致水液内停，因而出现浮肿，肢体麻木，身沉重。液聚为痰，痰浊蒙蔽清阳而感眩晕，痰湿停阻中焦，故气机不畅，脾气不健，阳气不振，则嗜睡，精神不振。湿浊流注下焦伤及任带，任带不固而致带下，痰湿蕴肺故咳嗽有痰。以白术、苍术、薏仁健脾利湿；山药补脾胃生津；二陈祛痰；防己、蚕砂利湿祛风；杏仁、薏仁肃肺止咳；荷叶助脾胃，升发阳气。

 案二 >>> **气血虚**：车太太，21岁，1952年5月19日就诊。

身倦不欲饮食，腰痛，月经后期腰腹痛甚。脉左虚，右关滑，**此为**

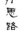

诊疗思路

气血虚，法以益气养血。方以党参9g、於术6g、茯苓9g、丹参18g、甘草3g、当归9g、川芎6g、生地9g、杜仲9g、续断9g、赤芍9g。继以益气养血之剂，服药月余而愈。

按语：此例月经后期腰腹痛，伴有身倦不欲饮食，其脉左虚，为血虚，右关滑宜无力，此为脾气虚。脾为后天之本，气血生化之源，脾主运化，固摄子宫之权，脾气虚弱故身倦不欲饮食，其化源不足而使营血不足，冲任脉不能按时充盛，血海不能如期满盈故月经错后，气血不足以营养腰筋而致腰痛。以四君子汤以补气；四物汤加丹参以补血活血；杜仲、续断补肝肾。以补气养血之法而愈。

 案三 》》**产后呕吐泄泻：**王某，女，30岁，1950年5月5日出诊。

身体细弱，第一产，产后即不欲纳食，三日后忽呕吐二次，继而便泄三次，自汗身凉，面色淡白，面及四肢肌肉微呈颤动，目闭神疲，头晕。舌质淡红，薄白苔，脉右部虚，沉取无力，左关尺弦软无力，**此为脾胃虚，肝风动，**法以健脾胃益肝肾息风。以高丽参9g、黄芪24g、白术9g、扁豆9g、茯苓9g、桔皮3g、木瓜3g、酒炒白芍6g、煅龙骨15g、煅牡蛎15g、紫石英15g、炒桑枝15g、黑大豆18g、女贞子30g服一剂。

再诊吐泻止，头晕除，自汗减，目感清爽，再服二剂。

三诊汗止身温，肌肉不颤动，但精神疲惫，食欲不振，方中去木瓜、白芍、龙牡、石英、桑枝、扁豆，加山药12g、鸡内金12g、莲子6g、旱莲草30g、五味子9g、麦冬9g。服四剂精神见好，食欲逐渐增加。

按语：此例体弱，产后不欲食，呕吐便泄，其脉右部虚而无力为脾胃虚，左关尺弦软无力为肝肾阴虚。患者素禀体弱，产后不欲食，呕吐便泄使脾胃益虚，以致阳气虚极，阳气虚欲脱之象，故自汗身凉。肝肾同源，水生木，肾阴不足，其肝阴亦不足，肝开窍于目，肝阴虚故目闭神疲，清窍失养感头晕不适，肝主风，主筋，肝阴虚，肝阳风动，筋失所养则面部及四肢肌肉颤动。以四君子汤加黄芪、扁豆、莲子、山药补脾胃；生脉散益气顾阴；白芍、女贞子顾阴；龙骨、牡蛎、紫石英补肝肾镇肝收敛浮越欲脱之正气；桑枝通络。

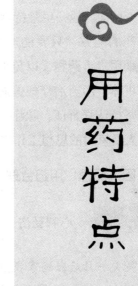

用药特点

医者读书有眼
病人才能活命
——张国屏

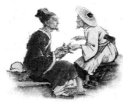

先生以医者之术，仁者之心，毕生处处都想着病人，为病人所急，为病人所痛。他一生坚持治病不用贵重之药，他采用既经济、又"小而精"几味药的配方，只要能达到治病目的即可，即是危重病人没有生机者，也不采用贵重药物，以免加重病家的负担。一般不用有毒性药物以免伤害患者机体。用药治疗根据病情采用不同用药的形式，对于疑难杂症、危重病人坚持认真辨证，脉症相参，不为所惑。他在治疗病人过程中，重视做好病人及家属的思想工作以达到良好的治疗效果。

一、因人而异：用药合理少而精

案一 》》**心脾受伤**：李某，女，30岁，1950年3月5日就诊。

丧夫一月后，晡寒夜热，咽干咳嗽，常不自主地痛哭流涕，恍惚隔垣见人行走，饮食日减，形销骨立，素畏药，闻药味则吐。脉左关尺弦数，左寸大无力，右寸滑大而数，按之无力，右关软弱，**此为脏燥，心脾受伤，法以养心安脾**。以甘草3g、小麦30g、大枣2枚、麦冬9g、百合12g、藕60g切片，对患者说既不能服药，也不宜服药，可以用食物治疗，久服自愈，即以小麦、红枣、藕、百合等与其视之，将药汁装入小壶严盖，只令口服，不使鼻闻药味，复一月后，诸疾大减，饮食日增，又服三个月后，而疾痊愈。

按语：因丧夫悲痛而不自主痛哭，隔墙见人行走，闻药味即吐。其脉左寸大而无力为心气血皆虚，右寸滑大而数为肺阴不足，右关软弱为脾虚，左关尺弦数为肝旺。**此为情郁肝旺，肺阴不足，心脾受伤**。肺主悲，悲伤过度则肺阴不足，肺阴不足致咽干咳嗽。脾主思，忧思过度伤于心脾，故不自主痛哭为脏燥。心主神明，心血虚则心神仿佛如有神灵，故隔墙可见人行。脾气不足则食欲减，闻药即吐。医者因人而异，采用食疗，病人可以接受及时治疗。以甘麦大枣汤：小麦生津清燥养心气；大枣、炙甘草养津补中；加百合润肺清热止咳，益气补中；麦冬清心润肺；藕益胃补心，久服令人欢，久服自愈。

 案二 >>> **肾滞水**：穆某，男，47岁，1952年1月18日就诊。

腰痛，小便量少而不感很痛十余日，脉缓滑，**此为肾滞水**，法以导之。方以苍术9g、茯苓12g、泽泻9g、炒薏仁30g、猪苓9g一剂，水煎服。

再诊痛轻，脉见数，炒褐黄柏5g、茯苓12g、青皮9g、泽泻9g、炒薏仁30g、苍术9g、猪苓9g三剂。

三诊腰痛明显减轻，唯小腹两侧筋痛，小便热灼。脉两寸沉数，两关浮弦数。予以枳壳9g、佩兰叶9g、茯苓9g、炒薏仁30g、秦艽9g、生白芍18g、鲜芦根30g、广木香5g、石菖蒲9g、连翘12g、青皮6g、木通5g、泽泻6g、生香附9g。三剂后未再疼痛。

按语：此例腰痛，小便少，脉缓滑，**此为水湿，肾滞水**。脾主运化水湿，肾主水，肾以调节水液的排泄，脾与肾开合作用以保证尿液的正常排除，脾肾机能失调则尿量少，湿郁腰部经络故腰部疼痛。以苍术、茯苓以健脾利湿；薏仁淡渗利湿健脾、泽泻、猪苓入膀胱及肾经，利湿行水。再诊脉数，**显现出肾热**。加黄柏，方剂中加青皮，其脉宜兼弦。三诊小腹两侧筋痛，其脉数，寸沉，关浮弦**此为气滞肝旺湿热**。予以枳壳、石菖蒲、木香、香附理气止痛；白芍、青皮泻肝止痛；木通、连翘清心热；泽泻、茯苓、薏仁清热利湿；芦根清水之上源，下通水道入膀胱。

 案三 >>> **阴虚火炎**：李某，男，25岁，1952年3月4日就诊。

患者身高体壮，喜运动精于武术，平素无烟酒及不良嗜好，三个月以来因事情绪不宁，渐感面部热烘烘如饮酒状，眩晕烦躁，日夜不定时发作。脉寸浮滑大，关尺脉弦细，**此属阴虚火炎**，法以壮水制火。主以元参一味用量30g，服二剂，病势不减，以其身体高大，用元参60g，服二剂，症状减轻，寸脉滑大见敛，再服四服而疾消失。

按语：患者面部热如饮酒状，眩晕烦躁，其脉寸浮滑大，关尺弦细，此为阴虚火炎。阴虚不能制阳，阳气亢盛上浮而致眩晕，烦躁，面部红。以重剂元参以壮水制火而愈。

 案四 ≫ 阴亏肾虚热：朱某，男，26岁，1951年1月15日就诊。

一月前腰及右股作痛，经服用鹿角与鹿角胶，右股不痛，腰部仍疼痛。脉左关浮细数，左尺滑数，右尺细滑数，**此为阴亏，肾有虚热**，法以养阴清热。法以知母6g、龟板18g、茯苓9g、泽泻9g、炒褐黄柏5g。五剂后症状明显减轻。继以滋育法疼痛止。

按语：腰痛，其脉关尺脉细为阴亏，尺数为肾热，滑为湿。腰为肾之府，肾阴亏，阴液之匮乏无力濡养腰脊，则腰部疼痛；肾主水，肾有虚热，使水液之调节失调而出现尺脉滑，热与湿壅阻腰络故腰痛时间长。以龟板益肾潜阳强筋骨，知母清金滋水；黄柏坚肾润燥，清肾热；茯苓、泽泻淡渗利湿。用药味数虽然不多，但用的得当，其效果明显。

二、坚持认真辨证，脉证相参不为所惑

 案一 ≫ 阴亏心肺火盛：王某，男，21岁，1965年1月15日会诊。

于三月前患感，某医用人参败毒散及柴葛解肌汤等治疗八日，至神昏谵语，两手撩乱，频频捏空。某区医院邀我治之，身热扪之有汗，胸腹隐现赤斑，小便仅几滴，大便两天一次，粪量少色赤。舌黑而干，舌有时搅动，脉数而促，右寸浮洪，左寸洪实，左关尺细，**此为阴亏心肺火盛**，法以滋阴清火。以生地30g、元参30g、生石膏60g、知母12g、沙参18g、麦冬18g、天冬18g、竹叶9g、连翘12g、银花24g、广犀角9g、木通6g、生栀12g、花粉18g、石斛18g、石菖蒲3g、甘草3g三剂，水煎服。

再诊两手搅动捏空减少，小便量稍多，舌较润不搅动，仍神昏谵语，脉形同前促象减少，继服三剂。

三诊身热及红斑消失，两手安静。脉不数促，两寸脉洪见减，左关尺浮弦细，**为阴亏肝阳不潜**。上方加制龟板18g、制鳖甲18g、生白芍18g、

生牡蛎 30 g、川楝子 9 g 二剂。

四诊患者清醒，小便二次，尿量增多，感尿道热灼，舌根部微黑苔，用甘凉濡润以滋养阴分，以沙参、麦冬、天冬、石斛、生地、元参、龟板、鳖甲、白芍、桑椹等服十余剂，休养月余而愈。

按语：此例阴分素亏，感热伤阴，误以温散耗阴，以致阴益亏热益炽，阴液将涸，治以滋阴生液，滋阴需降火并清解邪热，阴液复，火邪降，在于小便下行，以木通气降味甘苦，其体轻质浮，有淡渗之力，上通心包降心火，清肺热，心火降则小便行。小便通利可使心火下降。肺受热邪，津液气化之源绝，泉水断流，则不能通调水下输膀胱，木通清肺火通窍利水，合方中甘草梢，其气也下达而通茎中以利小便；犀角苦酸咸寒凉心泻肝，清胃中大热；大剂量的生石膏清肺胃热为发斑之要药；栀子、连翘清心肝之热；金银花甘寒入心肺，清热解毒；元参、生地滋阴化斑；沙参、麦冬润心肺；天冬清金滋肾。三诊左关尺浮弦细，**此为阴亏肝阳不潜**，以三甲：龟板、鳖甲、生牡蛎滋阴潜阳；生白芍泻肝火敛阴；川楝子清肝导热下行。持以甘凉濡润法而愈。

阴亏阴虚小便不行者，是津液枯竭，治宜滋阴生津之药大量频服，津液充足，小便自能通行，禁忌用利小便药。若心肺有火，治宜滋阴降火，若无胸腹气郁及无胸中痰滞，生地、元参宜重用煎之。

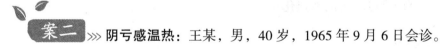 **案二 >>> 阴亏感温热：**王某，男，40岁，1965年9月6日会诊。

二月前患感，医屡用银翘白虎不解，某区医院邀我诊之。患者身热大汗，大渴饮水，妄言不寐，能食易饥，面赤足冷，小便清澈。舌鲜明，质嫩而干，苔薄白而尖赤，脉两寸浮洪数豁大，右关浮弦，左关尺沉弱，**此为阴分素亏，劳心过度，心阴久伤，感温热耗阴，心阳外越，有升无降。**方以元参生地各30 g、麦冬24 g、石斛18 g、花粉24 g、知母12 g、沙参24 g、广犀角6 g、竹叶9 g、丹参9 g、辰砂块9 g、小麦30 g、地骨皮24 g 三剂，水煎服。外用醋淬铁锤法以清神明，牡蛎细粉扑身上以止汗，吴萸面醋调敷足心引热下行。

再诊热减汗敛，神清得寐，渴食皆减，面赤虽消，但仍有时浮热于面，足部温暖，小便色微黄。脉豁大见敛缩，左关尺浮弦软，患者有时头痛偏左，**此为阴液初济，肝藏性急，易动其阳**，去其外治之药，上方加龟板30 g、鳖甲30 g、生牡蛎30 g、女贞子30 g滋阴潜阳六贴。

三诊诸疾消失，唯倦甚无力，口渴不欲纳食。脉两寸浮洪按之滑大无力，右关浮弦大，**此为气阴未复则倦甚，热伤胃阴不欲纳食**，方以党参25 g、麦冬18 g、五味子9 g、沙参25 g、玉竹12 g、石斛9 g、扁豆6 g、加自制清和汤：生枇杷叶30 g、竹茹9 g、荷梗6 g、麦稻芽各6 g、芦根30 g服三服而安，休息月余始能起床。

按语：凡阴亏火浮的体质，感受温热，最易因热邪耗阴，阴被热耗，而阴益虚，其热益盛。机体足以抵抗热邪，实赖阴质之力，阴不制阳而热不退，多见温热伤阴，而阴伤过甚，则变为病本，外证表现，大致与温热相同，而脉象舌苔有异，临证以脉测证为必要。此例脉弦洪豁大，为阴虚受热伤之象，左手为尤，可知心阴久虚，热伤其阴，心阳外越，肝风鸱张。大渴是热耗津液，大汗为阴虚阳越，阳外泄则汗不止，能食是热灼胃阴，求食以救之。心肝之热，上冲神明则妄言。面赤足冷，彻夜不瞑，是肝阳上浮有升无降。故以龙骨、牡蛎、龟板、鳖甲潜其阳，生地、元参壮水之主以制阳光，犀角、辰砂、丹参、竹叶清心热以复神明，麦冬、沙参、生地、元参养心阴以复肺胃之津，小麦养心敛汗合地骨皮退有汗之骨蒸。热灼津为痰，可用贝母、竹沥清热化痰。

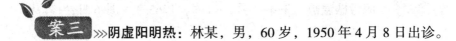

案三 >>**阴虚阳明热：**林某，男，60岁，1950年4月8日出诊。

三年前曾患中风已治愈。今晨起忽倾倒床侧，神昏不语，面不赤红，无痰鸣音，左半身不遂，手不紧握，也不松弛，掐其人中十宣，则目睁，以右手挥打，除此刺激，如推动、呼之无表情。舌白苔较干，脉右寸浮洪滑，按之滑甚有力，右关弦洪有力，左部浮弦数而软，**此为阴虚阳明热**，先以养津清痰下润腑热，方以知母12 g、花粉18 g、栝楼30 g、火麻仁60 g、麦冬12 g、沙参18 g、胆星6 g、竹茹9 g、天竺黄12 g、旋复花9 g、鲜石菖蒲3 g、秦艽9 g、菊花18 g、桑枝24 g、因无竹沥，青芦菔汁60 g调入药汁一剂。

再诊舌中后部正中有一条一分宽的黄苔，昨日未大便，也未食入口中染苔之物，**此为腑实之机已露**，宜泄下腑热，加入大黄12 g搞碎，以沸开水渍之半小时，绞去汁，调煎药汁服，逾一小时，连下黑色大便二次，又便深黄色粪便二次，能识人，作呼声，左上肢微能活动，脉右寸关较软，腑热已泄，上方去大黄、芦荟汁、胆星、旋复花、天竺黄，加入滋阴凉血息风之品，元参24 g、生地24 g、丹皮9 g、钩藤12 g、火麻仁15 g三剂。

三诊能语但蹇涩，左腿亦稍微活动，大便每日一二次，但小便只在大便时溺几滴，扪其小腹平坦，脉右寸滑大，左关尺浮弦软，**此例无溺系热耗津液**，主用甘凉充液，沙参30 g、元参30 g、知母18 g、麦冬18 g、天冬12 g、花粉24 g、甘草梢3 g、桑枝24 g、秦艽12 g、丝瓜络9 g、女贞子30 g、竹叶9 g四剂。

四诊小便通畅、上下肢活动也见进步，脉已见敛，前方调整霍山石斛以助补五脏之阴，沙参24 g、麦冬24 g、天冬12 g、知母6 g、花粉12 g、霍山石斛24 g、生地18 g、元参18 g、女贞子30 g、枸杞9 g、秦艽9 g、桑枝24 g、菊花18 g。服三十余剂后身体逐渐恢复正常。

按语：忽然倾倒神昏不语，面不赤红，无痰鸣音，左半身不遂。舌白苔较干，脉右寸浮洪滑，按之滑甚有力，右关弦洪有力，左部浮弦数而软，病虽属阴虚血热，肝风内动上冲于脑，但左脉软，痰火又不盛，不似陡急引起发病的主要原因，从右寸关脉有力，似属阳明腑实之象，问其大便情况，只昨日未行，以右脉有力及苔较干，**必阳明有热，暗耗津液，热燔津为痰，热气稍微上涌，则引起阴虚待动之肝风**。以大剂火麻仁润肠通便，沙参、麦冬、知母养阴生津；花粉清热祛痰生津；栝楼清热祛痰通便；胆星清热化痰息风；天竺黄清热豁痰凉心；旋复花消痰行水降逆；竹沥清热降火，祛痰利窍；石菖蒲豁痰开窍；青萝菔汁清热化痰消食。再诊舌中后部有黄苔，未大便，**显示腑实之象**，加大黄泄腑热。腑热得以清除后，方剂中去除大黄、萝菔汁、胆星、天竺黄、旋复，清热祛痰之品，立即加入滋阴凉血息风之剂。三诊大便日一二次，小便量极少，右寸滑大，左关尺浮弦软，**此为热盛耗津**。适某老医亦来视之，建议通利小便，此例无溺系热耗津液，津液充足小便自行，即古人所谓水到渠成之理，如不滋养津液，以见证治证，因无小便而通利小便，犯渗利伤津之戒，仍主以甘凉充液直至身体恢复。

三、治病亦治心

 案一 ≫ **阳盛：** 王某，男，55 岁，1950 年 6 月 10 日就诊。

自述三年以来经常眩晕，心中迷乱，烦躁不安，于凉风处较好，子午时特别烦躁若狂一小时，初病时，用凉水洗头面，虽欲狂但心中不惑，半年后虽用凉水洗头面仍烦躁欲狂，身体较强壮，面色赤红。脉两尺滑数搏指，左关浮弦，以年过五旬因何阳亢若比，主以滋阴降火兼以镇肝方：知母 12 g、盐水炒黄柏 9 g、生地 30 g、元参 60 g、龟板 24 g、煅石决明 30 g、铁落 120 g。服六贴，狂及眩晕减轻，而烦躁依然，问妻室身体健康情况如何，患者仰天痛哭，云已丧四年了，问起何不再续，谓其子作梗，劝其子为其续娶，次年来谢云，回家服药二十贴见效，但病根未除，自续了伴侣，两个月后其病如洗，并能劳动持家，诊其脉缓和，阳需阴济，自然之理也。

按语： 此例禀赋过强，阳气偏盛，故欲续娶，以滋阴降火镇肝之剂症状虽稍减轻，烦躁依然，了解其家庭情况并做好其子的工作，继续服药症状消失，可见医者不仅治病，而且要学会做好思想工作，使病人得到良好的生活环境，因而病情有好的转归。

 案二 ≫ **肝旺胃郁：** 赵某，女，22 岁，1955 年 3 月 16 日就诊。

一周前患感，曾服用清解之剂稍好，又觉胸闷易惊，不眠，易忘，不欲饮食。脉偏数，寸脉沉滑，左关浮弦，**此为长时间受刺激，肝旺胃气郁滞，法以调气，清肝胃，需要安静的环境，多安慰她。** 方以生香附 9 g、枳实 6 g、半夏 6 g、竹茹 9 g、鲜芦根 18 g、蒲公英 6 g、川连 3 g、陈皮 9 g、生栀子 6 g、石决明 30 g、石菖蒲 6 g、远志 3 g、丹皮 6 g、竹叶 3 g、炒枣仁 12 g、天竺黄 9 g、茯神 9 g、龙齿 9 g、牡蛎 9 g 二剂，水煎服。

再诊不惊稍食，胸闷心烦，头痛，法以调气解郁。生香附 9 g、陈皮 9 g、神曲 9 g、茯苓 9 g、炒栀子 6 g、炒枣仁 12 g、泽泻 9 g、川芎 3 g、枳实 6 g、紫豆蔻6g、苍术9g。三剂后自觉无明显不适。

按语：《素问》："东方青色，入通于肝，开窍于目，藏精于肝，其病发惊骇。"可见惊与肝脏有密切的关系。此例其脉偏数为热，右寸脉沉滑为胃热气郁，左寸沉滑为心气郁滞，左关浮弦为肝旺。患者长时间心情不好，心气郁滞使肝旺气滞，"肝藏魂""肝藏血，血舍魂。"肝旺其魂不能舍而易惊，不眠易忘。肝旺影响脾胃，胃受热，故不欲饮食，脾胃热痰生，痰热阻滞气机而致胸闷不适。痰热扰神，亦易惊。以石决明、龙齿、牡蛎清肝热，镇肝安神；丹皮、栀子、竹叶清心肝之热；陈皮、半夏、黄连、天竺黄祛除痰热以宽胸解闷；枳实、香附理气解郁；远志、菖蒲解郁安神；芦根、竹茹、蒲公英清胃热；茯神安神；酸枣仁宁心安神养肝。再诊以越鞠丸加减以调气解郁法而愈。

四、医者之术，仁者之心

 >>> **阴虚误治：** 王某，女，30岁，1950年3月2日出诊。

眩晕，项及四肢感觉发硬，逐渐强硬，但关节尚能随意活动已月余，前医之方以桂枝汤加天花粉，六帖后，证未减，食欲不振，肌肉日渐消瘦，又以针灸治疗，医者以身体虚羸，针法所忌，灸之则可，灸之七日后，发热汗出，口渴咽干，大便干若羊屎，每日仅饮稀粥二三碗，邀我诊治。患者大肉已脱，面呈深红，唇干声嘶，舌淡红而干，背部及四肢扪之微热有汗，胸腹无汗，扪其皮肤干燥如扪纸状。六脉浮弦强硬急数，**此为阴虚误治**。其夫要求处方，虽不救也无憾，法以甘寒濡润，药用沙参12g、麦冬9g、天冬9g、花粉12g、石斛12g、甘草3g、生地12g、嫩桑枝15g、桑椹梨汁各一杯、甘蔗汁一杯调入药汁频服。

再诊发热出汗及咽干减轻，并能增加饮食，皮肤扪之仍如纸状，不现湿润，其脉同前状，治之虽然得法，症状也有些见好，但真阴津液枯涸无药回生，其夫次日持某医处方用大剂老山人参，商我可服否，患者家素贫，时向借贷，因谓之病人不药必亡，药之亦亡，病已至无生理，死者无生，生者负债难以为生，医者斯何居心，果五日而殁。

按语：此例眩晕，自觉身体发硬，经前医治疗症状加重，消瘦明显，发热汗出，口渴咽干，大便干，其脉六脉浮弦强硬急数，此病由阴亏，津液失润四肢，一误辛热，再误於火灸，火力虽微，内功有力，以致阴津枯涸，难以挽回。服用甘寒濡润之剂，虽然症状有所缓解，但其脉无明显改善，病已无回天之力，无药可救，此时不要勉强用特贵重之药，以免造成家庭负债过重，可见医者仁义之心。

 案二 ≫ **中风误治**：王老太太，84岁，1952年9月25日出诊。

言语不利，四肢麻木已五天。病人不愿去医院，前医予以服用人参再造丸等药，症状加重，不欲饮食，神昏。脉两寸浮数，两关浮弦数如刃，**此为中风之象，两关脉如刃**，属于危象，嘱家人准备后事，家人恳求再三，勉以育阴息风之剂以试之。方以桑叶9g、麦冬9g、沙参18g、於术9g、生白芍9g、秦艽9g、石斛5g、元参12g、桑枝9g、鲜芦根18g、竹茹9g、菊花9g、甘草3g、炒薏仁18g二剂。

再诊病人神清，感到稍好，食欲少进，只是脉象并无改变，果几天后病故。

按语：此例年已耄耋，素禀为阴亏之质，阴亏风动，出现言语不利，肢体麻木，前医用补气活血之品，微火助燃，病情加重以致神昏。其脉浮弦数如刃，此为热盛耗津，津液已竭，此已无胃气，病情已属中风危象，虽然医者予以育阴息风之剂，病人神清，食欲少进，但脉象未改善，此为病人毫无生机。

 案三 ≫ **春温误治**：王某，男，37岁，1953年4月24日出诊。

患者平素身体强壮，平日喜欢饮药酒，酒中多有参归之类。半月前患感，家人予以姜汤发汗后，自觉烦躁胸闷，医者予以大剂温补，一剂后病人狂躁，即请我出诊。其脉数无伦，尺脉数而不清，**此为春温误治**。对家属交代病已如此，难以挽回，无药可救，果然命殁。

按语：患者为青壮年，身体强壮，本为阳盛体质，阴分偏虚，其家庭条件富裕，喜饮药酒，内火必盛，痰火易生，虽然冬温虽微，与内热合化，全身为热气充斥，又用姜汤、温补之剂，更为火上浇油，使阳火发狂莫制，火劫阴竭，果然命殁。

现代随着生活提高，饮食结构多为厚味滋腻、高营养的，人们开始注意养生，各种养生理论纷纷亮相，有条件的人都在效仿养身之道，岂不知本人虚在何处，一味乱补，临床上见到许多因为补养方法不当而致疾病，让人感到难过，真是浪费了资源，让人受罪。本人建议养身之道的办法很简单，要做到生活规律，饮食节制，荤素搭配，心态平静，宽容待人，劳逸结合，适当运动。有不适之处及时请医生指导下适当调理。

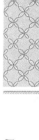

用
药
特
点

引用经典

《病因脉治·胸痛论》："若胸中满塞而不痛，又名胸痞"《症因脉治》："痛在胃之下，脐之四旁，毛际之上名曰腹痛；若痛在胁肋，曰胁痛；痛在脐上，则曰胃痛。"

《金匮翼》："肺燥者，肺虚液少，而燥气乘之也。其状咳甚而少涎沫，咽喉干，气更不利。"

《金匮要略》："阳微阴弦，即胸痹而痛，所以然者，责其极虚也。今阳虚知在上焦，所以胸痹心痛者，以其阴弦故也。""肺热移于下焦，热在下焦，则尿血。"

《景岳全书》："（血）动者多由于火，火盛则迫血妄行……""血虚则无以养心，心虚则神不守舍……以致终夜不寐，及忽寐忽醒，而为神魂不安。"

《临证指南医案》："脱之名，惟阳气骤起，阴阳相离，汗出如油，六脉垂危，一时急迫之证，方名为脱。"指出腹痛有关脏腑，"大都在脏者，以肝脾肾为主；在腑者，以肠胃为先。"清代名医叶天士《临证指南医案·咳嗽》"若因风者，辛平解之，因于寒者，辛温散之，因于火者，以甘寒为主。至于内因为病，有刚亢之感，木叩而金鸣者，当清金制木，佐以柔肝和络；若土虚而不生金，真气无所禀摄者，有甘凉、甘温二法。又因水虚痰泛元海竭而诸气上冲者，则有金水双收，阴阳并补之治，或大剂滋填镇摄，保固先天一炁元精。""若有外邪壅遏而致者，邪散则喘止，后不复发，此为喘证之实者也……""若因根本有亏，肾虚气逆，浊阴上冲而喘者，此不过一、二日之间，势必危焉，用药疑难凑效，此喘证之属虚者也。"

《灵枢》对各种因素引起脱证的记载："精脱者，耳聋；气脱者，目不明；津脱者，腠理开，汗大泄；液脱者，骨属屈伸不利，色夭，脑髓消，胫酸，耳数鸣；血脱者，色白，夭然不泽，其脉空虚，此其候也。""邪在肝则两胁中痛。""上气不足，脑为之不满，耳为之苦鸣，头为之苦倾，目为之眩。""髓海不足，则脑转耳鸣，胫酸眩冒，目无所见，懈怠安卧。""营气者秘其津液，注之于脉，化以为血。""五脏主藏精者也，不可伤，伤则失守而阴虚。"

名医朱丹溪曰"肝肾二脏皆有相火，而其系上属于心，心，君火也，为物所感则易动，心动则相火易动……""阳有余阴不足"。

《内经》："久风入中，则为肠风飧泄。""疟皆生于风"又曰："夏伤于暑，秋必疟。""营虚则不仁。卫虚则不用。""肾藏精，开窍于前阴""前阴者，宗筋之所聚""五脏六腑之精皆上注于目，而为之精，故治目者以肾为主，目虽肝之窍，子母同一治也。"

《难经》："损脉为病，一损损于皮毛，皮聚毛落；二损损于血脉，血不能营于五脏六腑；三损损于肌肉，肌肉消瘦，饮食不为肌肤；四损损于筋，筋缓不能自收持；五损损于骨，骨痿不能起床……"

岐天师曰"火气郁勃于上焦，不能分散，故上冲而为吐血、衄血也。……"

《素问》："正气存内，邪不可干""在天为热，在地为火……其性为暑""心者生之本……其华在面，其充在血脉""气为血帅，气行则血行""五脏所恶，肝恶风……""惊则气乱……惊者心无所依，神无所归，虑无所定，故气乱矣。""东方青色，入通于肝，开窍于目，藏精于肝，其病发惊骇。""……肝气热，则胆泄口苦筋膜干，筋膜干则筋急而挛，发为筋痿。……肾气热，则腰脊不举，骨枯髓减，发为骨痿""阳明者，五脏六腑之海，注润宗筋，宗筋主束骨而利机关也。""肺热叶焦，则皮毛虚弱急薄，著则生痿躄也；心气热，则下脉厥而上，上则下脉虚，虚则生脉痿……""腰者，肾之府，转摇不能，肾将惫矣。""风寒湿三气杂至，合而为痹也，其风气盛者为行痹，寒气胜者为痛痹，湿气胜者为着痹。""诸风掉眩皆属于肝""惊则心无所依，神无所归，虑无所定，故气乱矣。""诸狂躁越，皆属于火。""阴阳上下交争，虚实更作，阴阳相移也。阳并于阴，则阴实而阳虚，阳明虚则寒栗鼓颔也……阳盛则外热，阴虚则内热，则喘而渴，故欲冷饮也。"

《痧胀玉衡》清人郭有陶著。"寒气郁伏于肌肤血肉之间，至春而发变为瘟症，是名瘟痧。又感暑热伤感，凝滞于肌肤血肉之中，至秋而发亦名瘟痧……"

《圣济总录》："足太阳（膀胱）血气盛则眉美，足少阳（胆）血气盛则发美……"

《先师薛雪》："夫热为天之气，湿为地之气，热得湿而愈炽，湿得热而愈横，湿热两分，其病轻而缓，湿热两合，其病重而速。""太阴之表为四肢也，阳明也。阳明之表胸中也，肌肉也，胸中也。"

《寿世保元·胁痛》："夫胁痛者……亦当视内外所感之邪而治之。因暴怒伤触，悲哀气急，饮食过度，冷热失调，颠仆伤形，或痰积流注于胁，与血相搏，皆能为痛，此内因也；耳聋胁痛，风寒所袭而为胁痛者，此为外因也……"

《伤寒杂症》："诸书所谓鼓胀、水胀、气胀、血胀之病名虽不同，其实则一也。"

《伤寒论》："一逆尚引日，再逆促命期"

《温病条辨》："长夏受暑，过暑而发名者曰伏暑"

《外感温热篇》："温邪上受，首先犯肺，逆传心包。"

《温热经纬》："湿热证病属阳明太阴经者为多，中气实则病阳明，中气虚则病太阴。""耳为肾之外候，肺经之结穴在耳中，专主乎听，金受火烁则耳聋……妄用柴胡以煽起焰……古云耳病治肺"。

《吴鞠通医案》："按苦甘合化阴气利小便法，在温热门中诚为利小便之上上妙法。盖热伤阴液，小便无以由生，故以甘润益水之源；小肠火腑，非苦不通。为邪热所阻故以苦药泄小肠而退邪热。甘得苦则不刚燥，合而成功也。""温者火之气，风者火之母，火未有不克金者……"

《王孟英医案》："其云以邪在肺经津液凝滞，结成涎沫盘踞胸中升降之机亦滞，大气仅能旁趋而转旋，是一团涎沫之中为气机所不能流行之地，其觉冷也固宜。""大凡湿热挟感，初误温散，热无不退，以其人本身固有之阴，尚能供温剂劫汗之取求也，迨劫汗以后，阴伤热炽，热势更甚。"

先师张景岳曰"动者多由于火，火盛则迫血妄行，损者多由于气，气伤则血无以存。"

《血证论》："肺移热于大肠，则便结，肺津不润则便结，肺气不降则便结。"

医参："人身毫毛皆微而发独盛何也，首脉合于百会，血气上行而为之生发"，又"足少阴（肾）经也，其华在发"。

《医宗金鉴》："古云胎前无不足，产后无有余，此其常也，然产后虽多不足之病，亦当详审其挟有余之症。"

《叶天士医案》："以微苦以清降，微辛以宣通""苦寒能清热，辛通能开气泄浊""风木一动，必乘脾胃""救阴犹易，通阳最难，救阴不在血，而在津与汗，通阳不在温，而在利小便。"

《医经精义》："大肠之所以传导者，以其为肺之腑也，肺气下达，故能传导。"

医圣孙思邈《千金方》："心者，火也，肾者，水也，水火相济。"

《医学心悟》："外感之喘，多出于肺，内伤之喘，未有不由于肾者。"

《幼科铁镜》："惊生于心，痰生于脾，风生于肝，热生于肺，热盛生风，风盛生痰，痰盛生惊，疗惊必先豁痰，祛痰必先祛风，祛风必先解热……"

《原机启微》："风热不制之病：风动物而生于热，譬以烈火焰而必吹，此物类感召而不能违间者也，因热而召，是为外来久热不散感而自生，是为内发内外为邪为病，则一淫热之祸……""厥阴为木，木生火，母妊子，子以淫胜祸发反尅，而肝开窍于目，故肝受尅而目亦受病也。"

《疡病大全》："鼻衄者，或心或肺或胃蕴热过极，上干清道而衄也。鼻气通于脑，血上溢于脑故从鼻而出，故名鼻衄。"

《增评温热经纬》："风邪属阳，阳邪从阳，必伤卫气，人身之中，肺主卫，又胃为卫之本，是以风温外搏，肺胃内应，风温内袭，风温内袭肺胃受病……"

《张氏类经》："夫生化之道，以气为本。天地万物，莫不由之。故气在天地之外，则包罗天地；气在天地内，则运行天地……四时万物得以生长收藏，何非气之所为，人之有生，全赖此气。""胆附于肝，相为表里，肝气虽强，非胆不断，肝胆互济，勇敢乃成。"

《诸病源候论》："赤白痢候：然其痢而赤白者，是热乘于血，血渗肠内则赤也，冷气入肠，搏肠间，津液滞凝则白也。冷热相交，故赤白相杂。""心主于血，与小肠吻合，若心家有热，结于小肠，故小便血也。"

朱肱《活人书》："发斑有两证。温毒热病皆有斑也。温毒发斑者，冬时触冒寒毒，至春始发，病初在表，或已发汗吐下，而表证未罢，毒气未散故发斑……又冬月温暖，人感受乖庚之气，冬未即病，至春或被积寒所折，毒瓦斯不得泄，至天气暄热，温毒始发，则肌肉斑烂，瘾疹如锦文……。"

《增评温热经纬》"湿热病属阳明太阴经者多……始恶寒者，阳为湿遏而恶寒，后但热不寒，反恶热矣。湿蔽清阳则胸痞……热则液不升而口渴，湿则饮内留而不欲饮……太阴之表主四肢，阳明之表主肌肉。""风邪属阳，阳邪从阳，必伤卫气，人身之中，肺主卫，又胃为卫之本，是以风温外搏，肺胃内应，风温内袭肺胃受病……"